W0251458

Thieme

Sport und Ernährung

Wissenschaftlich basierte Empfehlungen, Tipps und Ernährungspläne für die Praxis

Christoph Raschka, Stephanie Ruf

2., aktualisierte und ergänzte Auflage

42 Abbildungen

Georg Thieme Verlag
Stuttgart • New York

Anschriften

PD Dr. Dr. Dr. Christoph **Raschka**
Im Igelstück 31a
36088 Hünfeld
Deutschland

Dr. Stephanie **Ruf**
Krügerstr. 17
85716 Unterschleißheim
Deutschland

Wichtiger Hinweis: Wie jede Wissenschaft ist die Medizin ständigen Entwicklungen unterworfen. Forschung und klinische Erfahrung erweitern unsere Erkenntnisse, insbesondere was Behandlung und medikamentöse Therapie anbelangt. Soweit in diesem Werk eine Dosierung oder eine Applikation erwähnt wird, darf der Leser zwar darauf vertrauen, dass Autoren, Herausgeber und Verlag große Sorgfalt darauf verwandt haben, dass diese Angabe **dem Wissensstand bei Fertigstellung des Werkes** entspricht.
Für Angaben über Dosierungsanweisungen und Applikationsformen kann vom Verlag jedoch keine Gewähr übernommen werden. **Jeder Benutzer ist angehalten**, durch sorgfältige Prüfung der Beipackzettel der verwendeten Präparate und gegebenenfalls nach Konsultation eines Spezialisten festzustellen, ob die dort gegebene Empfehlung für Dosierungen oder die Beachtung von Kontraindikationen gegenüber der Angabe in diesem Buch abweicht. Eine solche Prüfung ist besonders wichtig bei selten verwendeten Präparaten oder solchen, die neu auf den Markt gebracht worden sind. **Jede Dosierung oder Applikation erfolgt auf eigene Gefahr des Benutzers.** Autoren und Verlag appellieren an jeden Benutzer, ihm etwa auffallende Ungenauigkeiten dem Verlag mitzuteilen.

Impressum

Bibliografische Information der Deutschen Nationalbibliothek
Die Deutsche Nationalbibliothek verzeichnet diese Publikation in der Deutschen Nationalbibliografie; detaillierte bibliografische Daten sind im Internet über http://dnb.d-nb.de abrufbar.

Ihre Meinung ist uns wichtig! Bitte schreiben Sie uns unter

www.thieme.de/service/feedback.html

Rüdigerstr. 14
70469 Stuttgart
Deutschland
www.thieme.de

Printed in Germany

Redaktion: Dipl.-Biol. Anne-Kathrin Janetzky, Dresden
Zeichnungen: Angelika Brauner, Hohenpeißenberg; Helmut Holtermann, Dannenberg
Umschlaggestaltung: Thieme Verlagsgruppe
Umschlagsgrafik: Martina Berge, Stadtbergen;
verwendete Abbildung von © Warren Goldswain – Fotolia.com, © Barbara Pheby – Fotolia.com, © Sergii Moscaliuk – Fotolia.com, © leekris – Fotolia.com
Satz: L42 Media Solutions, Berlin
Druck: Grafisches Centrum Cuno, Calbe

ISBN 978-3-13-167152-3 1 2 3 4 5 6

Auch erhältlich als E-Book:
eISBN (PDF) 978-3-13-167162-2
eISBN (epub) 978-3-13-202432-8

Geleitwort

In Deutschland treiben über 20 Millionen Bürger Sport. Die Motivation zum Sporttreiben ist vielfältig. Neben dem Hochleistungssport und dem Sporttreiben zur individuellen Selbstbestätigung oder aus Spaß an der körperlichen Bewegung wird der Sport heute von der Medizin zielgerichtet zur Vorbeugung von Krankheiten, als Sporttherapie nach Unfällen und Operationen sowie im Rahmen der Rehabilitation nach zahlreichen Erkrankungen eingesetzt. Damit haben sich die Aufgaben des medizinischen Fachgebietes „Sportmedizin" erweitert. Eine besondere Herausforderung für die Sportmedizin und die gesamte Gesellschaft stellt die ständig steigende Adipositasrate insbesondere von Kindern und Jugendlichen dar. Dafür verantwortlich sind in erster Linie abnehmende körperliche Aktivität, ungesunde Ernährungsweise, Zeitmangel der Eltern und fehlende familiäre Strukturen. Die langfristigen gesundheitlichen Folgen wie kardiovaskuläre Erkrankungen, Fettstoffwechselstörungen, Typ-2-Diabetes, orthopädische und psychische Erkrankungen treffen nicht nur den einzelnen Betroffenen, sondern auch die gesamte Gesellschaft. Experten sehen die Aufrechterhaltung unseres hochwertigen medizinischen Versorgungssystems durch diese Fehlentwicklungen als gefährdet an. Die Erwartungen an die im Sport tätigen Ärzte, Physiotherapeuten und Trainer sind groß. Häufig müssen sie aus wenigen Informationen Entscheidungen zur weiteren Belastbarkeit, Belastungsumstellung oder zum Belastungsabbruch treffen. Besonders Leistungs-, aber auch Freizeitsportler erwarten von den behandelnden Ärzten mittlerweile nicht nur schnelle und kompetente Hilfe, sondern sie verlangen auch eine kompetente Beratung zum Thema „Sport und Ernährung". Die Autoren haben mit diesem Praxisbuch das gesamte Thema Sport und Ernährung auf nahezu 250 Seiten kompetent dargestellt. Ihr Verdienst ist es, dass sie konkrete Ernährungsempfehlungen nicht auf der Basis persönlicher Erfahrungen, sondern aufgrund von klaren Positionspapieren der amerikanischen Gesellschaft für Sportmedizin, der europäischen Behörde für Lebensmittelsicherheit und gestützt durch anerkannte wissenschaftliche Fachstudien geben. Mit diesem Buch wird eine verbesserte Wissensvermittlung zu dem Gebiet Sport und Ernährung erfolgen. Damit wird der Prozess unterstützt, die Sportmedizin durch gut ausgebildete und kompetente Ärzte, Physiotherapeuten, Sporttherapeuten und Trainer weiterzuentwickeln. Eine besondere Freude ergibt sich dadurch, dass dieses kompetente Praxisbuch zum Jubiläum „100 Jahre Deutsche Sportmedizin" in der 1. Auflage erschien – sozusagen eine Hommage an die deutsche Sportmedizin. Deutschland war zu Beginn des letzten Jahrhunderts Mutterland der heutigen Sportmedizin. Die sportmedizinische Entwicklung wurde maßgeblich durch die internationale Hygiene-Ausstellung in Dresden 1911 beeinflusst. Auf dieser Ausstellung wurden die gesundheitsfördernden Seiten des Sports herausgestellt und auch das erste sportärztliche Laboratorium in Betrieb genommen. Der Erfolg dieser Ausstellung führte 1912 zur Durchführung des „1. Kongresses zur wissenschaftlichen Erforschung der Leibesübungen in Oberhof". Am 21.09.1912 wurde auf diesem 1. sportmedizinischen Kongress der Welt in Oberhof auch das „Deutsche Reichskomitee für die wissenschaftliche Erforschung des Sportes und der Leibesübung" gegründet. Diese Gründung gilt als der Beginn der organisierten Sportmedizin weltweit. Das hier vorliegende Buch setzt die gute Tradition der deutschen Sportmedizin fort. Mit dem Buch „Sport und Ernährung" können die Wissensbestände der Sportmedizin noch größere Verbreitung finden.

Priv.-Doz. Dr. Martin Engelhardt, Osnabrück

Vorwort

Zurzeit sind auf dem deutschen Büchermarkt etwa neun Werke erhältlich, die sich explizit mit der Thematik Sportler- bzw. Sporternährung auseinandersetzen. Deswegen kann man mit Recht die Frage stellen, warum wir uns die Mühe machten, ein weiteres Sporternährungsbuch zu verfassen. Viele Autoren tendieren dazu, konkrete Ernährungsempfehlungen nur auf der Basis persönlicher Erfahrungen von Betreuern oder Experteneinschätzungen darzulegen. Sportmedizinische Empfehlungen sollten aber in erster Linie auf gesicherten wissenschaftlichen Erkenntnissen beruhen. Auch wenn primär gute Studien als Textgrundlage verwendet werden, können bei der Vielzahl möglicher Erkenntnisse mitunter uneinheitliche Stellungnahmen vorkommen. Diese besagte Vielfalt stellt für den sportmedizinisch weniger erfahrenen Arzt und den Sportler jedoch kaum eine Bereicherung, als vielmehr einen Verwirrungsgrund dar. Daher sind klare Positionspapiere, die einheitliche Richt- und Leitlinien darstellen, wie beispielsweise von der Amerikanischen Gesellschaft für Sportmedizin (ACSM) oder der Europäischen Behörde für Lebensmittelsicherheit (EFSA, ehemals SCF), unentbehrlich. Hervorzuheben ist auch das Sporternährungs-Team des Australian Institute of Sport (AIS), das wissenschaftlich fundierte Informationen erarbeitet und dabei den Praxisbezug stets im Auge hat. Von deutscher Seite werden Empfehlungen zur Sportmedizin und auch Ernährung von der Deutschen Gesellschaft für Sportmedizin und Prävention e.V. (DGSP) herausgegeben. Aus dem Bereich Ernährung nimmt der Arbeitskreis Sport und Ernährung der DGE Stellung. Es existieren aber leider noch nicht zu allen relevanten Themen der Sportlerernährung klare Stellungnahmen, da die Forschung hier in vielen Bereichen noch offene Fragen lässt. Die Grundlage des vorliegenden Sporternährungsbuchs bilden die genannten einheitlichen Stellungsnahmen. Zu weiteren Fragen wurden primär anerkannte wissenschaftliche Fachstudien aus einschlägigen guten Zeitschriften sowie etablierte Lehrbücher herangezogen.

Christoph Raschka, Stephanie Ruf
Hünfeld und München, im April 2015

Danksagung

Wir danken unseren Familien.

Inhaltsverzeichnis

Teil I: Grundlagen

Teil II: Energie

Teil III: Wettkampfernährung

Teil IV: Flüssigkeitshaushalt und Trinken

Teil V: Proteine und Muskelaufbau

Teil VI: Vitamine und Mineralstoffe

Teil VIII: Immunsystem, Sport und Ernährung

Teil X: Körperzusammensetzung und Körperbautypen

Teil XI: Essstörungen bei Sportlern

Teil XII: Sporternährung in Fachzeitschriften und im Internet

Teil XIII: Beratungspraxis

Anhang

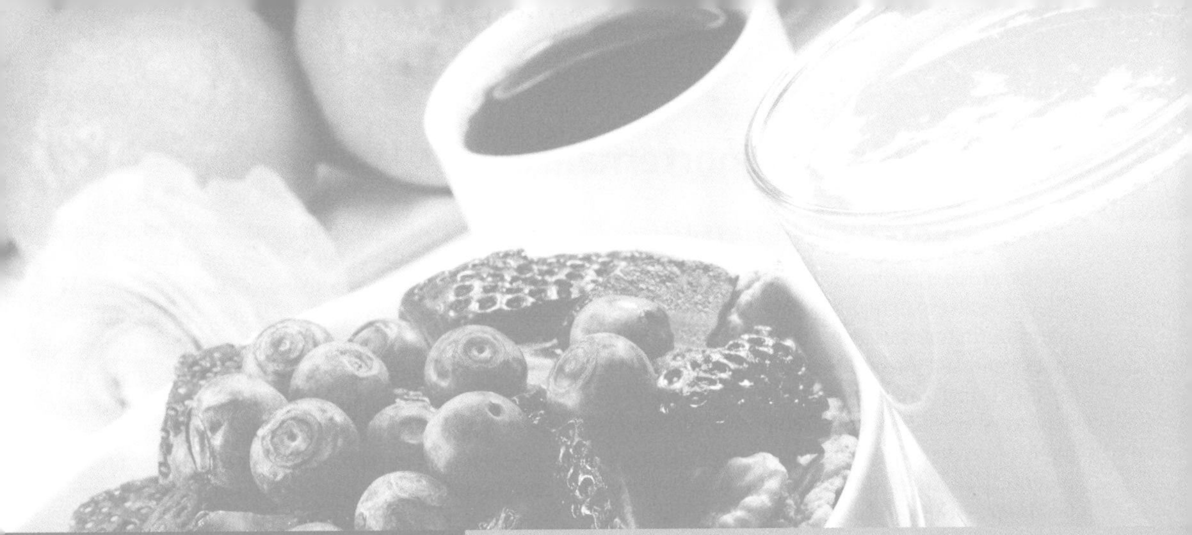

Teil I

Grundlagen

1 Definition der Sporternährung

1.1 Begriffliche Erläuterung

In älteren Lehrbüchern zur Sporternährung (vgl. [1], [3]) findet man in der Regel erstaunlicherweise keine Definition des Begriffs Sporternährung. Elmadfa und Leitzmann [2] subsumieren die sportive Ernährung zusammen mit der Ernährung von Schwangeren/Stillenden, Säuglingen/Kleinkindern, alten Menschen, Vegetariern, Fastenden und der parenteralen Ernährung zur Rubrik „Ernährung bestimmter Bevölkerungsgruppen". Daher wird ein eigenständiger Definitionsversuch nachfolgend aufgeführt:

> **Merke** M!
>
> Unter der Sporternährung (Synonyme: Sportlerernährung, sportive Ernährung, Ernährung der/des Sportler[s]) versteht man eine auf sportliche Betätigung bzw. körperliche Belastungen ausgerichtete Zufuhr von Nahrungsmitteln bzw. Flüssigkeit.

Diese zielt zum einen auf eine der individuellen Sportart bzw. Sportdisziplin zugeschnittene Ernährung ab, die den Stoffwechsel auf anstehende körperliche Belastungen präpariert. Zum anderen besteht ihre Aufgabe in der Versorgung mit allen obligaten Nahrungsbestandteilen (Flüssigkeit, Mineralien, Energieträgern etc.) für die aktuelle Belastungssituation. Sporternährung impliziert aber auch die für die Regeneration nötige Ernährung und ausgewählte nutritive Fragen des Belastungsstoffwechsels sowie des Immunsystems (▶ Abb. 1.1).

Neben dem interdisziplinären Ansatz der Ernährungsberatung im Sport richten sich die Empfehlungen zur Sportlerernährung hauptsächlich nach der vorwiegenden Belastungsart in der jeweiligen Disziplin (Sportartgruppen), dem Leistungsniveau (Belastungsintensität), der Saisonplanung (Vorbereitungs-, Wettkampf- und Übergangsperiode), der Art des Trainings (Schwerpunkt Ausdauer, Kraft oder Schnelligkeit) und Gewichtsrestriktionen.

1.2 Literatur

[1] Donath R, Schüler KP. Ernährung der Sportler. Berlin: Sportverlag; 1985

[2] Elmadfa I, Leitzmann C. Ernährung des Menschen. Stuttgart: Verlag Eugen Ulmer; 1990

[3] Jung K. Sport und Ernährung. Aachen: Meyer&Meyer Verlag; 1984

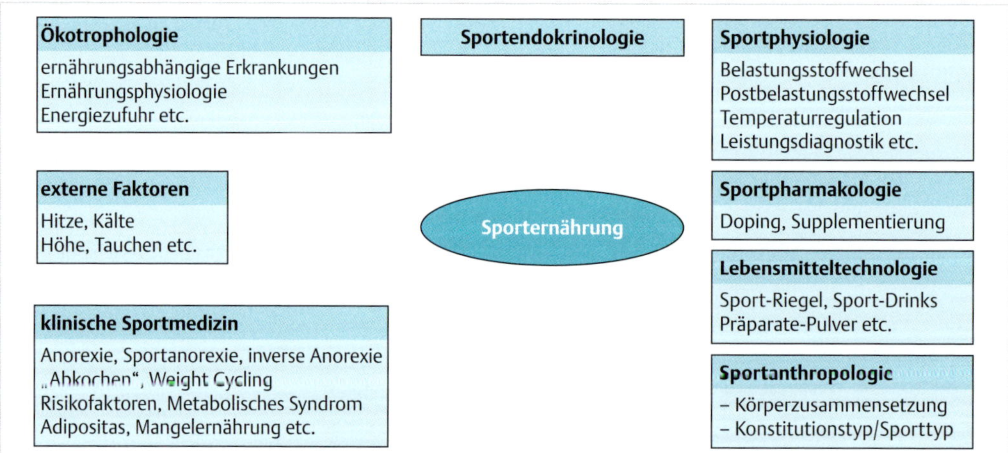

Abb. 1.1 Stellung der Sporternährung innerhalb der Nachbarfächer.

2 Versorgungslage der Athleten

2.1 Status quo im Sportleralltag

Studien zur Ernährungssituation von Sportlern dokumentieren häufig eine ungünstige oder gar defizitäre Versorgungslage. Die Kohlenhydrataufnahme ist oftmals zu gering [1], [4] bei einer gleichzeitig zu hohen Saccharose- [2] und Fettzufuhr [4].

Besonders unausgewogen fällt die Ernährung aus, wenn zur Einhaltung von strengen Gewichtsvorgaben nur die Energieaufnahme reduziert oder ganze Lebensmittelgruppen gestrichen werden, anstatt fettärmere Varianten zu wählen und auf eine hohe Nährstoffdichte zu achten [13]. Eine unzureichende Versorgung mit Makro- und Mikronährstoffen ist die Folge. Besonders bei **Sportlerinnen** tritt ein defizitärer Status an Eisen und Kalzium häufig auf [1]. Gesundheitliche Spätfolgen wie eine Osteoporose bei chronischer Kalziumunterversorgung [11] oder ein Abfall der Leistungsfähigkeit bei einer Eisenmangelanämie aufgrund der verminderten Sauerstofftransportkapazität und der Störungen im Energietransport [12] seien exemplarisch genannt. Weiterhin wird eine suboptimale Aufnahme an Magnesium und Zink beschrieben [1].

Eine **unterkalorische** Ernährung ist als klassische Ernährungsform bei Sportlerinnen aus Sportarten üblich, in der eine schlanke Linie aus ästhetischen Gründen verlangt wird. Zu nennen sind hier die Disziplinen Ballett, Eiskunstlauf und Kunstturnen [5], [6], [10]. Ebenso bei Läuferinnen [11] und allgemein im Langlaufsport ist diese Problematik häufig anzutreffen. Hier ist ein geringes Körpergewicht aus biomechanischen Gründen vorteilhaft [12]. Ein ausgeprägtes energetisches Defizit beeinträchtigt die körperliche Leistungsfähigkeit (Hypoglykämie, Schwäche etc.) und kann bei Sportlerinnen zu menstrualer Dysfunktion [1], [6] bis hin zur Amenorrhoe führen. Als Folge kann die Entwicklung einer Osteoporose begünstigt werden. Dieser Symptomkomplex wird als „Sportlerinnentriade" bezeichnet [7].

Bei **Kindern** und **Jugendlichen** besteht bei einem Energiedefizit die folgenschwere Gefahr, dass das Wachstum, die pubertäre Entwicklung und die Knochendichteentwicklung beeinträchtigt werden [9], [10].

Professionelle Aufklärung und Beratung durch Sportmediziner oder Ernährungsberater für Sportler und Trainer sind aufgrund der aufgeführten Probleme (und dies ist nur ein Auszug) unerlässlich. Es liegt nahe, dass es dem Sportler selber in der Fülle von Informationen zur Sportlerernährung schwer fällt, wissenschaftliche Quellen von unseriösen Angeboten zu unterscheiden.

Das **Interesse der Sportler** an der Sportlerernährung ist unterschiedlich: Sportler aus dem Kraftsport- und Ausdauersportbereich haben das größte Interesse. Je höher das sportliche Engagement (Umfang und Frequenz des Sporttreibens, Wettkampfteilnahme), umso interessierter zeigen sie sich [8].

Auch wenn „Information ... nicht gleich Verhaltensänderung" [3] beim Sportler nach sich zieht, so stellt sie die Basis einer mündigen Entscheidungsfindung dar.

2.2 Literatur

[1] Beals KA. Eating behaviours, nutritional status, and menstrual function in elite female adolescent volleyball players. J American Dietetic Assoc 2002; 102 (9): 1293–1296

[2] Berg A, König D, Keul J. Sport und Ernährung 1996. Akt Ernährungsmed 1996; 21: 315–322

[3] Gehmacher E. Information ist nicht gleich Verhaltensänderung. In: Auerswald W, Gergley S, Hrsg. Ernährungswissenschaft und Öffentlichkeit. Wien: Maudrich Verlag; 1981: 181–188

[4] Hawley JA, Dennis SC, Lindsay FH et al. Nutritional practices of athletes: Are they sub-optimal? J Sports Sci 1995; 13: 75–87

[5] Jonnalagdda SS, Benardot D, Nelson M. Energy and nutrient intake of the United States national women's artistic gymnastics team. Int J Sport Nutr Exerc Metab 1998; 8: 331–344

[6] Myburgh KH, Berman C, Novick I et al. Decreased resting metabolic rate in ballet dancers with menstrual irregularity. Int J Sport Nutr Exerc Metab 1999; 9: 285–294

[7] Roth D, Meyer EC, Kriemler S et al. Female athlete triad. Diagnose, Therapie und Prävention von gestörtem Essverhalten, Amenorrhoe und Osteoporose. Schweiz. Z. Sportmed Sporttraumatol 2000; 48 (3): 119–132

[8] Ruf S. Untersuchung zum Interesse von Freizeit- und Leistungssportlern an der Sportlerernährung zur Entwicklung eines Internet-Portals. Dissertation, Gießen: Justus-Liebig-Universität; 2004

[9] Thompson JL. Energy balance in young athletes. Int J Sport Nutr Exerc Metab 1998; 8: 160–174

[10] Weimann E, Witzel C, Schwindergall S et al. Peripubertal perturbations in elite gymnasts caused by sport specific training regimes and inadequate nutritional intake. Int J Sport Med 2000; 21 (3): 210–215

[11] Wiita BG, Stombaugh IA. Nutrition knowledge, eating practices, and health of adolescent female runners: a 3-year longitudinal study. Int J Sport Nutr Exerc Metab 1996; 6: 414–425

[12] Williams MH. Ernährung, Fitness und Sport. Dt. Ausg. Rost R, Hrsg. Berlin: Ullstein Mosby Verlag; 1997
[13] Ziegler PJ, Khoo CS, Kris-Etherton PM et al. Nutritional status of nationally ranked junior US figure skaters. J American Dietetic Assoc 1998; 98 (7): 809–811

3 Ernährungsphysiologische Grundlagen zu Nährstoffen

3.1 Nährstoffe mit Energie – Nährstoffe ohne Energie

Der Körper gewinnt aus den drei Grundnährstoffen Fett, Kohlenhydraten und Protein Energie. Für den Sportler sind die primären Energiequellen **Kohlenhydrate** und **Fett**. Protein ist zwar der Aufbaustoff für die Muskulatur, aber als Energieträger weniger bedeutungsvoll. Daneben liefert noch Alkohol („leere") Kalorien; mit 7 kcal pro Gramm ist er fast so energiereich wie Fett.

Neben diesen sog. **Makronährstoffen** werden mit der Nahrung weitere wichtige Nährstoffe aufgenommen, die zwar keine Energie spenden, aber im Körper wichtige Funktionen übernehmen (▶ Tab. 3.1): **Mineralstoffe** (Mengen- und Spurenelemente) und **Vitamine**. Sie werden als **Mikronährstoffe** bezeichnet.

Schließlich können in unserer Nahrung noch **sekundäre Pflanzenstoffe**, **Ballaststoffe** und **Wasser** vorkommen. Hinter den sekundären Pflanzenstoffen (engl. Phytochemicals) verbergen sich Farb-, Aroma- und Duftstoffe sowie Wachstumsregulatoren der Pflanzen. Allein in der Nahrung kommen etwa 5 000–10 000 bekannte Verbindungen vor [6]. Allgemein bekannt sind sicherlich die Carotinoide in gelben/orangefarbenen Früchten und Gemüse. Viele dieser Pflanzenstoffe sind auch für die Gesundheit des Menschen nützliche Schutzstoffe – bunt essen ist gesund!

Ballaststoffe, d. h. die für das menschliche Enzymsystem unverdaulichen Bestandteile pflanzlicher Zellen, verfügen über zahlreiche gesundheitsfördernde Eigenschaften: Ballaststoffe dienen „nützlichen" Darmbakterien (Säuerungsflora) als Nahrung, die wiederum verschiedene Abwehrfunktionen einnehmen. Dieses „Bollwerk" gegen Krankheitserreger – das darmassoziierte Immun-

Tab. 3.1 Überblick über die verschiedenen Nährstoffe (Quelle: [9]).

Nährstoffübersicht		
energieliefernde Nährstoffe (Makronährstoffe)		
Hauptnährstoffe		
Kohlenhydrate	4,1 kcal/g	• Monosaccharide (Glukose, Fruktose) • Disaccharide (Saccharose, Laktose) • Polysaccharide (Maltodextrin, Stärke etc.)
Protein	4,1 kcal/g	Struktur- und Funktionsproteine
Fett	9,3 kcal/g	Fette, Fettsäuren, Cholesterin
Alkohol	7,1 kcal/g	Ethanol
Ballaststoffe	2,0 kcal/g	Nahrungsfasern, Fermentationsprodukte
nicht energieliefernde Nährstoffe (Mikronährstoffe)		
Vitamine		fettlösliche (E, D, K, A) sowie wasserlösliche B-Vitamine und Vitamin C
Mineralstoffe		
Mengenelemente (Elektrolyte)		Natrium, Chlorid, Kalium, Kalzium, Phosphat, Magnesium, Sulfat
Spurenelemente		Eisen, Jod, Fluorid, Zink, Selen, Kupfer, Mangan, Chrom, Molybdän, Kobalt, Nickel
Ultraspurenelemente		Aluminium, Silicium etc.
sekundäre Pflanzenstoffe		Carotinoide, Phytosterine, Phytoöstrogene, Polyphenole etc.
Wasser		

1 kcal = 4,18 kJ (Kilojoule). Joule ist zwar die neuere Energiebezeichnung, setzt sich in der Praxis gegenüber der Kilokalorie aber kaum durch.

system – kann seiner Aufgabe jedoch nur nachkommen, wenn die Intestinalflora gesund, also intakt ist.

Zudem regen Ballaststoffe die Darmtätigkeit an, tragen zu einem niedrigeren Blutzuckerspiegel bei (Diabetes-Prävention), senken das Darmkrebsrisiko und wirken sättigend.

Alles, was dem Darm gut tut, stärkt automatisch die Abwehrkräfte – gesunde Ernährung, Bewegung und wenig Alkohol.

Praxistipp

Wichtig für einen **gesunden Darm**:

- Reichlich Vollkornerzeugnisse (bei empfindlichen Personen fein vermahlen und die Menge schrittweise steigern), Weizenkleie, Hülsenfrüchte, Gemüse und Obst verzehren – dazu viel trinken.
- Täglich Joghurt, Quark oder Kefir essen – die enthaltenen Milchsäurekulturen verdrängen ungünstige Keime im Darm.

Wasser ist der wichtigste Nährstoff, denn er stellt für unseren Organismus die Lebensgrundlage dar – für den Sportler steht Wasser umso mehr an erster Stelle.

Neben Wasser kann nicht auf die Zufuhr von einigen Aminosäuren, Fettsäuren, den meisten Vitaminen und allen Mineralstoffen verzichtet werden, sie sind für den Körper essenziell.

Ist ein Lebensmittel reich an Vitaminen, Mineralstoffen und sekundären Pflanzenstoffen, wird in der Ernährungswissenschaft von **„nährstoffdichten"** Lebensmitteln gesprochen [6]. Mit der Nährstoffdichte ist der Quotient aus Nährstoff- und Energiezufuhr gemeint. Zu diesen hochwertigen Lebensmitteln zählen Gemüse, Salat, Obst, Vollkornprodukte, mageres Fleisch, Fisch sowie fettarme Milch und Milchprodukte. Zur Speisenzubereitung sind pflanzliche Öle zu bevorzugen, wie Raps-, Sonnenblumen- oder Olivenöl. Es empfiehlt sich zwischen den Ölen immer wieder abzuwechseln, wobei Rapsöl wegen seines hohen Anteils an mehrfach ungesättigten Fettsäuren sehr günstig ist.

Die ideale **Basisernährung** jeden Sportlers sollte aus diesen nährstoffreichen Lebensmitteln bestehen. Sportler aus Disziplinen, die ein niedriges Körpergewicht erfordern, müssen wegen der geringeren Kalorienaufnahme ganz besonders auf eine nährstoffdichte und fettkontrollierte Ernährungsweise achten.

3.2 Kohlenhydrate

Monosaccharide (Einfachzucker) sind die Grundbausteine der Kohlenhydrate. Je nach Kettenlänge unterscheidet man zwischen Mono-, Di-, Oligo- und Polysacchariden (Vielfachzucker) [6]. Die Polysaccharide bestehen aus hunderten Glukosemolekülen und werden auch als **komplexe Kohlenhydrate** bezeichnet.

Stärke besteht aus langen (Amylose = lineare Stärkekette) und zum Teil verzweigten (Amylopektin) Glukoseketten. Die Verdauung von stärkehaltigen Nahrungsmitteln dauert länger, der Blutzuckerspiegel steigt langsamer an und damit hält die Glukoseversorgung aus **komplexen Kohlenhydratträgern** (vor allem mit Ballaststoffen und resistenter Stärke) länger vor. Auch aus gesundheitspräventiven Gründen ist eine Ernährung, die reich an komplexen Kohlenhydraten ist, zu bevorzugen: **Ballaststoffe** (Nichtstärke-Polysaccharide) und **resistente Stärke** (ca. 10 % der Stärke werden im Dünndarm enzymatisch nicht abgebaut) stehen als fermentierbares Substrat den Bakterien im Dickdarm zur Verfügung, wodurch das Kolonmilieu positiv beeinflusst wird [10]. Außerdem ist diese Nahrungsgruppe häufig reich an Mikronährstoffen (etwa Vollkornprodukte: Vitamin-B-reich, Kartoffeln: viel Vitamin C etc.). Komplexe Kohlenhydrate kommen u. a. in Brot, Getreideflocken, Kartoffeln und Gemüse vor (▶ Tab. 3.2).

Kohlenhydrate sind für die körperliche Aktivität und das Gehirn die wichtigste Energiequelle!

Hintergrundwissen

Präbiotika sind für die körpereigenen Enzyme unverdauliche Verbindungen (zumeist aus Kohlenhydraten). Diese präbiotischen Ballaststoffe gelangen in untere Darmabschnitte und werden dort von den Mikroorganismen der Intestinalflora fermentiert. Positiv daran ist, dass Präbiotika Substrat für die günstigen, milchsäureproduzierenden Bakterien im Darm darstellen, dadurch selektiv deren Vermehrung fördern und schließlich zu einer **gesunden Darmbesiedlung** beitragen. Die Lebensmittelindustrie setzt Produkten häufig die aus Chicorée technologisch gewonnenen Präbiotika Inulin und Oligofruktose zu.

Tab. 3.2 Die wichtigsten Kohlenhydrate und ihr Vorkommen (Quelle: [6]).

Kohlenhydrate	Vorkommen
Monosaccharide (Einfachzucker)	
Glukose (Traubenzucker, Dextrose)	Früchte, Honig, kleine Mengen in vielen Pflanzen
Fruktose (Fruchtzucker)	
Disaccharide (Zweifachzucker)	
Saccharose (Rohrzucker = Haushaltszucker, Glc + Frc)	Zuckerrübe, Zuckerrohr, Früchte
Laktose (Milchzucker, Gala + Glc)	Milch und Milchprodukte
Maltose (Glc + Glc)	Abbauprodukt von Stärke: entsteht beim Keimen von Getreide, z. B. in der Maische von Bier und beim Stärkeabbau im Körper
Oligosaccharide (3–10 Einfachzucker)	
Raffinose (Gala + Glc + Frc)	Zuckerrübenmelasse, Honig, Hülsenfrüchte
Polysaccharide (> 10 Einfachzucker)	
pflanzliche Stärke (Amylose und Amylopektin, Glc-Einheiten)	Stärke, Getreide, Kartoffeln
tierische Stärke (Glykogen, Glc-Einheiten)	Muskelfleisch, Leber
Inulin (Fruktooligosaccharide)	Artischocken, Chicorée, Zwiebeln, Spargel, Bananen → **prä**biotische Wirkung (vgl. Kasten)
technisch hergestellte Saccharide	
Dextrin (Glc-Kette)	Maltodextrin (in Traubenzuckerdrops, Maltodextrinpulver in Sportgetränken)
Glukosesirup	Bestandteil von Riegeln und Gels (Süßung, schnelle Energiequelle)

Glc = Glukose, Frc = Fruktose, Gala = Galaktose

Bei den **Probiotika** (pro bios: für das Leben) handelt es sich um „...definiert, lebende Mikroorganismen", in erster Linie Milchsäurebakterien (Laktobazillen, Bifidobakterien), „die in ausreichender Menge in aktiver Form in den Darm gelangen und hierbei positive gesundheitliche Wirkung erzielen". Sie kommen vorwiegend in Joghurt und anderen fermentierten Milchprodukten (Kefir, Sauermilch, Quark) vor und dürfen dann als „probiotisch" bezeichnet werden, wenn sie die gastrointestinale Passage in einer gewissen Menge überleben.

Für Prä- und Probiotika wird angenommen, dass sie sich bei regelmäßigem Verzehr günstig auf die Darmgesundheit auswirken. Erwiesen ist, dass durch Probiotika Durchfallerkrankungen seltener auftreten (etwa Reisediarrhoe) und Beschwerden – bedingt durch eine Laktoseunverträglichkeit – abnehmen ([3]; siehe auch Kap. 26.10).

3.3 Glykämischer Index

M!

Merke

Der **glykämische Index (GI)** beschreibt die Reaktion des Blutzuckerspiegels auf ein kohlenhydrathaltiges Lebensmittel im Vergleich zu einem Standardlebensmittel (50 g Glukose oder Weißbrot).

Ein hoher GI (> 70) bewirkt akut einen hohen Blutzuckerspiegel, resultiert damit in einer größeren Insulinantwort und schnellen Energieabgabe an den Organismus.

Um die gängige Portionsgröße des verzehrten Lebensmittels zu berücksichtigen, wird der GI mit der entsprechenden Kohlenhydratmenge multipliziert und durch 100 dividiert; dies ergibt die **glykämische Last** (GL; [9]).

Beispiel:

1 Banane (**GI** = 58) = ca. 23 g Kohlenhydrate (in 120 g Banane); Werte nach [5]

$$GL = 58 \times 23/100 = 13$$

Hinweis: 50 g Glukose als Referenz: Glukose wird schneller absorbiert als Weißbrot, daher müssen Weißbrot-GI-Werte durch 1,43 dividiert werden [12].

Ein wichtiger Aspekt für die Abschätzung der Blutzuckerreaktion ist die **individuelle physiologische Reaktion**: Der Blutzuckeranstieg bei physisch aktiven Personen fällt deutlich geringer aus als bei Nichtsportlern, weshalb der GI für Athleten weniger bedeutsam ist [4].

Neue Autoren postulieren weniger vom einfachen Modell der Kohlenhydrat-Kettenlänge auszugehen, das nach einfachen, schnell absorbierbaren und komplexen, langsam absorbierbaren Sacchariden (Mono-/Di- vs. Polysaccharide) unterscheidet. So erfolgt der Blutzuckeranstieg durch Glukose praktisch gleich schnell wie durch Maltodextrin [4].

Mitunter wirkt sich die **Verknüpfungsart** der Monosaccharide auf die Absorptionsgeschwindigkeit aus: Pflanzliche **Stärke** (= Glukosepolymer), bestehend aus überwiegend verzweigtem Amylopektin und etwa 20–30 % langkettiger Amylose, wird unterschiedlich schnell von den Verdauungsenzymen aufgeschlossen. Amylose ist durch ihre lineare Glukosekette in der Struktur kompakter und bietet daher weniger Angriffsfläche für das Enzym Amylase. Ein hoher Amyloseanteil im stärkereichen Nahrungsmittel senkt daher den GI [2] und ist ein Faktor für unterschiedliche GI-Werte in stärkereichen Nahrungsmitteln (▶ Tab. 3.3).

Vielmehr sind aber **weitere Faktoren** zu berücksichtigen (▶ Tab. 3.4), die sich auf die Verdauungsgeschwindigkeit und damit die Blutzuckerantwort respektive Insulinantwort auswirken [2], [12]:

- gesamte Zusammensetzung des Lebensmittels:
  - Fett- und Proteinanteil, besonders Nahrungsfaseranteil (lösliche Ballaststoffe)
  - ggf. resistente Stärke, Glukose-Anteil
- Portionsgröße
- Verarbeitungsgrad des Lebensmittels (kleine Partikelgröße → höherer GI)

Tab. 3.3 Beispiele für GI-Werte (Quelle: [5]).

	GIg (Glc als Referenz)	**GL (pro Mahlzeit)**
Glukose	100	-
Saccharose	65	-
Fruktose	20	-
Honig	87	18 (pro 25g)
Baguette (weiß)	95	15 (pro 30g)
Baguette (weiß) + Butter + Marmelade	62	26 (pro 70g)
Roggenbrot	59	8 (pro 30g)
Roggenkörnerbrot	41	5 (pro 30g)
Blaubeer-Muffin	59	17 (pro 57g)
Spaghetti	58	28 (pro 180g)
Banane	58	13 (pro 120g)
Apfel	34	
Apfelsaft pur	44	13 (pro 250 ml)
Sportgetränk Isostar	70	
Sportgetränk Gatorade	78	12 (pro 250 ml)
Karotten roh	16	1 (pro 80g)

GIg: glykämischer Index mit Glukose (Glc) als Referenz; GL: glykämische Last (Berücksichtigung der Portionsgröße)

Tab. 3.4 Faktoren, die den GI (→ Blutzuckerantwort) beeinflussen (Quelle: [2]).

hoher GI	**niedriger GI**
Stärke: Amylose ↓; Amylopektin ↑	Stärke: Amylose ↑
Glukose	Fruktose
wenig lösliche Ballaststoffe	viel lösliche Ballaststoffe (z. B. Apfel mit Schale, Haferflocken, Hülsenfrüchte)
Protein ↓	Protein ↑
Fett ↓	Fett ↑
Verarbeitungsgrad Nahrungsmittel ↑ (z. B. fein geschrotetes Mischbrot)	Verarbeitungsgrad Nahrungsmittel ↓ (z. B. Vollkornbrot mit ganzen Körnern)

3.3.1 Kritik am GI

- GI-Wert für eine komplette Mahlzeit lässt sich nur schätzen.
- GI unterliegt vielen Einflussgrößen (Ballaststoffgehalt, Lebensmittelunterschiede wie unterschiedlicher Reifegrad bei Früchten etc.) → Ungenauigkeit
- Lebensmittel mit niedrigem Kohlenhydratgehalt pro Portionsgröße (z. B. Karotten) sind völlig ungeeignet für eine GI-Bewertung.
- unklare Studienlage zum GI [1]
- vgl. [4], [12]

Der GI ist nur **ein** Kriterium zur Bewertung eines Lebensmittels.

3.3.2 Praktische Bedeutung des GI für den Sportler

- Physische Aktivität wirkt sich stärker auf die Blutzuckerregulation aus als der GI → GI für Sportler relativ unbedeutend
- hochglykämische (**hyperglykämische**) Lebensmittel günstig: bei schnellem Energiebedarf („Hungerast“/Hypoglykämie) oder bei wenig Zeit zur Regeneration; z. B. Traubenzucker, Weißbrot + Honig, Banane
- hoher GI ungünstig: Hohe Insulinwerte **vor** der sportlichen Aktivität wirken sich hemmend auf die Fettoxidation aus. Während des Sports ist dieser Effekt wieder negiert, da physische Arbeit insulinartig wirkt und der Organismus daraufhin mit einem Abfall der Insulinsekretion reagiert.
- niedriger GI für „Konzentrationssportarten“ (z. B. Schach), um Schwankungen im Blutzuckerspiegel zu vermeiden
- vgl. [4]

3.3.3 Fazit

- Der Blutzuckeranstieg ist umso langsamer, je höher der Anteil an löslichen Ballaststoffen, Proteinen und Fett in einem Nahrungsmittel nebst den Kohlenhydraten ist: **niedriger GI** (**hypoglykämisches** Lebensmittel).
- Der GI ist nur ein Kriterium zur Bewertung eines Lebensmittels und für die Bewertung von kompletten Mahlzeiten relativ ungenau.
- **im Sport:**
  - Auswahl der Kohlenhydratspender erfolgt primär nach Bekömmlichkeit und Geschmack, wobei wegen gesundheitlicher Aspekte auf eine moderate Saccharose-/Glukose-Aufnahme geachtet werden sollte.
  - Bei Hypoglykämie („Hungerast“) sind hyperglykämische und in der Regeneration moderate bis hochglykämische Nahrungsmittel günstig.
  - Für lange Trainings-/Wettkampftage sollte neben den häufig eingesetzten schnell verfügbaren Kohlenhydraten stets ein Anteil verträglicher hypoglykämischer Nahrungsmittel vorkommen.
- **in der Basisernährung:** Bevorzugung von Vollkornprodukten (mikronährstoffreich, Verarbeitungsgrad je nach Verträglichkeit) und pflanzlichen Nahrungsmitteln.

3.4 Fette

In der Ernährung kommen Lipide (Fette) in fester Form z. B. als Butter, Kokosfett und Speck und in flüssiger Form als Pflanzenöle vor. Diese sog. **Triglyzeride** sind flüssig, wenn sie reich an **ungesättigten Fettsäuren** sind. Man unterscheidet zwischen einfach und mehrfach ungesättigten Fettsäuren. Zu Letzteren gehören die **essenziellen** (lebensnotwendigen) **Fettsäuren** Linolsäure (z. B. in Weizenkeim-, Distel-, Sonnenblumenöl) und α-Linolensäure (Leinöl, relativ reich: Rapsöl); sie kommen besonders in Pflanzenölen vor.

M!

Merke

Ein **Triglyzerid** besteht aus Glyzerin (= dreiwertiger Alkohol), das mit drei Fettsäuren verestert ist.

Ungesättigte Fettsäuren enthalten eine oder mehrere Doppelbindungen zwischen den C-Atomen.

Neben wertvollen Fettsäuren liefern Fette auch die fettlöslichen **Vitamine A, E, D** und **K**. Tierische Fette (Milchfett, Fett in Fleisch und Wurst) enthalten – im Gegensatz zu cholesterinfreien Pflanzenölen – **Cholesterin**. Daraus kann der Körper bekanntlich durch Sonnenstrahlung (UV-B-Strahlung) in der Haut Vitamin D (Cholecalciferol, Vitamin D_3) synthetisieren; zudem ist Cholesterin auch an der Hormonbildung beteiligt [6]. Cholesterin erfüllt im Organismus viele Aufgaben, wenngleich die Aufnahme nicht im Übermaß erfolgen darf. Letztlich ist nicht zu unterschätzen, dass Nahrungsfette köstliche Geschmacksträger sind.

Gesättigte, feste **Fette** sollten in der Ernährung **maximal 10%** der Gesamtenergiezufuhr (= ein Drittel der Fettzufuhr) ausmachen. Auch wenn neue Studienergebnisse einzelnen gesättigten Fettsäuren wichtige Funktionen im Körper zusprechen [8], so gilt die Vermeidung des übermäßigen Konsums weiterhin, um die Blutfettwerte (Gesamtcholesterin und LDL-Cholesterin steigen) nicht zu verschlechtern.

Gerade tierische Lebensmittel wie Wurst oder Schokolade sind reich an „versteckten", gesättigten Fetten.

Für **mehrfach ungesättigte Fettsäuren** (z. B. Leinöl, Rapsöl, Kaltwasserfische) werden **7–10%** empfohlen, **10–13%** für einfach ungesättigte Fettsäuren (z. B. Olivenöl).

3.4.1 Vorteile ungesättigter Fettsäuren

- leichter verdaulich
- Organismus benötigt diese Fettsäuren für den Stoffwechsel und die Elastizität der Zellmembranen
- verbesserte Fließeigenschaften des Blutes
- bedeutsam für Wachstum und Regeneration der Zellen

Für die Gesundheit des Sportlers ist die **bewusste** Auswahl von Fetten wichtig [9]. Schlechte Fette sollten ausgetauscht werden (siehe Ernährungstipps) und zugleich kann man sich dann von der pauschalen „Fettphobie" verabschieden.

Der **Fettanteil** in der Ernährung sollte für Sportler optimalerweise nicht über 30% liegen, sonst würde dies auf Kosten des Kohlenhydratanteils und damit der Leistungsfähigkeit erfolgen.

Das **Körperfett** ist die **größte Energiereserve** des Körpers! Auch sehr schlanke Sportler werden unter Belastung nie an die Grenzen dieses Reservoirs kommen. Ein normalgewichtiger Erwachsener verfügt etwa über 12 kg Körperfett [6], was fast 112 000 kcal entspricht.

Praxistipp

Folgende Hinweise sollten für eine fettbewusste Ernährung berücksichtigt werden:

- **versteckte Fette** reduzieren! Viele gesättigte Fettsäuren sind „versteckt" in Wurst, Chips, Mayonnaise, Sahne, fettreichen Käsesorten, Gebäck und Schokolade.
  → **besser:** fettärmere Milchprodukte, Hartkäse, Obstkuchen, Salzstangen, Fruchtriegel oder Trockenobst
- **pflanzliche Fette** bevorzugen, beispielsweise zum Anbraten Pflanzenöle wie Raps- oder Sonnenblumenöl verwenden anstatt eines tierischen Fettes wie Butter oder gar Schmalz. Für Salate eignen sich sehr gut Oliven-, Walnuss- oder Distelöl. Schon mit zwei Esslöffeln Pflanzenöl am Tag werden die lebenswichtigen Fettsäuren ausreichend aufgenommen.
- **magere tierische Produkte** auswählen: Alle tierischen Fette enthalten Cholesterin. Je weniger Fett im Produkt ist, desto weniger Cholesterin wird aufgenommen.
  → **besser:** mageres Fleisch und fettarme Milchprodukte (z. B. Magerquark, Hüttenkäse, Hartkäse anstatt Weichkäse, Kefir, Molke, 1,5 %ige Milch)
- **Margarine aufs Brot?** Margarine ist zwar cholesterinfrei, enthält aber im Gegensatz zu Butter die „schlechten" trans-Fettsäuren. Diese entstehen bei der Fetthärtung und wirken sich im Körper auf den Cholesterinspiegel (Arteriosklerose-risiko) negativ aus.
  → **Tipp:** maßvoller Buttergenuss oder zu Diätmargarine mit der Aufschrift „reich an ungesättigten Fettsäuren" greifen
- 1–2 × in der Woche **Fisch**: Besonders **fetter** Seefisch („Kaltwasserfische", z. B. Lachs, Makrele, Kabeljau) ist in diesem Fall empfehlenswert, er enthält die lebenswichtige mehrfach ungesättigte Fettsäure Docosahexaensäure (**D**ocosa**h**exaenic **A**cid, DHA; auch in Rapsöl).

3.5 Proteine

Kettenartig miteinander verknüpfte Aminosäuren ergeben durch die Proteinbiosynthese ein Protein. Aus den im Körper vorkommenden 20 verschiedenen Aminosäuren ergibt sich durch ihre unterschiedliche Abfolge und Kettenlänge eine Vielzahl

Tab. 3.5 (Bedingt) Essenzielle und nicht essenzielle Aminosäuren (Quelle: [6]).

essenzielle Aminosäuren	bedingt essenzielle Aminosäuren	nicht essenzielle Aminosäuren
Histidin	Tyrosin	Alanin
Isoleucin	Cystein	Asparagin, -säure
Leucin	Arginin	Glutaminsäure
Lysin	Glutamin	
Methionin	Prolin	
Phenylalanin	Glycin	
Threonin	Taurin	
Tryptophan	(Serin)	
Valin		

an Proteinvariationen. Proteine erfüllen zum einen funktionelle Aufgaben und wirken als Hormone, Enzyme und Antikörper bei der Infektabwehr. Weiter kommen Proteine als Körperstrukturen vor: Bindegewebe (Gerüstproteine), Haut, Haare und Muskelfasern (Myosin, Aktin: Stützproteine).

Die Muskulatur ist mit einem Anteil von ca. 60 % des Gesamtkörpereiweißes der Hauptspeicher für Protein bzw. für Aminosäuren [7]. Dieser „Speicher“ wird von der Muskulatur nicht direkt als Energiequelle, sondern vielmehr als **Baustoff** verwendet. Ein Kilogramm Muskulatur besteht schließlich zu etwa 22 % aus Eiweiß, 70 % aus Wasser und aus einem Fettanteil von 7 % [11].

Bei **überschüssiger** Proteinzufuhr können Aminosäuren in begrenztem Umfang gespeichert oder zur Energiegewinnung verbrannt werden.

Die in der Nahrung vorkommenden 20 verschiedenen Aminosäuren werden in essenzielle, bedingt essenzielle und nicht essenzielle Aminosäuren eingeteilt (▶ Tab. 3.5). Essenzielle Aminosäuren können vom Körper nicht oder nur unzureichend selbst hergestellt werden. Sie müssen mit der Nahrung aufgenommen werden.

Praxistipp

Gute **Eiweißquellen** sind
- Milch- und Milchprodukte
- mageres Fleisch
- Fisch
- Eier (besonders gut in Kombination mit Kartoffeln oder Mehl)
- Hülsenfrüchte (Bohnen, Linsen)

3.6 Literatur

[1] American College of Sports Medicine (ACSM), American Dietetic Association (ADA), and Dietitians of Canada (DC). Nutrition and athletic performance. Joint Position Statement. Med Sci Sports Exerc 2009; 709–731. www.acsm.org (10.08.2014)

[2] Augustin LS, Franceschi S, Jenkins DJA et al. Glycemic index in chronic disease: a review. Eur J Clin Nutr 2002; 56: 1049–1071

[3] Bischoff SC. Probiotika, Präbiotika und Synbiotika. Stuttgart: Georg Thieme Verlag; 2009

[4] Eidgenössische Technische Hochschule Zürich (ETH): Der Glykämische Index (GI). In: Swiss forum for sport nutrition. Aug. 2010. www.sfsn.ch/ (18.12.2014)

[5] Forster-Powell K, Holt SHA, Brand-Miller JC. International table of glycemic index and glycemic load values: 2002. Am J Clin Nutr 2002; 76: 5–56

[6] Hahn A, Ströhle A, Wolters M. Ernährung. Stuttgart: Wissenschaftliche Verlagsgesellschaft mbH; 2006

[7] Rehner G, Daniel H. Biochemie der Ernährung. Heidelberg: Spektrum Akademischer Verlag; 1999

[8] Rioux V, Legrand P. Saturated fatty acids: simple molecular structures with complex cellular functions. Current Opinion in Clinical Nutrition and Metabolic Care 2007; 10: 752–758 Online aus: EUFIC, das Europäische Informationszentrum für Lebensmittel. Gesättigte Fettsäuren, aus der Nähe betrachtet FOOD TODAY 03/2009

[9] Schek A. Top-Leistung im Sport durch bedürfnisgerechte Ernährung. Trainer Bibliothek 36. Deutscher Sportbund. Münster: Philippka-Sportverlag; 2002

[10] Scheppach W. Ernährungsmedizinische Bedeutung von komplexen Kohlenhydraten. In: Kluthe R, Kasper H, Hrsg. Kohlenhydrate in der Ernährungsmedizin unter besonderer Berücksichtigung des Zuckers. Stuttgart: Thieme Verlag; 1996

[11] Williams MH. Ernährung, Fitness und Sport. Dt. Ausg. Rost R, Hrsg. Berlin: Ullstein Mosby Verlag; 1997

[12] Zunft H-J F: Glykämischer Index und glykämische Last – theoretisches Konstrukt oder überzeugendes Beratungskonzept? Ern&Med 2008; 23: 14–19

I

4 Basisernährung von Sportlern

4.1 Energiebedarf und Basisernährung

Info

Energiebedarf

- Energiedefizit vermeiden! Folgen können sein: Gewichts- inkl. Muskelmasseverluste, Leistungsminderung und erhöhte Krankheitsanfälligkeit
- individueller Tages-Energieverbrauch: Gesamtbedarf = Grundumsatz + Leistungsumsatz
- **Energieverbrauch-Berechnung Athlet:** Einbeziehen von Belastungsintensität, -dauer, -art (Sportartengruppierung) und Körpergewicht
- regelmäßig (alle zwei Wochen) zur gleichen Tageszeit wiegen
- Einordnung des Gewichts: BMI (Körpergewicht [kg]//Größe [m^2]) bei Personen mit „normalem" Muskelanteil

Ernährung des Sportlers im Alltag (Basisernährung)

- Für jeden Sportler ist eine kohlenhydratbetonte, fettkontrollierte, abwechslungsreiche Mischkost als Basisernährung geeignet.
- **Nährstoffempfehlung** Sportler allgemein:
  - Kohlenhydrate > 50 % (5–8 g/kg Körpergewicht)
  - Protein12–15 % (0,8–1,2 g/kg Körpergewicht)
  - Fett < 30 %
- **Freizeitsportler:** adäquate Flüssigkeits- und Energiezufuhr zum Training
- **Leistungs-** und besonders **Hochleistungssportler:**
  mehr Flüssigkeit und Energie
  + richtiges Essenstiming
  + spezielle Anforderungen nach Belastungsintensität, -umfang und -art (z. B. Glykogenspeicher, Gewichtsklassen), Art des Trainings, Trainingszustand (z. B. Stoffwechselanpassungen) und Saisonplanung
- Höherer Bedarf an Vitaminen und Mineralstoffen durch Sport wird in der Regel durch die erhöhte Energieaufnahme gedeckt, da der Nährstoffbedarf **proportional** mit ansteigt.

→ **Die Ernährung des Sportlers unterscheidet sich von der des Nichtsportlers primär in der Quantität.**

- Nährstoff-Energieprozentangaben für Athleten in Relation zur Gesamtkalorienzufuhr betrachten.

4.2 Sportartspezifischer Energiebedarf

Die **richtige Energiezufuhr** liegt vor, wenn das Gewicht langfristig konstant ist und es zugleich im empfohlenen Rahmen liegt. Dann deckt die Energiezufuhr zumindest den Energieverbrauch.

Das Gewicht lässt sich über den **Body Mass Index (BMI)** einordnen. Dieser wird folgendermaßen ermittelt:

$$\text{BMI} = \frac{\text{Körpergewicht (in kg)}}{(\text{Körpergröße in m})^2}$$

Normalgewicht liegt vor, wenn der BMI bei Frauen 19–24 kg/m^2 und bei Männern 20–25 kg/m^2 beträgt (▶ Tab. 4.1). Dieses theoretische Ergebnis ist allerdings bei sehr muskulösen Sportlern nicht anwendbar. Der BMI betrachtet nur das Gewicht, egal ob Muskel- oder Fettmasse. Ein Sportler mit viel Muskelmasse bringt natürlich auch mehr Gewicht auf die Waage und würde nach der Rechnung rasch als übergewichtig gelten, was zu falschen Rückschlüssen führen würde.

Gut anwendbar ist der BMI für normalgewichtige Personen mit wenig oder „normalem" Muskelanteil (**Breitensportler**) sowie für sehr schlanke oder fettleibige Personen. Er ist immer nur zur Einschätzung des Körpergewichts empfehlenswert und muss je nach Körperbau kritisch hinterfragt werden.

Tab. 4.1 Gewichtseinteilung nach BMI: Normal-, Unter- oder Übergewicht (Quelle: [7] nach WHO 2000)

	BMI (kg/m^2)
Untergewicht	< 18,5
Normalgewicht	18,5–25
Übergewicht	> 25–30
Adipositas	> 30

Gerade Athleten aus ästhetischen Sportarten (Ballett, Kunstturnen etc.) und dem Ausdauersport müssen auf ein relativ geringes Gewicht achten. Hierbei bietet der BMI eine gute Hilfe, um vor einem Abrutschen ins Untergewicht zu warnen. Bei einem BMI < 16 kg/m² muss davon ausgegangen werden, dass eine schwere Mangelernährung vorliegt.

4.2.1 Berechnung des individuellen und sportartspezifischen Energieverbrauchs

Der individuelle Energieverbrauch, der erforderlich ist, um den Bedarf eines Tages mit Schlaf, Arbeit, Freizeit/Sport sicherzustellen, lässt sich wie folgt berechnen [6], [12]:
Gesamtenergieumsatz = Grundumsatz (GU) + Leistungsumsatz (Arbeits- und Freizeitumsatz)

- Für die Aufrechterhaltung aller lebenswichtigen Funktionen des Körpers benötigt der Körper Energie. Dieser Bedarf, den der Körper bei Ruhe benötigt, wird als **Grundumsatz** (Ruheumsatz, Basal metabolic Rate, BMR) bezeichnet und liegt bei ca. 1 kcal/kg Körpergewicht und Stunde. Männer haben in der Regel einen 10 % höheren Grundumsatz als Frauen, da ihr Körperbau durchschnittlich mehr Muskulatur und weniger Fett aufweist.
- **Physical Activity Level** (PAL): Der Grundumsatz wird mit dem Grad von Arbeitsschwere bzw. der körperlichen Aktivität in der Freizeit (Sportenergiebedarf) multipliziert. Dieser Wert wird als PAL-Faktor bezeichnet. Die körperliche Aktivität wird dabei in Gruppen eingeteilt (▶ Tab. 4.2).

Tab. 4.2 Physical Activity Level (PAL) (Quelle: [3]).

Tätigkeit/Belastung	PAL-Wert	Beispiele
nur sitzend und liegend	1,2	alte, gebrechliche Menschen
fast nur sitzend, wenig/keine körperliche Aktivität („Vielsitzer")	1,4–1,5	Schreibtischtätigkeit
überwiegend sitzend, zusätzlich stehende/gehende Tätigkeit	1,6–1,7	Laboranten, Kraftfahrer, Studierende
überwiegend gehend/stehend	1,8–1,9	Verkäufer, Kellner, Handwerker, Hausfrauen/-männer
körperlich anstrengende, berufliche Arbeit	2,0–2,4	Bauarbeiter, Landwirte, Leistungssportler

Für vier- bis fünfmal pro Woche sportliche Aktivität (30–60 Minuten Sport pro Tag) sind zusätzlich **0,3 PAL-Einheiten** hinzuzurechnen [4].

Um den **sportart- und leistungsspezifischen Verbrauch** konkreter zu erfassen, empfiehlt es sich anstatt der pauschalen „0,3 PAL-Einheiten" den Kalorienwert einzelner Sportarten (▶ Tab. 4.3) heranzuziehen.

Beispiel-Rechnung:

Tagesenergieverbrauch für einen 70 kg-Sportler

8h Schlaf:

$$1\ \text{kcal/kg/h} \times 70\ \text{kg} \times 8\text{h} = 560\ \text{kcal}$$

16h Aktivität:

$$1{,}6\ \text{kcal/kg/h} \times 70\ \text{kg} \times 16\text{h} = 1792\ \text{kcal}$$

$$(= \text{PAL} : 1 + 0{,}6)$$

Grund-, Arbeits- und Zeitumsatz = **2352 kcal**

Trainingsumsatz (Sportenergieumsatz): siehe Wert Energieverbrauch einzelner Sportarten (▶ Tab. 4.3)

1,5h Fußballtraining:

$$14\ \text{kcal/kg/h}$$

Vom Energieumsatz durch Sport muss der PAL-Wert (1,6 kcal/h Tagesverbrauch) abgezogen werden [6]:

$$14\ \text{kcal/h} - 1{,}6\ \text{kcal/h} = 12{,}4\ \text{kcal/h}$$

$$12{,}4\ \text{kcal} \times 70\ \text{kg} \times 1{,}5\text{h}$$

$$= 1302\ \text{kcal}(\text{Trainingsumsatz})$$

Gesamtenergieverbrauch:

2352 kcal + 1302 kcal = **3 654 kcal**

Anhaltspunkte für den Energieumsatz pro Stunde nach Sportarten und Leistungsniveau zeigt ▶ Tab. 4.3. Die Variabilitätsspanne der Kilokalorienwerte ergibt sich aus der unterschiedlichen Belastungsintensität (z. B. je nach Laufgeschwindigkeit 7–23 kcal/kg/h), die in der Tabelle „Energieumsatz nach Belastungsintensität" pauschal für den Breiten-, Leistungs- und Hochleistungssportler zusammengefasst ist (▶ Tab. 4.4).

Tab. 4.3 Energieverbrauch für verschiedene Sportarten pro Stunde (Quelle: [6], [12]).

sportliche Belastungsart		Energieumsatz in kcal/kg Körpergewicht/h
Laufen und Skilanglauf		
Dauerlauf	7–9 km/h	7–8
	12–14 km/h	11–12
	15–17 km/h	14–15
Marathon	16,8 km/h (2,5h)	18–20
	18,3 km/h (2h 10 min)	21–23
Skilanglauf	15 km/h	16–19
Radsport		
Radfahren	15–25 km/h	7–8
	25–30 km/h	9–10
	30–35 km/h	11–12
	35–40 km/h mit mäßigen Anstiegen	14–15
weitere Sportarten		
Boxtraining (schwer)		20–21
Bergsport 35 % Steigung bei 1,4 km/h		17–18
Fußball, Handball, Turnen, Judo, Wettkampf-Schwimmen, Wettkampf-Rudern/-Kanu		13–15
Schwimmen 3 km/h, Bergsport 20 % Steigung bei 3,3 km/h, zügiges Wandern 8,5 km/h		11–12
Tanzen, Rudern 6 km/h		9–11
Krafttraining, Basketball, Hockey, Aerobic		8–9
Tennis, Badminton, Tischtennis, Volleyball		7–8
Wandern 4–6 km/h, Schwimmen (geringe Geschwindigkeit, < 50 m/min), Gymnastik		3–4

Tab. 4.4 Energieumsatz nach Belastungsintensität (Quelle: [10]).

	Trainingsintensität	
	Breitensportler/Fitness-Sportler	**moderat intensives Training bis hochintensives Training**
Trainingsumfang	30–60 min/Tag, 3–4 × /Woche	2–3h/Tag, 5–6 × /Woche bis 3–6h/Tag in 1–2 Einheiten, 5–6 × /Woche
Energie pro Tag	25–35 kcal/kg* (ca. 1800–2400 kcal/Tag für einen 50–80 kg schweren Sportler)	50–80 kcal/kg* (ca. 2500–8 000 kcal/Tag für einen 50–100 kg schweren Athleten)
Energie pro 1 h Training	200–400 kcal	600–1200 kcal

*Kilokalorie pro Kilogramm Körpergewicht

> **Merke**
>
> Zusammenfassend kann festgehalten werden, dass die Gesamtenergie-Berechnung die Faktoren Belastungsintensität, -art, -dauer und das Körpergewicht einbezieht. Daneben wirken sich noch weitere Einflussgrößen auf den **Energieverbrauch** aus. Zu den wichtigsten zählen [6]
>
> - Belastungsintensität
> - Belastungsumfang
> - Körpergewicht
> - Bewegungsökonomie
> - klimatische Bedingungen
> - Geländeprofil
> - Luftwiderstand (Laufen, Radfahren)
> - Bodenbeschaffenheit

Einfach zu merken ist der pauschale **Energieverbrauch** beim Laufen:

1 kcal/kg Körpergewicht und Kilometer → ca. 600–1000 kcal/h

Im Hochleistungssport kann sogar der Energiewert von 8 000 Kilokalorien pro Tag von sehr großen/schweren Athleten (100–150 kg) oder von Sportlern mit extrem harten Trainings- oder Wettkampfumfängen (z. B. Radsport: Tour de France) übertroffen werden [10].

Hochleistungsathleten aus Sportarten mit einem solch **hohen Energiebedarf** stellt sich ein **zeitliches Problem**: Die eigentlich notwendigen hohen Essensvolumina kollidieren mit dem hohen zeitlichen Trainingsvolumen, d. h. die Zeit zum Essen ist knapp. Zudem unterdrücken intensive Trainingseinheiten den Appetit des Athleten, ein Völlegefühl im Magen vor der Belastung ist ungünstig und die Verfügbarkeit von Lebensmitteln an der Sportstätte/auf dem Weg dorthin ist oft nicht gegeben [10].

Sportler(innen) mit einer gewünscht sehr schlanken Linie aus ästhetischen Gründen (Kunstturnen Frauen) oder Gründen einer günstigeren Biomechanik, wie beispielsweise beim Langlaufsport, nehmen häufig **zu wenig Energie** auf und sollten zumindest nährstoffdichte, fettarme Lebensmittel auswählen [13].

> **Merke**
>
> Ein Energiedefizit kann zu Gewichts- inkl. Muskelmasseverlusten, Leistungsminderung und einer erhöhten Anfälligkeit für Krankheiten führen und sollte gerade im Hochleistungsbereich durch eine professionelle Ernährungsberatung vermieden werden [10].

> **Praxistipp**
>
> **Energieversorgung**
>
> - Sportarten mit **hohem Energieverbrauch**: Bei mehrtägigen Wettkämpfen/harten Trainingsphasen kann es zum **Zeit-Mengen-Problem** kommen, d. h. dem Sportler fehlt die Zeit, genügend Energie aufzunehmen. Hier können Energiekonzentrate, kohlenhydratreiche Getränke zusätzlich zum Essen und viele kleine Snacks (Obst, Brot, Riegel) zwischen den Hauptmahlzeiten (4–6 pro Tag) hilfreich sein [10].
> - Sportdisziplinen mit **niedriger Energieaufnahme** wegen Gewichtsrestriktionen: nährstoffdichte (vollwertige Mischkost) und fettarme Ernährungsweise. Ideal für die fettkontrollierte Ernährung sind fettarme Milchprodukte, mageres Fleisch/Wurst und Fisch (gelegentlich fetter Fisch!) sowie der Einsatz von Pflanzenölen, um den Athleten mit essenziellen Fettsäuren zu versorgen.
> - regelmäßiges Wiegen (d. h. nicht täglich, alle zwei Wochen ist ausreichend), zur gleichen Tageszeit
> - Gewichtsempfehlungen beachten: Orientierung am BMI, wenn die Muskelmasse nicht zu groß ist.

4.3 Ernährung für verschiedene Belastungen

Die Ernährung eines Sportlers unterscheidet sich grundlegend dadurch von derjenigen einer nicht physisch aktiven Person, dass mehr Flüssigkeit und mehr Energie benötigt werden. Ein höherer Mikronährstoffbedarf (Vitamine, Mineralstoffe) durch Sport wird in der Regel durch die erhöhte Energieaufnahme gedeckt, da der Nährstoffbedarf proportional mit ansteigt [1]. Die gesunde Ernährung im Training und Alltag stellt die Basis für sportlichen Erfolg im Wettkampf dar.

Für **jede Sportdisziplin** ist eine **kohlenhydratbetonte** und **fettarme** Basisernährung ideal, da unter Belastung die Energiebereitstellung durch Kohlenhydrate die limitierende Größe ist (Ausnahmen: Sportarten mit einem gewünscht hohen Fettanteil wie das Sumo-Ringen).

Um als Sportler einen guten Versorgungsstatus zu erzielen, ist eine **abwechslungsreiche Mischkost** mit Obst und Gemüse („Five a Day"), Getreide- und Vollkorngetreideprodukten, Kartoffeln und fettarmen tierischen Lebensmitteln (fettarme Milchprodukte, Fleisch, Fisch) unverzichtbar. Diese Lebensmittel weisen eine hohe Nährstoffdichte auf.

Praxistipp

Vollwertig essen und trinken nach den zehn Regeln der **Deutschen Gesellschaft für Ernährung** (DGE):

- vielseitig essen
- reichlich Getreideprodukte und Kartoffeln
- Obst und Gemüse „5 am Tag"
- Milch- und Milchprodukte täglich
- Fisch 1–2 × pro Woche
- Fleisch, Wurst, Eier in Maßen
- wenig Fett (Pflanzenöle bevorzugen) und fettreiche Lebensmittel
- Zucker (max. 15 % der Energie) und Salz in Maßen
- reichlich trinken (mind. 1,5 Liter pro Tag)
- schmackhafte und schonende Zubereitung
- sich Zeit zum Essen nehmen
- auf das Gewicht achten und in Bewegung bleiben

Neben dieser gesunden Basisernährung sind für Leistungssportler je nach Sportartengruppe bzw. -disziplin spezielle Anforderungen sinnvoll, wie supramaximal gefüllte Glykogenspeicher, kurze Regenerationszeiten, Gewichtsvorgaben oder eine qualitativ hochwertige Eiweißaufnahme für den Muskelaufbau während harter Krafttrainingsblöcke (siehe auch Kap. 9). Auch passt sich der Organismus von Trainierten an die Belastung an, indem die energiebereitstellenden Systeme effizienter werden.

Die allgemeine Empfehlung für die **Zusammensetzung der Nahrung an Hauptnährstoffen** verteilt sich wie in ▶ Abb. 4.1 dargestellt [7] und spiegelt sich in der Lebensmittelpyramide wider. **Alkohol** sollte natürlich nur in Maßen aufgenommen werden (max. drei Energieprozent) und in der Wettkampfphase am besten ganz gestrichen werden, da er durch seine beruhigende Wirkung die Leistung beeinträchtigt.

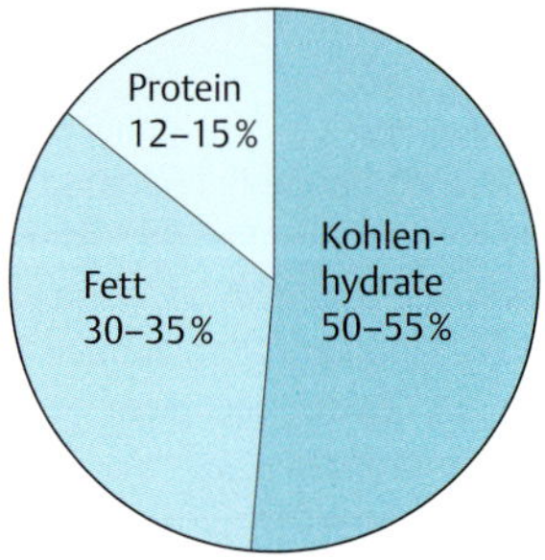

Abb. 4.1 Allgemeine Empfehlung zur Hauptnährstoffverteilung in der Ernährung (Angaben als Energieprozent).

Grundsätzlich gelten für **Leistungssportler** (durchschnittlich 1–3 Stunden pro Tag, Energieverbrauch durch Sport: 1000–3 000 kcal/Tag) die regulären D-A-CH-Referenzwerte. Wird der Mehrbedarf an Energie über eine abwechslungsreiche Mischkost gedeckt, ist auch der **proportional steigende Nährstoffbedarf** gesichert – d. h. sowohl der entsprechend höhere Protein- und Kohlenhydratbedarf (absoluter Bedarf) als auch Mikronährstoffe lassen sich über Lebensmittel aufnehmen.

Zu Engpässen hinsichtlich der Energie kann es im Hochleistungssport kommen, wenn der Energiebedarf sehr hoch ist (> 5 000 kcal/Tag). Sehr niedrige Energieaufnahmen (< 1200 kcal) führen neben dem Energiemangel schnell zu einer defizitären Nährstoffversorgungslage, besonders wenn auch noch einseitig, nährstoffarm gegessen wird [11].

Optimal kontrollieren lässt sich die Ernährung über ein einwöchiges **Ernährungsprotokoll** (siehe Anhang), das Ernährungsfachleute auswerten sollten [6].

Für **wettkampf-/leistungsorientierte Athleten** ist unabhängig von der Sportdisziplin eine kohlenhydratreiche (mind. 50 %) und fettkontrollierte (max. 30 %) Ernährung bedeutend. Der Saccharosegehalt sollte aus gesundheitspräventiven Gründen in der Basisernährung maximal 15 % der Gesamtenergie betragen [8] – dieser Wert lässt sich während der Wettkampfperiode sicherlich nur schwer halten.

Für ausdauerbetonte Sportarten ist es besonders wichtig, den Kohlenhydratanteil (stärkereiche Lebensmittel wie Brot, Nudeln, Reis, Kartoffeln etc.) relativ hoch und den Fettanteil der Kost niedrig zu halten. Die Bedeutung der Ernährung ist gerade für Ausdauerathleten mit hohen Belastungsumfängen zentral. Dabei darf die praktische Umsetzbarkeit, insbesondere die Möglichkeiten der Verpflegung im Alltag, nicht vernachlässigt werden.

Die sportartspezifischen Empfehlungen sind in ▶ Tab. 4.5 aufgeführt. Die Einteilung der Hauptnährstoffe, bezogen auf Energieprozentangaben und nach Sportartengruppen, gibt eine Orientierung.

Die Sportdisziplinen lassen sich unter dem Aspekt der vorherrschenden Belastungsart gliedern (▶ Tab. 4.6).

Die **Energieprozentangaben** für Athleten sind **nur begrenzt anwendbar**, da sie von der Gesamtkalorienzufuhr abhängen und folglich bei Sportlern stark variieren:

So kann bereits ein 15 %iger Proteinanteil bei 4 000 kcal eine relative Eiweißmenge von 2,1 g/kg Körpergewicht (bei einer 70 kg schweren Person) ergeben und damit die Obergrenze (2,0 g/kg) überschreiten. Studien zeigen, dass hingegen bei leichten Sportlern (Kunstturnen, Sportler mit Gewichtsklassen) mit einer geringen Energieaufnahme die Eiweißaufnahme zu niedrig ausfällt. Diese Athleten können ihren Bedarf trotz der Kalorienrestriktion durch eine fettarme Lebensmittelauswahl (z. B. 250 g Hühnchenfleisch + 2 Gläser fettarme Milch ergeben 70 g Protein) zwar decken, müssen aber eine sorgsame Lebensmittelauswahl betreiben [13]. Die **Ernährungsberatung** sollte hier zwingend **individuell, körpergewichtsbezogen** vorgehen.

Gleiches gilt für die Kohlenhydrat-Energieprozentangaben: Bei täglich 4 000 kcal schafft der Sportler bereits mit einem 50 %igen Kohlenhydratanteil die notwendige Menge von 500 g Kohlenhydraten (7 g/kg, 70 kg-Sportler) pro Tag. Umgekehrt muss bei einer sehr geringen Energiezufuhr (< 2000 kcal) für eine optimale Kohlenhydratversorgung die Aufnahme über 60 % liegen [1].

Spezifischer lässt sich die Sportlerernährung hinsichtlich der optimalen Nährstoffversorgung wie folgt betrachten.

Tab. 4.5 Hauptnährstoffrelation nach Sportartengruppen für Athleten (Angaben in Energieprozent; Quelle: [2], [11], [12]).

Hauptnährstoffe	ausdauerbetonte Sportarten, Spielsport	kraftbetonte Sportarten	Kraftausdauer, Schnellkraft, Kampfsport
Kohlenhydrate	55–60 %	50–55 %	50–55 %
Fett	25–30 % (mind. 15 %)		25–30 %
Protein	12–15 %	15 %	

Tab. 4.6 Sportarten-Gruppierung (Quelle: [9]).

Ausdauer	Kraftausdauer	Schnellkraft	Kraft (Maximalkraft)	Spiel	Kampf
Leichtathletik (Mittel-, Langstrecke, Marathon), Schwimmen, Triathlon, Bergsteigen/Wandern	Radsport (Straße), Schwimmen (200–1500m), Eisschnelllauf (ab 1500m), Biathlon, Rudern, Kanu, Berglauf, Klettern, Eisklettern, Bergsteigen mit schwerem Gepäck	Radsport (Bahn), Kurzstreckenlauf/-schwimmen (100m), Eisschnelllauf (500m), leichtathletischer Mehrkampf, leichtathletische Sprungdisziplinen, Kanuslalom, Ski alpin, Skispringen, Eiskunstlauf, Kunstturnen (= techn. kompositorischer Sport)	Gewichtheben, Wurf- u. Stoßdisziplinen, Bodybuilding	Teamsport: Fuß-, Hand-, Volleyball, Eishockey Rückschlag: Badminton, Tennis, Squash	Ringen, Judo, Boxen, Kickboxen, Karate, Taekwondo

Tab. 4.7 Hauptnährstoffverteilung nach Belastungsintensität (Angaben in Energieprozent; Quelle: [1], [10]).

	Trainingsintensität		
	Breitensportler/Fitness-Sportler	**moderat intensives Training**	**hochintensives Training**
Trainingsumfang	30–60 min/Tag, 3–4 × /Woche	2–3h/Tag, 5–6 × /Woche	3–6h/Tag in 1–2 Einheiten, 5–6 × /Woche
Kohlenhydrate	50 % (4 g/kg/Tag*)	55–65 % (5–8 g/kg/Tag*)	8–10 g/kg/Tag*
Fett		30 % (max.)	
Protein	12–15 % (0,8–1,0 g/kg/Tag*)	15 % (1,0–1,5 g/kg/Tag*)	1,5–1,7 g/kg/Tag*

*Gramm pro Kilogramm Körpergewicht pro Tag

M!

Merke

Einfluss auf die **Sportlerernährung/Nährstoffzufuhr** nehmen

- Sportdisziplin (Belastungsart)
- Leistungsniveau (Belastungsintensität) und Trainingszustand
- Saisonplanung: Vorbereitungs-, Wettkampf- und Übergangsperiode
- Art des Trainings: Schwerpunkt Ausdauer, Kraft oder Schnelligkeit = Blocktraining (Hochleistungsbereich)
  → Sportdisziplin-Zugehörigkeit kann dadurch kurzfristig variieren
- Gewichtsvorgaben/-ziele

Selbst innerhalb einer Sportartendisziplin, wie beispielsweise im Spielsport, ist die Variabilität sehr hoch: So benötigt ein Feldfußballspieler mit umfangreicher und intensiver Laufarbeit deutlich höhere Glykogendepots als ein Torwart, dessen Training viel Sprungkraftbelastung abverlangt [6].

M!

Merke

Nährstoffwert-Empfehlungen sollten für Sportler immer auf die Belastungsintensität (Leistungsniveau) und auf das individuelle Körpergewicht bezogen werden (▶ Tab. 4.7).

4.4 Literatur

[1] American College of Sports Medicine (ACSM), American Dietetic Association (ADA), and Dietitians of Canada (DC). Nutrition and athletic performance. Joint position statement. Med Sci Sports Exerc 2009; 709–731. www.acsm.org (12.12.2014)

[2] Baron DK, Berg A. Optimale Ernährung des Sportlers. Stuttgart, Leipzig: S. Hirzel Verlag; 2005

[3] Deutsche Gesellschaft für Ernährung (DGE), Österreichische Gesellschaft für Ernährung (ÖGE), Schweizerische Gesellschaft für Ernährungsforschung (SGE), Schweizerische Vereinigung für Ernährung (SVE). Referenzwerte für die Nährstoffzufuhr (nach D-A-CH). Frankfurt a. M.: Umschau Braus; 2013

[4] Deutsches Ernährungsberatungs- und Informationsnetz (DEBInet). 03.2007. www.ernaehrung.de/berechnungen/ (18.12.2014)

[5] Eidgenössische Technische Hochschule Zürich (ETH): Lebensmittelpyramide für Sportlerinnen und Sportler. In: Swiss forum for sport nutrition 2008. www.sfsn.ch/ (18.12.2014)

[6] Friedrich W. Optimale Sporternährung. Grundlagen für Leistung und Fitness im Sport. 2. Aufl. Balingen: Spitta Verlag; 2008

[7] Hahn A, Ströhle A, Wolters M. Ernährung. Stuttgart: Wissenschaftliche Verlagsgesellschaft mbH; 2006

[8] Hauner H. Zucker und Adipositas. In: Kluthe R, Kasper H, Hrsg. Kohlenhydrate in der Ernährungsmedizin unter besonderer Berücksichtigung des Zuckers. Stuttgart: Thieme Verlag; 1996

[9] Konopka P. Sporternährung. Leistungsförderung durch vollwertige und bedarfsangepasste Ernährung. München, Wien, Zürich: BLV Verlagsgesellschaft mbH; 2002

[10] Kreider RB, Wilborn CD, Taylor L et al. ISSN (International Society of Sports Nutrition) exercise&sport nutrition review: Research&recommendations. J Int Soc Sports Nutr 2010; 7 (7): 1- 43

[11] Schek A. Die Ernährung des Sportlers. Empfehlungen für die leistungsorientierte Trainingspraxis. Ernährungs-Umsch 2008; 6: 362–370

[12] Schek A. Top-Leistung im Sport durch bedürfnisgerechte Ernährung. Trainer Bibliothek 36. Deutscher Sportbund. Münster: Philippka-Sportverlag; 2002

[13] Williams MH. Ernährung, Fitness und Sport. Dt. Ausg. Rost R, Hrsg. Berlin: Ullstein Mosby Verlag; 1997

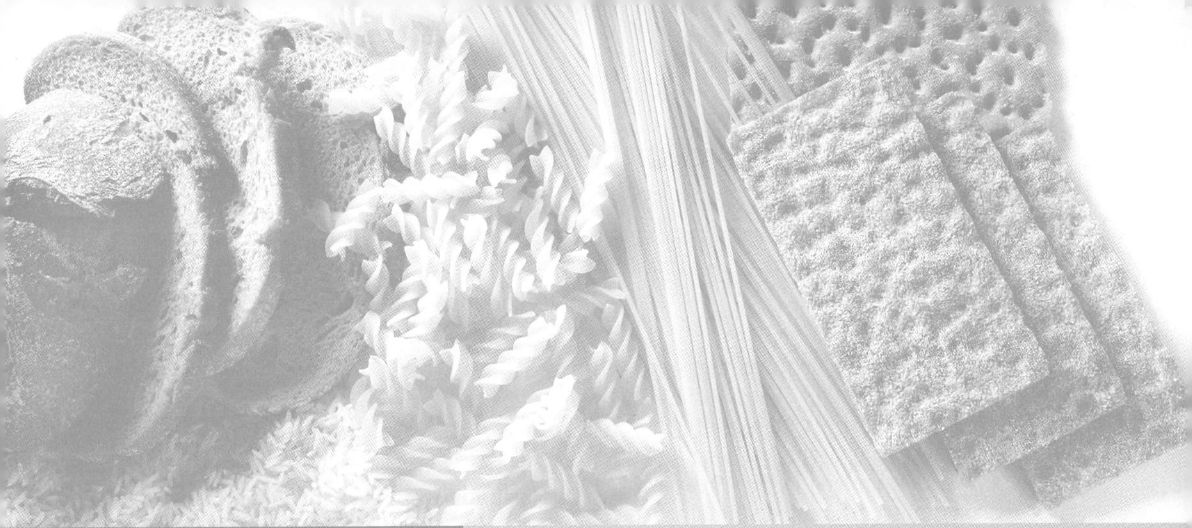

Teil II

Energie

5 Energiegewinnung unter verschiedenen Belastungszeiten

II

5.1 Energiegewinnung in der Übersicht

Der Körper gewinnt aus den drei Energieträgern Kohlenhydraten, Fetten und Eiweiß seine Energie. Diese steht dem Körper als **Adenosintriphosphat** (**ATP**, „Energiewährung") zur Verfügung. ATP ist nur in begrenztem Umfang in der Muskulatur gespeichert und muss aus den Energieträgern stetig neu gewonnen werden.

Über die Nahrung sollten die Energieträger in folgender Verteilung aufgenommen werden:

- mindestens 55 % Kohlenhydrate
- maximal 30 % Fett
- 15 % Eiweiß [1]

Die **Intensität** und die **Dauer** der sportlichen Belastung entscheiden primär, inwieweit der Körper welche Energiereserven zur Verbrennung heranziehen kann. Beeinflusst wird der Energiestoffwechsel auch durch die **Ernährungsweise** und den individuellen **Trainingszustand**.

Die Verbrennung der Energieträger findet fast immer parallel statt, ihre Anteile unterscheiden sich aber. Somit „läuft" man nicht nur auf Fett, sondern kann bestenfalls den Anteil der Fettverbrennung erhöhen [10].

5.2 Energie für extrem kurze Intensivbelastungen

Hochintensive Belastungen bis ca. 10 Sekunden erfordern eine **anaerobe** (ohne Sauerstoff-Einbezug) Energiebereitstellung (▶ Tab. 5.1). Hierzu stehen das **ATP** und indirekt das **Kreatinphosphat** (**KrP**) zur Verfügung.

ATP wird in der Muskulatur gespalten, wodurch die benötigte Energie direkt entsteht. Kreatinphosphat hat die Aufgabe, das verbrauchte ATP sofort wieder zu regenerieren, da dieses sonst schon nach etwa 2 Sekunden aufgebraucht wäre [4]. Der KrP-Speicher reicht bei muskulärer Höchstleistung (100 Watt pro kg Muskel, entsprechend einem 100m-Lauf in 10 Sekunden) wiederum für ca. 9 Sekunden [8]. Diese Reserven sind zwar sehr schnell verfügbar, reichen aber selbst für einen 100m-Sprint noch nicht ganz aus. Der Körper greift deshalb schon in den ersten Belastungs-

Tab. 5.1 Energieliefernde Systeme nach Belastungsdauer und -intensität (fließende Übergänge) (Quelle: [10]).

	Belastungsdauer			
	bis 10 Sekunden	**bis 2 Minuten**	**3–90 Minuten**	**Stunden**
Belastungsart	Maximal- u. Schnellkraft, Schnelligkeit	Kraftausdauer, Schnelligkeitsausdauer	Ausdauer	Ausdauer
Beispiele	100m-Sprint, Gewichtheben	Mittelstrecke: 400–800m-Lauf, 1000m-Bahnzeitfahren	Langstrecke: 5 000m-Lauf	Langstrecke: Marathonlauf
Belastungsintensität	am höchsten (supramaximal)	hoch (maximal)	geringer (submaximal, hoch)	am niedrigsten (submaximal, mittel)
→ → → → → → → → → abnehmende Geschwindigkeit der Energiebereitstellung → → → → → → → → →				
Sauerstoff	**primär anaerob** (= ohne Sauerstoff)		**primär aerob** (= mit Sauerstoff, oxidativ)	
Energiebereitstellung	alaktazid, energiereiche Phosphate	laktazid, anaerobe Glykolyse: unvollständige Glukoseverbrennung zu Laktat	aerobe Glykolyse: vollständige Glukoseverbrennung	Lipolyse + β-Oxidation: Fettverbrennung
primäre Energiequellen	ATP + KrP	Kohlenhydrate		Fett*

*Fett bzw. Fettsäuren werden immer parallel mit Kohlenhydraten bzw. Glukose verbrannt.

sekunden auf Kohlenhydrate zurück, um den KrP-Speicher zu regenerieren [1]. Kohlenhydrate werden als Glykogen in Muskulatur und Leber gespeichert und liegen im Blut als Zucker (überwiegend Glukose) vor [2].

5.3 Energie für Hochleistungen bis maximal 3 Minuten

Sportliche Aktivität bis zu 3 Minuten bei maximaler Belastungsintensität erfordert eine so schnelle Energiefreisetzung, dass der Blutzucker über die **anaerobe Glykolyse** nur bis zu **Laktat** (Milchsäure) abgebaut wird [6] (▶ Tab. 5.1). Dieser Abbau ist geradezu verschwenderisch: Die Glukose wird **unvollständig** verbrannt und liefert weitaus weniger Energie als die vollständige Verbrennung: Nur 5 % der Energie, die ein Glukosemolekül bei vollständiger aerober Verbrennung abgeben würde, werden gewonnen [10].

Häuft sich Laktat stark an (> 15 mmol/l), kommt es zur **Azidose** (Übersäuerung) und damit zur Einschränkung der Muskelarbeit bzw. Ermüdung (Hemmung der Muskelkontraktion und Glykolyse, Absinken der Energieausbeute, Folge: Muskelermüdung). Ein Überschuss an Laktat ist also ein leistungsbegrenzender Faktor. Die Sauerstoffaufnahme kann allerdings schon 20 Sekunden nach Belastungsbeginn auf das Zehnfache ansteigen, sodass über 50 % der Energie aerob bereitgestellt werden können [9].

Neben der Intensität der Belastung, dem beanspruchten Muskelfasertyp und dem Muskelglykogengehalt beeinflusst auch der **Trainingszustand** des Sportlers das Ausmaß der Laktatbildung [4]. Die Schwelle, ab welcher der Körper zunehmend anaerob Energie gewinnen muss, ist trainierbar. Diese Grenze wird als **„aerob-anaerobe Schwelle“** oder „Laktatschwelle“ bezeichnet. Hierfür hat sich ebenfalls der Begriff „Ausdauerleistungsgrenze“ etabliert, definiert als die sportliche Belastungsintensität, die über längere Zeit anhaltend durchgeführt werden kann [10].

Auch unter geringerer körperlicher Belastung entsteht Laktat, und zwar bei Belastungsbeginn. Nach einer Minute wird von diesem energetisch ungünstigen Weg fließend immer mehr Energie unter Sauerstoffbeteiligung gewonnen [7].

Nach der Belastung wird das entstandene Laktat schließlich vollständig abgebaut und trägt zur Energiespeicherung oder Energiebereitstellung bei. Mit dem Laktatabbau wird die muskuläre Erholung eingeleitet und es empfiehlt sich, diesen Vorgang durch **„aktive Erholung“** zu beschleunigen. Damit ist das langsame Ausklingenlassen der intensiven Belastung gemeint, wie es beispielsweise mit dem „Auslaufen“ erreicht werden kann [8].

5.4 Energie für Dauerbelastungen: aerobe Energiebereitstellung

5

Bei ausreichender Sauerstoffzufuhr läuft der Organismus ökonomisch: Glukose wird vollständig zu Kohlendioxid und Wasser oxidiert, sodass die gesamte Energie (= 260 kcal pro mol Glukose) gewonnen wird [4] (▶ Tab. 5.1). Dieser Gleichgewichtszustand von Sauerstoffaufnahme und Bedarf tritt bei „nicht“ ermüdender Arbeit nach 3–5 Minuten ein und wird als **„Steady State“** bezeichnet [9].

Unter Belastung verbrennt der Körper zuerst das **Muskelglykogen**. Nimmt dieser Vorrat mit fortschreitender Aktivität ab, muss vermehrt Energie aus dem Glykogen in der **Leber** gewonnen werden. Geht auch dieser Speicher zur Neige, besteht die Gefahr der Unterzuckerung (→ Hungerast), wenn nicht rechtzeitig Nahrung aufgenommen wird [10].

Der Anteil der **Lipolyse** (Fettspaltung) steigt parallel schon nach ca. 30 Minuten an. Fette werden nur langsam mobilisiert und sind auf Sauerstoff zwingend angewiesen. Steht dem Körper weniger Sauerstoff zur Verfügung (d. h. wird die Arbeitsintensität höher), sinkt auch der Fettanteil zur Energiebereitstellung [4].

Prinzipiell bestimmt also die **Belastungsintensität** den Anteil der Kohlenhydrat- und Fettverbrennung. Zu etwa gleichen Teilen werden die Energieträger bei leichter bis mittelgradiger Belastung (50 % der maximalen Sauerstoffaufnahme) verbrannt. Steigt die Intensität auf 70–80 % der maximalen Sauerstoffaufnahme, wird 80 % der Energie aus der Glykogenutilisation beansprucht [10]. Die **Voraussetzung für Dauerleistung** ist damit die aerobe Energiegewinnung aus Glukose und Fettsäuren [7].

Gut Ausdauertrainierte können Fett früher und zu einem größeren Anteil verbrennen. Sie haben den Vorteil, dass ihnen durch die Einsparung von Kohlenhydraten größere Glykogenreserven für intensive Belastungsabschnitte, wie beispielsweise für einen Endspurt, zur Verfügung stehen [10].

Wird länger als ca. zwei Stunden Sport betrieben und dabei keine Energie aufgenommen, ist die Leber in der Lage, aus Nichtzuckern wie Aminosäuren, Laktat und Glyzerin (aus dem Fettabbau) Glukose aufzubauen [6]. Diese Neubildung von Glucose aus Nichtzuckern wird als **Gluconeogenese** bezeichnet. Im Gegensatz zur Leber fehlt der Muskulatur das Enzymsystem, um aus Aminosäuren direkt Energie zu gewinnen. Deshalb sind die Proteine unter energetischen Gesichtspunkten und bei normaler Ernährungslage für den Ausdauersport zu vernachlässigen [8].

Im Allgemeinen werden bei jeder Arbeitsintensität Fette, Kohlenhydrate und geringe Mengen an Ketonkörpern und Aminosäuren – wenn auch zu unterschiedlichen Anteilen – verbrannt [6].

5.5 Ermüdung und Energiereserven

„Sport bedeutet Leistung und damit Energieumsatz pro Zeit" [10]. Die schnelle Energiebereitstellung ist bei hochintensiver Belastung (z. B. 400m-Lauf) entscheidend. Sie wird hauptsächlich anaerob aus Glykogen und dem Kreatinphosphatabbau gewonnen.

Bei Dauerbelastungen, wie sie häufig im Radsport, beim Laufen oder beim Skilanglauf auftreten, ist die Menge an gespeicherter Energie bzw. Glykogen mit leistungsbegrenzend [5] (▸ Tab. 5.2).

Tab. 5.2 Anteil der aeroben Energiefreisetzung zur Bildung von ATP bei unterschiedlich langen Laufstrecken sowie mögliche Erschöpfungsursachen aus biochemischer Sicht.

Disziplin (m)	Anteil von aerob bereitgestelltem ATP (%)*	mögliche Ermüdungsfaktoren
100	gegen 0	KrP-Abbau
200	10	
400	25	KrP-Abbau und H^+-Akkumulation
800	50	
1500	75	H^+-Akkumulation
5 000	87	Glykogenerschöpfung
10 000	97	
Marathon		

*Ungefährer Schätzwert; die Zahl kann individuell stark variieren. KrP: Kreatinphosphat

Da die Fettspeicher des Körpers für Ausdauerbelastungen fast unbegrenzt Energie liefern können, die Kohlenhydratdepots dagegen limitiert sind, ist auf eine kohlenhydratreiche Ernährung zu achten.

Eine Dauerleistung setzt ein **Fließgleichgewicht** (Steady State) zwischen Energiebedarf und aerober Energiegewinnung voraus. Ist die Belastungsintensität zu hoch, muss verstärkt anaerob Energie gewonnen werden [8].

5.5.1 Nachteile der anaeroben Energiegewinnung

- Die Glukose wird nicht vollständig zu Kohlendioxid und Wasser abgebaut, wodurch es zu einem hohen Glukoseverbrauch kommt (vergleichbar mit dem Benzinverbrauch des Autos bei hoher Geschwindigkeit). Die körpereigenen Glykogenspeicher sind folglich schneller erschöpft und der Körper ist nicht mehr in der Lage den Bedarf zu decken. Es kommt zur Muskelermüdung. Wird die gewonnene Energiemenge auf die Zeit bezogen, so ist der unvollständige Abbau (zu Laktat) der effizientere Weg, aber wenig ökonomisch.
- Weiterhin kommt es beim anaeroben Abbau zur Bildung von Laktat und Wasserstoffionen (H^+). Die Körperzellen werden übersäuert. Der Körper kann durch Puffer der Azidose zwar entgegenwirken, jedoch nur begrenzt.

Welche Mengen an Wasserstoffionen kann der Körper abpuffern?

Der Muskel schafft Größenordnungen, wie sie beispielsweise bei einem Sprint mit Maximalleistung von 10–15 Sekunden anfallen. Entstehen mehr H^+-Ionen, werden diese in Form von Laktat aus dem Muskel ins Blut transportiert. Hier werden sie durch Bikarbonat zu Hydrogenkarbonat (Kohlensäure) abgepuffert. Die Kohlensäure zerfällt wiederum in Wasser und Kohlendioxid (CO_2 hat Säurecharakter), was einfach abgeatmet werden kann. Bei einer Übersäuerung muss demnach verstärkt geatmet (hyperventiliert) werden – man ist „außer Puste"!

Der H^+-Ionen-Transport vom Muskel ins Blut wird durch ein hohes Blutvolumen begünstigt [5], das Ausdauertrainierte aufweisen.

Prinzipiell benötigt der Sportler bei jeder Leistung oberhalb der Dauerleistungsfähigkeit eine Erholungspause, um die Anhäufung von Laktat abzubauen.

5.6 Literatur

[1] Berg A, König D, Halle M et al. Kohlenhydrate und körperliche Leistungsfähigkeit. In: Kluthe R, Kasper H, Hrsg. Kohlenhydrate in der Ernährungsmedizin unter besonderer Berücksichtigung des Zuckers. Stuttgart: Georg Thieme Verlag; 1996: 46–53

[2] Biesalski HK, Grimm P. Taschenatlas der Ernährung. Stuttgart: Georg Thieme Verlag; 1999

[3] Hahn A, Ströhle A, Wolters M. Ernährung. Stuttgart: Wissenschaftliche Verlagsgesellschaft mbH; 2006

[4] Kirsch K. Leistungsphysiologie. In: Klinke R, Silbernagl S, Hrsg. Lehrbuch der Physiologie. Stuttgart: Georg Thieme Verlag; 1994: 517–538

[5] Newsholme EA, Blomstrand E, McAndrew N et al. Biochemische Ursachen für Ermüdung und Übertraining. In: Shephard RJ, Astrand P-O. Ausdauer im Sport: Eine Veröffentlichung des IOC in Zusammenarbeit mit der FIMS. Köln: Deutscher Ärzte-Verlag 1993: 341–353

[6] Schek A. Kohlenhydrate in der Ernährung des Ausdauersportlers. Ernährungs-Umsch 1997; 44 (12): 434–440

[7] Silbernagl S, Despopoulos A. Taschenatlas der Physiologie. Stuttgart: Georg Thieme Verlag; 1991

[8] Stegemann J. Leistungsphysiologie. Stuttgart: Georg Thieme Verlag; 1991

[9] Ulmer HV. Arbeits- und Sportphysiologie. In: Schmidt RF, Thews G, Lang F, Hrsg. Physiologie des Menschen. Berlin: Springer Verlag; 1995: 672–696

[10] Williams MH. Ernährung, Fitness und Sport. Dt. Ausg. Rost R, Hrsg. Berlin: Ullstein Mosby Verlag; 1997

II

6 Schnelle und langsame Energiequellen

6.1 Energiequellen in der Übersicht

Info

- Als **„schnelle“ Energiequelle** dient Glykogen, die Speicherform der Kohlenhydrate. Je höher die Belastungsintensität, umso mehr Energie generiert der Organismus aus Kohlenhydraten. Sie ermöglichen eine höhere Energieflussrate und -ausbeute pro Liter Sauerstoff in der Muskulatur. Durch die begrenzte Speicherkapazität müssen Kohlenhydrate bei langen, intensiven Belastungen erneut aufgenommen werden oder alternativ muss die Intensität reduziert werden.
  → **Empfehlung:** 500 g Kohlenhydrate pro Tag oder 60 % der Energie über Kohlenhydrate
- Fettreserven stehen dem Körper in großem Umfang zur Verfügung. Die Verbrennung von Fetten läuft bevorzugt bei Körperruhe und bei **Belastungen mit geringer Intensität** ab. Trainierte Ausdauerathleten verfügen über eine höhere Fettverbrennungskapazität und sind dadurch in der Lage, die „kostbaren“ Kohlenhydratreserven zu schonen.

6.2 Vor- und Nachteile von Fetten als Energiequelle

Bei Ausdauerbelastungen von mittlerer Intensität (50 % der maximalen Sauerstoffaufnahme) wird ein Großteil der Energie über Fett bezogen [5]. Fett ist als Energiespeicher ideal: Es wird im Körper – im Gegensatz zu Kohlenhydraten – ohne bedeutsame Wassereinlagerung gespeichert und ist somit platz- und gewichtsparend. Zudem liefert Fett 2,5-mal mehr Energie als Kohlenhydrate [1].

Das „Problem“ der Fette für den Sportler ist die **Geschwindigkeit der Energiefreisetzung**. Diese erfolgt aus Fetten für hohe Belastungsintensitäten zu langsam, weshalb der Körper auf Zucker umsteigt. Sind Fettsäuren aus dem Fettgewebe freigesetzt, werden diese über das Blut zu den Muskelzellen transportiert und aufgenommen. Fette benötigen für ihren Transport im Blut das „Transportvehikel“ Albumin und für die Einschleusung in die Muskelzelle Carnitin [9]. Begrenzend für die Energiegewinnung aus Fettsäuren in die Zelle sind aber die Kapazität der aeroben Enzyme und die Sauerstoffverfügbarkeit. Die Enzymaktivität als auch die Sauerstoffaufnahme lassen sich durch Training erhöhen [8].

6.3 Kohlenhydrate – die schnelle Energie

Bei einer Belastungsintensität ab 75 % der maximalen Sauerstoffaufnahme, die eine typische Trainingsintensität in vielen Ausdauersportarten darstellt, verbrennt der Körper überwiegend Kohlenhydrate [5]. Auf die Zeit bezogen kann aus Kohlenhydraten dreimal mehr Energie gewonnen werden als aus Fetten. Anders ausgedrückt: Die Geschwindigkeit, mit der dem Körper die Energie zur Verfügung steht (**Energieflussrate**), ist höher. Zucker sind zudem die einzigen Nährstoffe, die über Laktat zur aeroben Energiegewinnung genutzt werden können.

Ein weiterer Vorteil für intensive Belastungen ist, dass der Körper für die Oxidation von Kohlenhydraten weniger Sauerstoff benötigt. Mit einem Liter Sauerstoff entstehen im Organismus aus Kohlenhydraten 5,05 und aus Fetten nur 4,69 Kilokalorien (= **Energieausbeute pro Liter Sauerstoff**). Sie sind damit **um 7 % ökonomischer** als Fette [9].

Empfohlen wird für einen leistungsorientierten Ausdauerathleten eine Kohlenhydrataufnahme von mindestens 60 % [5].

6.4 Ausdauertrainierte – bessere „Fettverbrenner“

Ausdauersport trainiert nicht nur die Muskulatur, auch der Stoffwechsel eines Ausdauerathleten wird trainiert. Der Trainierte besitzt im Vergleich zum wenig Trainierten eine weitaus höhere Kapazität, Fett zu verbrennen [5]. Je nach individueller Verträglichkeit kann der Fettstoffwechsel zusätzlich über ein **Nüchterntraining** trainiert werden, indem mit leerem Magen (morgens) in der Trainingsphase gelaufen wird [3]. Die Belastungsintensität sollte moderat zwischen 50 und 60 % VO_2 max gehalten werden.

Die optimale Belastungsintensität für die höchste Fettoxidation (Absolutwert) ist individuell sehr unterschiedlich (zwischen 48 % bei Untrainierten bis 75 % VO_2 max bei sehr gut Trainierten). Sie lässt sich über den Laktatwert unter Belastung abschätzen. Eine Laktatkonzentration von 2–2,5 mmol/l scheint hierfür ideal zu sein [4].

Costill [2] zeigte auf, dass Ausdauertrainierte auch bei einer Laufgeschwindigkeit von 70 % der maximalen Sauerstoffaufnahme noch immerhin 75 % der Energie über die Fettverbrennung bereitstellen können. Zudem können sie Fett früher mobilisieren [1]. Damit werden die Glykogenspeicher geschont. Der Athlet ist dadurch länger in der Lage, die Belastungsintensität höher zu halten oder Reserven für einen Endspurt aufzusparen.

Neben der Intensität wirken sich die Dauer der Belastung und die Ernährung auf die Art der Energiegewinnung aus. Untersuchungen bei einem Ultralangstreckenlauf durch Deutschland (1000 km innerhalb von 20 Tagen) zeigten, dass bei extrem langer Belastung der Körper überwiegend auf subkutane (unter der Haut liegende) Fettreserven zurückgreift. Je weniger Nahrung die Läufer zu sich nahmen, desto mehr körpereigenes Fett wurde verbrannt [6].

6.4.1 Fettstoffwechseltraining: Nüchterntraining und „Train Low“?

Stehen dem Körper nicht genug Kohlenhydrate zur Verfügung, reagiert der Stoffwechsel mit einer verstärkten Fettoxidation. Beides tritt ein, wenn morgens nüchtern oder mit vorentleerten Glykogenspeichern Sport betrieben wird. Letzteres wird als **„Train Low“-Methode** bezeichnet, bei der je nach Trainingszustand die Belastungsintensität moderat (Ausdauertrainierter ca. 65 % VO_2 max) gehalten wird. Die entscheidende Frage ist, welchen Leistungsnutzen der Athlet aus diesem Fettstoffwechseltraining zieht: Eine verbesserte Ausdauerleistung ließ sich bislang wissenschaftlich nicht eindeutig belegen.

Eine Ursache hierfür ist sicherlich, dass Athleten mit teilentleerten Speichern in „Train-Low“-Studien weniger intensiv trainieren konnten. Spekuliert wird auch über eine Belastung des Immunsystems und das Risiko von Übertraining. Deshalb wird nach aktuellem Wissensstand für Leistungssportler von einem „Train-Low“-Training abgeraten oder es wird nur in moderater Form empfohlen.

Für **adipöse Gesundheitssportler** wirkt sich ein Fettstoffwechseltraining als Nüchterntraining oder Training mit moderater Intensität positiv auf die Insulinsensitivität und das Gewicht aus. Zu bedenken ist dabei, dass die Pfunde nicht „schmelzen“, wenn einfach die gleiche kurze Laufstrecke langsamer gejoggt wird [7]. In Summe muss mehr Energie verbrannt werden, als aufgenommen wird.

6.5 Literatur

[1] Astrand PO. Ausdauersport. In: Shephard RJ, Astrand PO, Hrsg. Ausdauer im Sport: Eine Veröffentlichung des IOC in Zusammenarbeit mit der FIMS. Köln: Deutscher Ärzte-Verlag; 1993: 22–29

[2] Costill DL. Carbohydrate for exercise: Dietary demands for optimal performance. Int J Sports Med 1988; 9: 1–18

[3] Friedrich W. Optimale Sporternährung. Grundlagen für Leistung und Fitness im Sport. 2. Aufl. Balingen: Spitta Verlag; 2008

[4] Knechtle B, Bircher S. Bestimmung der Intensität mit der höchsten Fettverbrennung – Theoretische Grundlagen und praktische Konsequenzen. Klinische Sportmedizin 2005; 6 (2): 39–45

[5] Maughan R. The athlete's diet. Nutritional goals and dietary strategies. Proceedings of the Nutrition Society 2001; 61: 87–96

[6] Raschka C, Plath M. Das Körperfettkompartiment und seine Beziehung zu Nahrungsaufnahme und klinisch-chemischen Parametern während einer extremen Ausdauerbelastung. Schweiz. Z. Sportmed 1992; 40: 13–25

[7] Scharhag-Rosenberg F. Fettstoffwechseltraining. Dtsch Z Sportmed 2012; 63 (12): 357–359

[8] Schek A. Top-Leistung im Sport durch bedürfnisgerechte Ernährung. Trainer Bibliothek 36. Deutscher Sportbund. Münster: Philippka-Sportverlag; 2002

[9] Williams MH. Ernährung, Fitness und Sport. Dt. Ausg. Rost R, Hrsg. Berlin: Ullstein Mosby Verlag; 1997

7 Wirkung von Ausdauertraining

II

7.1 Was versteht man unter Ausdauer?

Ausdauersportarten sind nicht genau abgrenzbar, da auch intervallartige Belastungen über längere Zeit hinweg (z. B. Spielsport) einen hohen Ausdaueranteil aufweisen [1]. Für fast alle Sportarten ist zumindest eine gewisse **Grundlagenausdauer** erforderlich.

M!

Merke

Unter sportlicher Ausdauer wird die Fähigkeit verstanden, „...eine gegebene Belastung ohne ... oder trotz Ermüdungsanzeichen über einen möglichst langen Zeitraum bis hin zur individuellen Beanspruchungsgrenze fortsetzen zu können" [9]. Kurz: Ausdauer ist die „psychophysische Ermüdungswiderstandsfähigkeit des Sportlers" [16].

7.2 Anpassungsmechanismen

Info

Anpassungen durch Ausdauertraining

- mehr und größere Mitochondrien in der Muskulatur → mehr aerobe Enzyme → höhere aerobe Kapazität der Muskulatur
- verbesserter Fettstoffwechsel: Fett kann früher mobilisiert werden.
- Höherer Gehalt an Slow-Twitch-Fasern (Typ I), die für die Energiegewinnung mit Sauerstoff prädestiniert sind.
- gesteigerte Sauerstoffaufnahme durch ein leistungsfähigeres Herz-Kreislauf-System und ein größeres Blutvolumen
- Mehrdurchblutung des Muskels: Trainierte Muskeln besitzen ein dichteres Kapillarnetz und können mehr Blut und damit auch Sauerstoff aufnehmen.
- schnellere Entfernung von Laktat aus dem Blut (Clearance-Rate)
- weniger Laktatbildung durch ein leistungsfähigeres Enzymsystem
- Herzmuskelvergrößerung → **gesteigerte aerobe Leistungsfähigkeit**
- größere Glykogenspeicher
- bessere Aufnahme von Zucker aus dem Blut in den Muskel während und nach der Belastung
- Möglichkeit der Synthese von Glykogen während milder Belastung
- Verbesserte mechanische Effizienz führt zu einem ökonomischeren Muskeleinsatz.

Bei der Auswirkung von Ausdauertraining auf den Körper unterscheidet man zwischen regulativer und struktureller Anpassung. Unter **regulativer Anpassung** versteht man beispielsweise eine ökonomischere muskuläre Koordination, eine verbesserte lokale Stoffwechselregulation oder eine Veränderung in der vegetativen Regulation (vegetatives Nervensystem).

Strukturelle Anpassungen sind die Herzmuskelvergrößerung (Sportherz) oder etwa eine verstärkte Kapillarisierung der Muskulatur.

Schon allein durch regulative Anpassungen, d. h. bevor es zu strukturellen Veränderungen kommt, ist ein Leistungsanstieg zu beobachten. Strukturelle Veränderungen setzen bei regelmäßigem Ausdauertraining von 3–4 Stunden pro Woche fließend ein [5].

Wird mehrere Monate unterhalb der anaeroben Schwelle **Ausdauertraining** betrieben, kommt es u. a. zu folgenden **Adaptionseffekten:**

- Die Mitochondrien („Energiekraftwerke" der Zelle) in den Muskelfasern vergrößern sich und nehmen in ihrer Anzahl zu [1]. Weil dadurch mehr Enzyme in den Mitochondrien vorliegen, steigt auch die Leistungsfähigkeit des aeroben Enzymsystems. Der Ausdauertrainierte weist einen dreimal höheren Wert auf als der Untrainierte. Die Zunahme der **aeroben Kapazität** betrifft alle Muskelfasern.
- Enzyme zur schnellen Energiegewinnung bei hochintensiver Belastung (glykolytische Enzyme und die Kreatinkinase) nehmen dagegen ab [4]. Dies führt zu der Möglichkeit, **Fett früher** zu **mobilisieren.** Großer Vorteil: Der Kohlenhydratanteil kann bei der Energiebereitstellung gesenkt

werden und die Glykogenspeicher werden geschont [1].

- Intensives Ausdauertraining bewirkt einen höheren Gehalt an **Slow-Twitch-Fasern** (Typ I), die für die aerobe Energiegewinnung prädestiniert sind. Beim sehr gut trainierten Sportler kann die Fettspaltung folglich auch aus diesem Grund verstärkt stattfinden [3].
- Training steigert neben der Spaltung von Fett zu **Fettsäuren** auch deren **Aufnahme** in den arbeitenden Muskel [10].

Beim Laufen stehen die **Sauerstoffaufnahme** des Körpers und damit auch die Aufnahme in die aktive Muskulatur in einer linearen Relation zur Leistung [11], [14]. Einfach ausgedrückt: Je schneller man läuft, umso mehr Sauerstoff wird benötigt. Einfluss auf die Sauerstoffaufnahme hat aber auch das Körpergewicht (relative Sauerstoffaufnahme) [14]. Die maximale Sauerstoffaufnahme (VO_2 max) dient als ein leistungsdiagnostischer Parameter.

7.2.1 Reaktion des Körpers auf ein Sauerstoffdefizit

Kurzfristig kann durch eine höhere Herzfrequenz und eine stärkere Sauerstoffausschöpfung aus dem Blut dem Sauerstoffdefizit zu Belastungsbeginn begrenzend entgegengewirkt werden.

Langfristig führen ein trainingsinduziertes, insgesamt leistungsfähigeres Herz-Kreislauf-System und ein größeres Blutvolumen zu einer **gesteigerten Sauerstoffaufnahme**. Bei Hochtrainierten lässt sich der Ruhewert (0,25 l/min) unter Belastung auf das 20-Fache erhöhen. Damit wird eine maximale Sauerstoffaufnahme von ca. 5 l/min erreicht [6].

Besonders beim Mittelstreckenlauf (Schnelligkeitsausdauer) oder beim Intervalltraining (Wechsel von intensiven Belastungsphasen mit unvollständigen Erholungspausen [9]) wirkt die maximale Sauerstofftransportkapazität leistungsbegrenzend und wird hier speziell trainiert [12].

Anpassungen beim Sportler

Zuerst einmal wird das meiste Blut der beanspruchten Muskulatur zugeführt. Dafür reduziert sich die Durchblutung der wenig beanspruchten Organe [6]. Der trainierte Muskel besitzt ein **dichteres Kapillarnetz** und kann so das vergrößerte Blutvolumen aufnehmen. Die Mehrdurchblutung setzt ca. 20–30 Sekunden nach Belastungsstart ein und erreicht dann ein Maximum [15]. Dies liegt 40 % über dem Wert des Untrainierten. Ob es durch chronische Dauerbelastung beim Menschen tatsächlich zu einer Neubildung von Kapillaren im Muskel kommt, wird bezweifelt, da sich die Studien nur auf Tierversuche stützen. Auch ist noch unklar, ob bisher verschlossene Kapillaren durchblutet werden.

Die Wirkung ist dieselbe: Durch ein höheres maximales Herzzeitvolumen (= Herzfrequenz × Schlagvolumen) und eine feinere Sympathikuserregbarkeit weist der aktive Muskel eine **höhere Maximaldurchblutung** auf. Die Strömungsgeschwindigkeit in den Kapillaren ist herabgesetzt und die Austauschfläche vergrößert sich, wodurch der Muskel rascher und mehr Sauerstoff aus dem Blut aufnehmen kann [13].

Von dieser kardiovaskulären Ausdauer profitiert der Sportler besonders bei Dauerbelastung [12]. Wird länger als 10–20 Minuten gelaufen, geschwommen, Rad gefahren etc., kann nur im submaximalen Bereich gearbeitet werden [1].

7

> M!
>
> **Merke**
>
> Entscheidend für die Wettkampfzeit bei Langstrecken ist der Anteil der maximalen Sauerstoffaufnahme, bei der die Dauerleistung unter konstantem Blutlaktatspiegel aufrechterhalten werden kann. Dieser Wert wird als **Prozentsatz der maximalen Sauerstoffaufnahme**, als **Prozent der VO_2 max**, beschrieben.

Ein Athlet der Spitzenklasse kann bei 80 % der VO_2 max und darüber noch aerob Energie gewinnen und somit diese hohe Belastungsintensität lange durchhalten. Dagegen kommt ein Untrainierter schon bei 50 % der VO_2 max in den anaeroben Bereich und wird aufgrund des Sauerstoffdefizits und der damit einhergehenden Laktatbildung der Beanspruchung nicht lange standhalten. Nach der Belastung muss schließlich die entstandene **Sauerstoffschuld** „nachgeatmet" werden [17].

- Der Trainingszustand wirkt sich weiterhin auf die **Laktat-Oxidationskapazität** aus. Der Trainierte kann Laktat schneller aus dem Blut entfernen (**Clearance-Rate**) [6]. Durch das gesteigerte oxidative Enzymsystem des Ausdauertrainierten wird schon von Grund auf weniger Laktat gebildet. Positiver Nebeneffekt ist, dass gleichzeitig weniger Glykogen verbraucht wird [11].

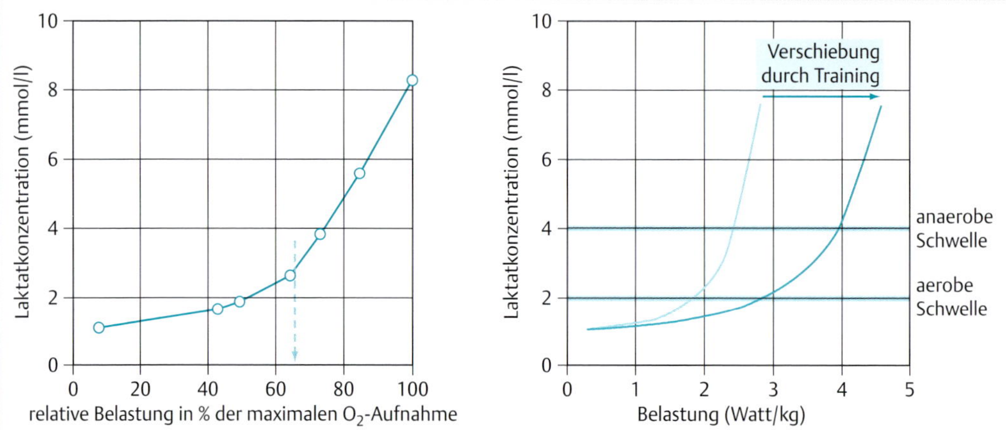

Abb. 7.1 Laktatkonzentration des Blutes (mmol/l) in Abhängigkeit von der Belastungsintensität (Quelle: [6]). Links: in Abhängigkeit von der relativen Belastung in Prozent der maximalen Sauerstoffaufnahme (% der VO_2 max). Ab 65 % der VO_2 max (siehe Pfeil) steigt die Laktatkonzentration stark an. Die Leistungsgrenze ist bald erreicht. Rechts: in Abhängigkeit von der Belastung in Watt/kg Körpergewicht. Verschiebt sich die Blutlaktatkurve nach rechts, hat sich der Trainingszustand des Sportlers verbessert.

→ Die **Laktatkonzentration** ist abhängig von der Belastung. Sie ist mitbestimmend für den Erschöpfungseintritt. Folglich kann ein Spitzenathlet bei einem höheren Prozentsatz der VO_2 max ein entsprechend höheres Tempo länger halten.

> M!
> **Merke**
>
> Der Trainierte besitzt eine gesteigerte aerobe Leistungsfähigkeit. Seine **aerob-anaerobe Schwelle** verschiebt sich nach rechts [6] (▶ Abb. 7.1).

- Zudem verfügt der geübte Athlet über eine verbesserte **mechanische Effizienz**, induziert durch einen ökonomischeren Muskeleinsatz. Der Geübte muss daher erst bei höherer Belastung mehr weiße (schnelle, Typ-II-) Muskelfasern einsetzen, die mehr Laktat produzieren [6], [17].

Die Verbesserung der Laufleistung bei Spitzenläufern in den letzten 50 Jahren ist partiell auf eine zunehmende Verschiebung der Laktatschwelle nach rechts zurückzuführen.

Bei Läufen von 5 10 Kilometern ist ein sog. **„Schwellentraining"** besonders lohnend. Dazu wird die Intensität der Belastung nur so hoch gewählt, dass der Sportler möglichst dicht an seiner individuellen Laktatschwelle arbeitet. Über längere Zeit durchgeführt (ca. 14 Wochen bei regulärem Training), nehmen die Schwellengeschwindigkeit zu und gleichzeitig die Sauerstoffaufnahme ab.

Für Distanzen ab 5 000 m zeigt sich die Schwellenleistung als bester vorhersagbarer Einzelwert für die Leistungsdiagnostik [14]. Bei einem Marathonläufer ergibt sich dagegen die beste Prognose, wenn die Wettkampfleistung der im Test ermittelten Geschwindigkeit bei einem Blutlaktatwert von 2,5 mmol/l entspricht [8].

7.2.2 Laktatmessung – ein guter Parameter?

Probleme der Leistungsdiagnostik mithilfe von Laktatmessungen können prinzipiell aus unterschiedlichem Glykogengehalt des Muskels und möglicherweise vorher absolvierten Trainingseinheiten resultieren.

Hat sich der Athlet kohlenhydratarm ernährt oder befindet er sich durch hohe Trainingsumfänge in einem glykogenverarmten Zustand, kann auch nur weniger Glykogen zu Laktat abgebaut werden. Die Laktatleistungskurve verschiebt sich nach rechts (▶ Abb. 7.1), wodurch das Testergebnis zu gut ausfällt. Ein bis zwei Tage vor einer Messung sollte daher die Trainingsintensität niedrig gehalten werden [9] – zumindest, wenn man zu einem „ehrlichen" Ergebnis gelangen möchte.

Eine denkbare Kontrollmöglichkeit besteht in der **Bestimmung des Ammoniaks** (simultan zum Laktat). Bei Verbesserung der Ausdauerleistungsfähigkeit ist wie bei der Laktatleistungskurve eine Verschiebung der Ammoniakleistungskurve nach rechts zu registrieren, da der aerobe Stoffwechselweg nun besser genutzt werden kann. Sind die Glykogenspeicher entleert, so kommt es zu einer Linksverschiebung der Ammoniakleistungskurve.

7.3 Vorteil der Anpassung des Kohlenhydratstoffwechsels

Regelmäßige Ausdauerbelastung und das Ernährungsverhalten können den Glykogengehalt des Körpers, also die Speicherkapazität der Muskulatur und der Leber, steigern. Das Ermüdungsgefühl tritt später ein und die Belastung kann länger durchgehalten werden [2]. Für den Lang- und Ultralangläufer (Belastungszeiten von über 2 Stunden bei ca. 70 % VO_2 max) sind diese metabolischen Anpassungen von entscheidender Bedeutung [12].

Zudem besitzt ein gut Ausdauertrainierter die Fähigkeit, während milder Belastung Glykogen zu synthetisieren [7]. Weiterhin wird die Aufnahme von Zucker aus dem Blut in den Muskel während und nach der Belastung begünstigt (insulinähnlicher Effekt) [17].

7.4 Literatur

[1] Astrand PO. Ausdauersport. In: Shephard RJ, Astrand PO, Hrsg. Ausdauer im Sport: Eine Veröffentlichung des IOC in Zusammenarbeit mit der FIMS. Köln: Deutscher Ärzte-Verlag; 1993: 22–29

[2] Costill DL. Carbohydrate for exercise: Dietary demands for optimal performance. Int J Sports Med 1988; 9: 1–18

[3] Dickhuth H, Röcker K, Horstmann T et al. Die Bedeutung der Kohlenhydratzufuhr für die maximale Leistungsfähigkeit von Ausdauersportlern. Aktuel Ernährungsmed 1991; 16 (52): 68–72

[4] Henriksson J. Zellulärer Stoffwechsel und Ausdauer. In: Shephard RJ, Astrand PO, Hrsg. Ausdauer im Sport: Eine Veröffentlichung des IOC in Zusammenarbeit mit der FIMS. Köln: Deutscher Ärzte-Verlag 1993; 59–72

[5] Huonker M, Dickhuth H-H, Keul J. Grenzen der sportlichen Belastbarkeit aus intern-physiologischer Sicht. Z Allg Med 1989; 65: 7–10

[6] Kirsch K. Leistungsphysiologie. In: Klinke R, Silbernagl S, Hrsg. Lehrbuch der Physiologie. Stuttgart: Georg Thieme Verlag; 1994: 517–538

[7] Kuipers H, Saris W, Brouns F et al. Glycogen synthesis during exercise and rest with carbohydrate feeding in males and females. Int J Sports Med 1989; 59: 63–67

[8] de Marées H. Sportphysiologie. Köln: Sport&Buch Strauß; 2002

[9] Röthig P, Becker H, Carl K, Hrsg. Sportwissenschaftliches Lexikon. Schorndorf: Verlag K. Hofmann; 1992

[10] Saltin B, Astrand PO. Free fatty acids and exercise. Am J of Clin Nutr 1993; 57 (suppl.): 752S–758S

[11] Schek A. Einflussgröße Training. In: Schek A, Hrsg. Modell zur Quantifizierung der Energiebereitstellung aus Fett und Kohlenhydraten in Abhängigkeit von der Belastungsintensität bei Ausdauersportlern mit unterschiedlichen Leistungsniveaus. Dissertation Haushalts- und Ernährungswissenschaften. Gießen: Wissenschaftlicher Fachverlag; 1997

[12] Shephard RJ: Sprachliche und inhaltliche Definitionen. In: Shephard RJ, Astrand PO, Hrsg. Ausdauer im Sport: Eine Veröffentlichung des IOC in Zusammenarbeit mit der FIMS. Köln: Deutscher Ärzte-Verlag; 1993: 17–21

[13] Stegemann J. Leistungsphysiologie. Stuttgart: Georg Thieme Verlag; 1991

[14] Svedenhag J. Ausdauertraining. In: Shephard RJ, Astrand PO, Hrsg. Ausdauer im Sport: Eine Veröffentlichung des IOC in Zusammenarbeit mit der FIMS. Köln: Deutscher Ärzte-Verlag; 1993: 281–287

[15] Ulmer HV. Arbeits- und Sportphysiologie. In: Schmidt RF, Thews G, Lang F, Hrsg. Physiologie des Menschen. Berlin: Springer Verlag; 1995: 672–696

[16] Weineck J. Sportbiologie. Balingen: Spitta Verlag; 2009

[17] Williams MH. Ernährung, Fitness und Sport. Dt. Ausg. Rost R, Hrsg. Berlin: Ullstein Mosby Verlag; 1997

II

8 Kohlenhydrataufnahme und körperliche Leistung

8.1 Kohlenhydrataufnahme in der Übersicht

Info

- **vor** Sport/Wettkampf von über 60 Minuten: leicht verdauliche, kohlenhydratreiche, proteinmoderate, fett- und ballaststoffarme Mahlzeit (200–300 g Kohlenhydrate) **ca. 3 Stunden zuvor** [1], [13]
  Beispiel: feine Haferflocken + Cornflakes + fettarme Milch, Brot/helles Brötchen + herzhafter oder süßer Belag, Laugenbrezel, Nudeln + Tomatensoße, Müsliriegel, Fruchtschnitten
- bei individueller **Neigung zur Hypoglykämie:** 15–60 Minuten vor dem Wettkampf **keine** leicht resorbierbaren Kohlenhydrate essen, wie z. B. Traubenzucker pur [8]. Der Blutzuckerspiegel normalisiert sich aber bereits beim Aufwärmen unmittelbar [13].
- **Direkt vor** der Belastung sind leicht resorbierbare Kohlenhydrate unproblematisch, die Art des Zuckers (Glukose, Glukosepolymere und Fruktose; Fruktose aber in Maßen mit ca. 30g) kann frei gewählt werden [8].
- **während** intensiver Dauerleistung von **über 90 Minuten:** Mit einer Kohlenhydrataufnahme von **ca. 30–60 g/h** (pro kg Körpergewicht: **0,7 g/kg/h**) werden eine vorzeitige Ermüdung [1] und der „Hungerast" verhindert. Geeignet sind beispielsweise kohlenhydratreiche Getränke, Gels und Riegel (Müsli- und Früchteriegel), Traubenzucker, Bananen und Brot (Misch- oder Weißbrot).
- Ein **stabiler Blutzuckerspiegel** ist die Basis für hohe Belastungsintensitäten!

Ziel einer kohlenhydratreichen Ernährung von mindestens einem Tag vor dem Wettkampf oder einer Dauerbelastung ist das Auffüllen der Speicher in Leber und Muskulatur. Dies ist Voraussetzung für hochintensive und lang andauernde körperliche Arbeit. Schon das tägliche Training erfordert pro Tag 6 g Kohlenhydrate pro kg Körpergewicht als absolutes Minimum [12]. Kohlenhydrataufnahmen vor oder während des Sports sollen den Blutzuckerspiegel aufrechterhalten und die Leberglykogenspeicher schonen, um den Eintritt der Ermüdung zu verzögern [17]. Die Verfügbarkeit von Glukose, d. h. Speicherkapazität und Zufuhr von Kohlenhydraten, kann somit ein leistungslimitierender Faktor werden.

8.2 Glykogenreserven und Leistung

Der Körper arbeitet ähnlich wie ein Auto – bei hoher Geschwindigkeit verbraucht es verhältnismäßig viel Benzin und ist damit unökonomisch. Übertragen auf den Sport heißt das: Nahrung „nachtanken" oder eine Pause einlegen.

Die Belastungsintensität steigt, wie auch die Fahrtgeschwindigkeit, linear an, wohingegen die Nutzung des Muskelglykogens exponentiell zunimmt. Eine enge Beziehung zwischen der Glykogenentleerung im Muskel und einem Leistungsabfall ist nur in dem Belastungsbereich von 65–75 % der VO_2 max gegeben. Unterhalb von 60 % der VO_2 max kann Sport über Stunden hinweg durchgeführt werden, ohne dass die Glykogenspeicher entleert werden.

Dagegen tritt oberhalb von 90 % der VO_2 max Erschöpfung schon vor der Entleerung der Speicher im Muskel ein [20].

Bei sehr hoher Intensität von über 95 % der VO_2 max können fast ausschließlich nur noch Kohlenhydrate verbrannt werden. Ein zu hohes Tempo zu Beginn eines Wettkampfs kann zur Folge haben, dass die körpereigenen Speicher schnell aufgebraucht sind und es damit zum vorzeitigen Belastungsabbruch kommt.

Ein Ausdauerathlet verfügt normalerweise über 140–230 mmol Glykogen pro kg Muskelfeuchtgewicht, womit er bei 75 % der VO_2 max nach ca. 2–3 Stunden erschöpft wäre. Der Leberglykogengehalt reduziert sich nach einer Stunde um die Hälfte [7].

Grundsätzlich gilt: Je höher der Glykogenausgangswert, umso länger kann die Belastung durchgeführt werden.

8.3 Kohlenhydrataufnahme vor Belastung

Bei Belastungsumfängen unterhalb von 90 Minuten (bei 75 % der VO_2 max) ist durch eine Zuckeraufnahme vor dem Start kein Leistungsanstieg zu erwarten – vorausgesetzt, die Kohlenhydratreserven waren nicht entleert. Auch während einer solchen Ausdauerbelastung muss keine Nahrung aufgenommen werden [14].

Während **längerer Belastung** (ca. 2 Stunden) zeigte sich bei Studien von Sherman et al. [19], [20] mit gut trainierten Sportlern nach Nahrungsaufnahme vor dem Start dagegen ein positives Ergebnis. Hier wurde keine starre Belastungsintensität festgelegt, sondern praxis- bzw. wettkampforientiert nach 90 Minuten Arbeit bei 70% der VO_2 max für 45 Minuten volle Belastung auf dem Fahrradergometer gefahren (= „Time Trial“). Nach Gabe einer Lösung von 75 g Maltodextrin und Glukose (1,1 g/kg Körpergewicht) eine Stunde vor dem Start kam es im Vergleich zur Plazebogruppe im „Time Trial“ zu einem Leistungsanstieg von über 12%. Eine größere Kohlenhydratmenge von über 2 g pro kg Körpergewicht erbrachte keinen weiteren Vorteil [20].

Merke

Vor der Belastung ist es sinnvoll, kohlenhydratreiche Nahrung aufzunehmen, wenn die Belastung **über 90 Minuten** hinaus geht oder die Glykogenspeicher nicht ausreichend gefüllt sind (siehe auch Kap. 9).

8.4 Kohlenhydratgaben während der Belastung

Belastungszeiten **unter 90 Minuten** erfordern bei gefüllten Glykogenspeichern keine zwingende Kohlenhydrataufnahme **vor oder während** des Sports [8].

Hingegen wirkt sich die Aufnahme während intensiver Belastung (ca. 70% der VO_2 max) weit **über 90 Minuten** im Vergleich zu Nahrungskarenz leistungssteigernd aus [8], [21]. Der Grund ist offensichtlich: Bei hoher Intensität, mit Dauerleistung von ca. 3 Stunden, stoßen die körpereigenen Speicher an ihre Grenze, die Leber kann den Blutzuckerspiegel nicht mehr aufrechterhalten, der Körper läuft Gefahr, in den Unterzucker abzurutschen [8]. Wird nicht rechtzeitig gegessen, muss zwangsläufig die Belastungsintensität reduziert werden (< 65% der VO_2 max), damit im Muskel der alternative Weg, nämlich eine verstärkte Lipolyse (Fettverbrennung), stattfinden kann. Schon eine Aufnahme von 25 g pro Stunde bei intensiver Dauerleistung über 2 Stunden führte bei hoch Ausdauertrainierten zur Leistungssteigerung, insbesondere auch in der Sprintleistung [12].

Die zuzuführende **Menge an Kohlenhydraten** ist durch die Kapazität des Körpers diese zu verbrennen limitiert. Bei ausgeglichenem Blutzuckerspiegel (Euglykämie) lässt sich die **Oxidationsrate** von Glukose im Muskel nicht über **1 g/min** steigern [15]. Davon wird die Empfehlung des ACSM abgeleitet, bis zu **60 g Kohlenhydrate pro Stunde** zuzuführen [1].

Diese bereitgestellte Menge an Energie liegt unter dem Energiebedarf für Belastungsintensitäten von 65–85% der VO_2 max. Somit tritt Ermüdung aufgrund von Energiemangel bei Dauerbelastungen zwangsläufig ein.

Merke

- Ein **stabiler Blutzuckerspiegel** ist stets Voraussetzung für eine hohe Belastungsintensität [10].
- Das ACSM empfiehlt: **intensive Belastungen ab 1 Stunde:** ca. **30–60 g Kohlenhydrate pro Stunde während** des Wettkampfs/Sports, oder auf das Körpergewicht bezogen: **0,7 g/kg/h** [1]. Geeignet sind Glukose, Saccharose, Maltodextrine und stärkereiche Produkte in flüssiger oder fester Form.
- Trainierte Athleten können unter **intensiver Ausdauerleistung (> 2,5 h)** von einem Glukose-Fruktose-Mix (60g + 30 g/h) profitieren – eine gute Magen-Darm-Verträglichkeit vorausgesetzt ([2], [4], [16]; für eine klare Evidenz gilt es, noch weitere Studien zum Leistungsnachweis abzuwarten).
- **Fruktose** (z. B. Apfelsaft) sollte während der Belastung wegen eventuell auftretender gastrointestinaler Beschwerden nur in Maßen (< 60g) konsumiert werden [6].
- Bei der Kohlenhydratzufuhr in flüssiger Form sind **600–1000 ml Sportgetränk pro Stunde** mit einem Kohlenhydratgehalt von **6–8 g auf 100 ml** (6–8%) zu empfehlen [1].

Forschungsergebnisse aus den letzten Jahren differenzieren die Empfehlungen zur Art der Zuckeraufnahme für **Trainierte unter hoher Belastung** weitergehend. Für eine klare Evidenz bzgl. eines

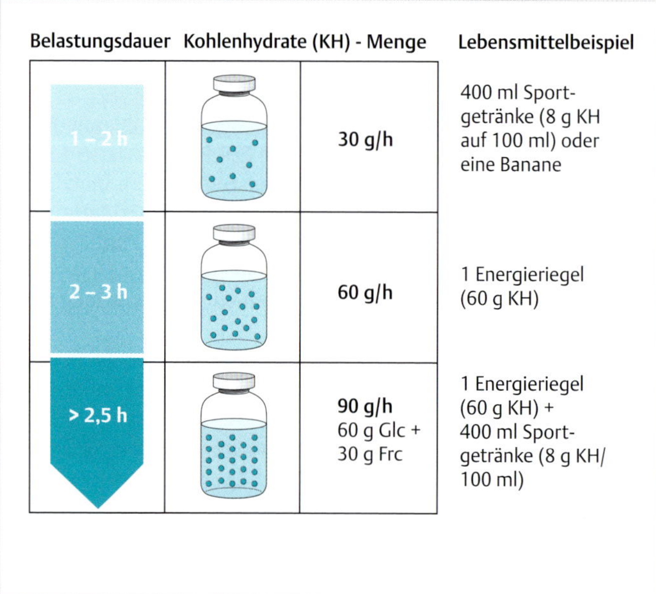

Abb. 8.1 Empfehlungen zur Kohlenhydrataufnahme während der Belastung für trainierte Athleten (Glc: Glukose; Frc: Fruktose) (Quelle: [16]).
Mit zunehmendem Belastungsumfang ist die Kohlenhydratmenge zu erhöhen.
Bei intensivem Sporttreiben über 2,5 Stunden wirkt sich ein Mix von Maltodextrin (oder Glukose) mit Fruktose nach Jeukendrup leistungsfördernd gegenüber der alleinigen Zufuhr von Glukose aus. Zugleich kann die Aufnahmemenge auf 90 g pro Stunde angehoben werden.
Für kurze Belastungszeiten von 30–60 Minuten gibt es Hinweise, dass sich das alleinige Ausspülen des Mundes mit einer Kohlenhydratlösung (Rezeptoren im Mund) über einen vermuteten zentralnervösen Effekt positiv auf die Leistung auswirkt [16].

Leistungszuwachses sind aber noch weitere Studien notwendig.

Jeukendrup [16] postuliert, dass neben der Dauer und Intensität der Belastung auch die Zuckerart mit ihrem jeweiligen Transportweg durch die Darmwand ins Blut die Verfügbarkeit von Zuckern und damit das Ausmaß der Nutzung (= Oxidation) mitbestimmt. Bei intensiven, langen Belastungen (über 2,5 Stunden) ließ sich die **Oxidationsrate** auf **90 g pro Stunde** steigern (**1,5 g/min**), indem Glukose (Glc) und Fruktose (Frc) wie folgt kombiniert wurden:

Verhältnis Glukose zu Fruktose 2:1 (60 g Glc + 30 g Frc pro Stunde) (siehe ▸ Abb. 8.1)

Hinweis: Glukosequellen sind auch Maltodextrin, Stärke und Saccharose (= Haushaltszucker: 50 % Glc und 50 % Frc).

Der Körper kann so verschiedene Transportwege (Glukoseabsorption ist limitiert, d. h. gesättigt bei 1 g/min) aus dem Darm ins Blut nutzen [4], [11], [16], ähnlich einer zweispurigen Autobahn im Gegensatz zu einer einspurigen Straße. Es kommt pro Zeiteinheit mehr Energie in der Zelle an – vorausgesetzt, der Athlet schafft es 90 g Kohlenhydrate pro Stunde zu konsumieren. Geeignete Kohlenhydratquellen sind entsprechende Sportgetränke, Gels und Riegel (fett-, protein- und ballaststoffarm) oder auch eine Banane (50 % Frc) + ein Sportgetränk.

Bei einer moderaten Energiezufuhr von 30–60 g/h bietet die Zuckerkombination keinen Vorteil [5], zumal der Stoffwechsel Fruktose nur mit 30 g/h und Glukose hingegen mit 60 g/h umsetzen kann.

So vielversprechend die Daten auch sind, übergeordnet für jeden Athleten muss seine individuell optimal verträgliche Kohlenhydrataufnahme stehen:

- Die Fruktose-Menge muss vom Gastrointestinaltrakt vertragen werden (bei Problemen: Fruktose reduzieren, im Training austesten!).
- Bei intensiven Belastungen kann es bei großen Kohlenhydratmengen (Sportgetränk > 80 g/l) zu Blähungen oder Unwohlsein kommen (siehe Kap. 11.3).
- Große Kohlenhydratmengen reduzieren die Wasserabsorption aus dem Darm (insbes. bei Hitze) [16].

Diese Empfehlung zur Kohlenhydrataufnahme (▸ Abb. 8.1) richtet sich nur an **trainierte Athleten** unter hoher Belastung (weniger Aktive müssen von niedrigeren Werten ausgehen; [16]).

8.5 Hypoglykämie – die Last mit dem „Hungerast“

Merke

Sind bei sehr langen Belastungen die Glykogenvorräte erschöpft, fällt der Körper in die Hypoglykämie (Unterzucker, Schwellenwert des Blutzuckerspiegels: 45 mg% bzw. 2,5 mmol/l), was als **„Hungerast“** bezeichnet wird. Die Symptome sind Schwäche, Schwindelgefühle, Schweißausbrüche und Zittern.

Die gleichen Symptome treten bei der „sekundären Hypoglykämie“ auf. Der Körper antwortet auf einen zu raschen Blutzuckeranstieg mit einer hohen Insulinsekretion und Glukose wird sehr schnell aus dem Blut in die Zellen transportiert. Bei **empfindlichen** Personen kann daraufhin der Blutzuckerspiegel zu stark abfallen und es kommt ebenfalls zur Hypoglykämie [22]. Dies könnte bei Glukose-Aufnahmen vor dem Sport eintreten (15–60 Minuten vor Start), wobei sich der Blutzuckerspiegel beim Aufwärmen (z. B. Einlaufen, Einspielen)/mit Einsetzen der körperlichen Aktivität unmittelbar wieder normalisiert [13].

Sport wirkt einerseits **insulinartig**, indem er hilft, Zucker zur Muskulatur zu transportieren. Darauf reagiert der Körper mit einem Abfall des Insulinspiegels. Andererseits führt die körperliche Arbeit zur Ausschüttung von **Katecholaminen**, die wiederum die Glykogenspaltung anregen. Glukose gelangt vermehrt ins Blut und stabilisiert den Blutzuckerspiegel [3], [14].

Wegen der hormonellen Gegenregulation von Katecholaminen gegenüber dem Insulin kann durch eine kleine Glukosegabe (ca. 50 g, z. B. als Getränk) **direkt** vor dem Start die Gefahr für das Auftreten eines „Hungerastes“ gemindert werden [18]. Die individuelle Anfälligkeit für Hypoglykämien muss im Training ausgetestet werden!

Ein weiterer Grund, warum ein hoher Insulinspiegel vermieden werden sollte, ist die **Hemmung der Lipolyse (Fettspaltung)**. Dann tritt genau der unerwünschte Effekt ein – die Glykogenspeicher werden zur Energiebereitstellung verstärkt angegriffen [19].

Praxistipp

Akut-Hilfe

Bei beiden Formen der Hypoglykämie sollten schnell verfügbares Maltodextrin und/oder Monosaccharide (z. B. Glukose über Getränke, Gels) eingenommen werden. Anschließend hilft die zusätzliche Aufnahme von stärkereichen Lebensmitteln (z. B. Banane, Riegel), den Blutzuckerspiegel zu stabilisieren.

Vermeidung des „Hungerastes“

- Sportler, die sehr leicht in den Unterzucker rutschen, sollten 15–60 Minuten vor sportlichen Belastungen keine leicht resorbierbaren Kohlenhydrate (Zucker, Maltodextrin) zu sich nehmen. Für die anderen gilt: Ein Kohlenhydrat-Snack eine Stunde vor dem Start ist günstig.
- Kleine Glukosemenge **direkt** vor dem Start (Getränk mit ca. 50 g Glukose) einnehmen.
- Zufuhr von Kohlenhydraten **während** der Belastung!
- richtige Trainingsvorbereitung und -erfahrung

8.5.1 Fruktoseeinsatz im Sport – eine Alternative?

Auf Fruktose (Fruchtzucker) reagiert der Organismus ohne Insulinantwort und damit gelangt es insulinunabhängig in die Zelle. Die Idee, mit Fruktose den oft starken Blutzucker- und Insulinspiegelanstieg zu umgehen, prüfte man daher in Studien und gab den Sportlern Fruktose statt Glukose. Dies führte zwar zu flacheren Spiegeln, zeigte jedoch keinen Vorteil für die Ausdauerleistung [14]. Erwartungsgemäß erhöhte sich durch den geringeren Insulinspiegel die Fettnutzung, womit eine Schonung der Leberglykogenspeicher möglich war. Da Fruktose allerdings nur zu 56 % verbrannt wurde, Glukose hingegen zu 75 %, fiel die Glykogeneinsparung der beiden Zucker gleich aus [17].

Den moderaten Fruktoseeinsatz unterstützen Daten, welche zeigen, dass bei gut trainierten Sportlern die gleichzeitige Aufnahme von Glukose mit Fruktose (Verhältnis 2:1) zu einer höheren Oxidationsrate führt, wenn hohe Belastungsumfänge vorherrschen (siehe Kap. 8.3).

Unbedingt zu beachten ist, dass Fruktose – in größeren Mengen (**ab 50–60 g**) eingenommen – zu leichtem Durchfall führen kann, sodass der Zucker im Sport nur **begrenzt zum Einsatz** kommen kann [17].

8.6 Literatur

[1] American College of Sports Medicine (ACSM), American Dietetic Association (ADA), and Dietitians of Canada (DC). Nutrition and athletic performance. Joint Position Statement. Med Sci Sports Exerc 2009; 709–731. www.acsm.org (18.12.2014)

[2] Australian Institute of Sport (AIS). Supplement Fact Sheets Sports drinks. 05.2014. www.ausport.gov.au (11.10.2014)

[3] Bonen A, Malcolm SA, Kilgour RD et al. Glucose ingestion before and during intense exercise. J Appl Physiol 1981; 50: 766–771

[4] Burke L, Hawley JA, Wong SH et al. Carbohydrates for training and competition. J Sports Sci 2011; 29 (S 1): S 17–27

[5] Carlsohn A, Mayer F. Ernährung im Ausdauersport. Aktuel Ernährungsmed 2010; 35: 173–177

[6] Coggan AR, Swanson SC. Nutritional manipulation before and during endurance exercise: Effects on performance. Med Sci Sports Exerc 1992; 24: 331–335

[7] Costill DL, Hargreaves M. Carbohydrate nutrition and fatigue. Sports Med 1992; 13(2): 86–92

[8] Costill DL. Carbohydrate for exercise: Dietary demands for optimal performance. Int J Sports Med 1988; 9: 1–18

[9] Coyle EF, Coggan AR, Hemmert MK et al. Muscle glykogen utilisation during prolonged strenuous exercise when fed carbohydrate. J Appl Physiol 1986; 61: 165–172

[10] Coyle EF. Carbohydrate feeding during exercise. Int J Sports Med 1992; 13: 126–128

[11] Currell K, Jeukendrup AE. Superior endurance performance with ingestion of multiple transportable carbohydrates. Med Sci Sports Exerc 2008; 40: 275–281

[12] Dickhuth H, Röcker K, Horstmann T et al. Die Bedeutung der Kohlenhydratzufuhr für die maximale Leistungsfähigkeit von Ausdauersportlern. Aktuel Ernährungsmed 1991; 16 (52): 68–72

[13] Eidgenössische Technische Hochschule Zürich (ETH). Ernährung vor Training & Wettkampf. In: Swiss forum for sport nutrition. Juni 2006. www.sfsn.ch/ (18.12.2014)

[14] Hargreaves M, Costill DL, Fink WJ et al. Effect of pre-exercise carbohydrate feedings on endurance cycling performance. Med Sci Sports Exerc 1987; 19: 33–36

[15] Hawley JA, Bosch AN, Weltan SM et al. Effects of glucose ingestion or glucose infusion on fuel substrate kinetics during prolonged exercise. Eur J Appl Physiol 1994; 68: 381–389

[16] Jeukendrup A. A step towards personalized sports nutrition: Carbohydrate intake during exercise. Sports Med 2014; 44 (Suppl 1): 25–33

[17] Massicotte D, Peronnet F, Allah C et al. Metabolic response to 13C glucose and 13C fructose ingestion during exercise. J Appl Physiol 1986; 61: 1180–1184

[18] Neufer PD, Costill DL, Flynn MG et al. Improvements in exercise performance: Effects of carbohydrate feedings and diet. J Appl Physiol 1987; 62: 983–988

[19] Sherman WM, Brodowicz G, Wright D et al. Effects of 4 h preexercise carbohydrate feedings on cycling performance. Med Sci Sports Exerc 1989; 21: 598–604

[20] Sherman WM, Wimer GS. Insufficient dietary carbohydrate during training: Does it impair athletic performance. Int J Sports Nutr 1991; 1: 28–44

[21] Tsintzas OK, Williams C, Singh R et al. Influence of carbohydrate-electrolyte drinks on marathon running performance. Eur J Physiol 1995; 70: 154–160

[22] Williams MH. Ernährung, Fitness und Sport. Dt. Ausg. Rost R, Hrsg. Berlin: Ullstein Mosby Verlag; 1997

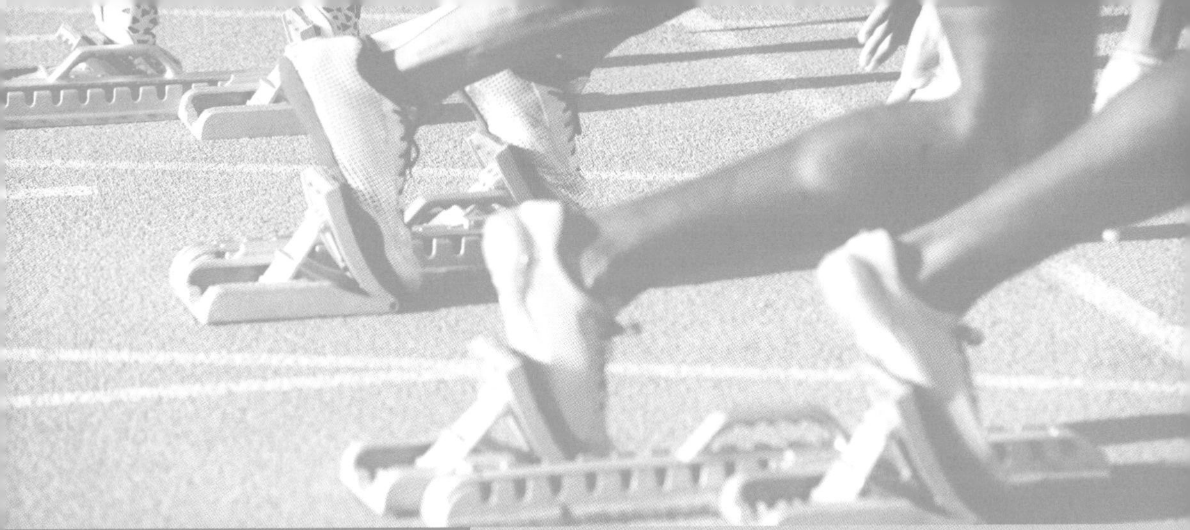

Teil III

Wettkampfernährung

9 Ernährung vor, während und nach dem Wettkampf

9.1 Es gibt nicht „die" eine Wettkampfernährung

Das Ernährungsregime in der Wettkampfphase ist komplex: Es ist nach Leistungsniveau, Sportart und nach Sportphase (vor und während dem Wettkampf, Regeneration) zu spezifizieren. Hinzu kommt, dass je nach Sportdisziplin der Wettkampftag sehr unterschiedlich abläuft, da Startzeitpunkt, Dauer, Pausen, Anzahl der Starts (z. B. Qualifikationsrunden) etc. stark variieren und nicht immer vorhersehbar sind. Wichtig ist, dass die Wettkampfverpflegung zuvor im Training öfters ausprobiert wurde, zumal unter einer psychischen Anspannung Speisen unterschiedlich gut vertragen werden. Der Athlet muss seine eigene Erfahrung (Verträglichkeit, Geschmackspräferenz) einbeziehen, um dann zu einer für ihn optimalen Auswahl an Lebensmitteln und Ernährungsstrategie zu gelangen.

9.2 Vor dem Wettkampf

Für ausdauerbetonte Sportarten empfiehlt sich eine kohlenhydratreiche Vorwettkampfernährung mindestens eine Woche vor dem Ereignis. Am Abend vor dem Wettkampf ist eine „Nudelparty" ideal, die mit einer großen Portion Teigwaren oder Kartoffeln die Glykogendepots nochmals auffüllt. Auch sollte auf Alkohol mehrere Tage zuvor verzichtet werden (Alkohol beeinträchtigt die Lipolyse und wirkt beruhigend → ungünstig für die Leistungsfähigkeit).

Am Vorwettkampfabend und Wettkampftag muss die Essensplanung so organisiert sein, dass die umfangreiche Mahlzeit genug Abstand zum Wettkampfstart hat und keine Belastung mehr darstellt, sowie „schwere" Mahlzeiten gemieden werden (Achtung bei frühen Starts am Morgen!) (▸ Tab. 9.1). Lebensmittel, die reich an Fett, Protein und Ballaststoffen sind, sowie große Portionen verlangsamen die **Entleerungsgeschwindigkeit des Magens** und damit die Verdauung. Dies erhöht die Gefahr von **Verdauungsbeschwerden** während des Wettkampfs. Je höher die Intensität der Belastung ist, umso empfindlicher reagiert in der Regel der Organismus. Auch sind für die Verdauung unruhige Bewegungsabläufe von Nachteil – wie es beispielsweise bei Laufsportarten der Fall ist –, da hier der Magen Erschütterungen ausgesetzt ist [7].

Tab. 9.1 Verweildauer einzelner Speisen im Magen (Quelle: [2]).

Dauer (h)	Art der Speisen/Getränke
bis ½	kleine Mengen an Glukose oder Fruktose, Traubenzuckerstück (Maltodextrin), isotonische Elektrolytgetränke
1–2	Wasser, Kaffee, Tee, gekochte Milch/Kakao, Joghurt, fettarme Fleischbrühe, Reis, gekochter Fisch (Süßwasserfisch)
2–3	Brötchen (hell, Mischbrötchen), Weißbrot, Obst (z. B. Banane, Beeren, Melone, Mango reif, Papaya), Nudeln, Rührei, Kartoffeln, Kartoffelpüree, zartes Gemüse gekocht, Ei gekocht (3 min), Sahne, Seefisch, Kalbfleisch mager
3–4	Schwarzbrot, Vollkornbrot, Äpfel, Bratkartoffeln, Kohlrabi, Karotten, Spinat, hell gegrilltes Filet, Schinken, Huhn gekocht
4–5	Gurkensalat, Hülsenfrüchte (Linsen, Bohnen, Erbsen), Fleisch gebraten, gebackene Speisen
6–7	Speck, Heringssalat, Rollmops, Thunfisch in Öl, Pommes frites
7–8	Gänsebraten, Ölsardinen, fettes Fleisch, Kohl

Ein moderater Einsatz von Nahrungsfasern, Fett und Protein in Kombination mit vielen Kohlenhydraten und/oder die Kombination von „schnell" und „langsam" verfügbaren Kohlenhydraten unterstützen wiederum einen konstanten Blutzuckerspiegel.

Praxistipp

Lebensmittelvorschläge für 3–4 Stunden vor dem Start

- Roggen- oder helles Brötchen/Laugenbrezel + herzhafter Belag (fettarmer Käse, Quark/Frischkäse, magerer Schinken)
- Brötchen + Frischkäse + Banane
- Nudeln + Tomatensoße
- herzhaftes Baby-Gläschen (mit Salz)
- feines Müsli/Haferflocken + Banane + fettarmer Joghurt
- Fruchtgetreide-Brei

9.2.1 Flexibles Ernährungstiming und Lebensmittelauswahl

Die ideale Ernährungsstrategie für den Wettkampf unterliegt je nach Sportart äußeren Einflüssen, auf die flexibel reagiert werden muss und kann:

- Ein **früher Wettkampfstart** am Morgen ermöglicht oft nur leicht verdauliche Snacks (Banane, feiner Riegel) bis eine Stunde vor dem Aufwärmen. Ergänzend bis zum Start eignen sich kohlenhydrathaltige Sportgetränke. Da das Auffüllen der Glykogenspeicher an den Tagen vor dem Wettkampf erfolgen soll, kommt der Sportler mit diesem Vorgehen in der Regel auch gut über den Wettkampftag [7].
- Exakter **Wettkampfstart steht nicht fest** oder unvorhersehbar lange Wartepausen: Kontinuierlich leicht verdauliche Snacks essen und genügend Vorrat mitnehmen.
- **Versorgungsmöglichkeiten** vor Ort: Von einer guten Versorgung mit Essen an den Wettkampfstätten kann nicht ausgegangen werden. Daher sollte ein großzügiges Versorgungspaket geschnürt werden, das auch für den pikanten Geschmack Lebensmittel bietet (herzhaftes Sandwich, Knäckebrot, Nudelsuppe).
- **Witterungsbedingungen:** Lebensmittelauswahl je nach Jahreszeit/Temperatur
  - **Winter:** heißer Tee/warmes Sportgetränk, Riegel gut einpacken, damit sie nicht hart werden (ebenso Bananen, um das Braunwerden zu verhindern), warmer Getreidebrei
  - **Sommer:** Obst, Fruchtpüree + feine Haferflocken, gekühlte Getränke, Riegel mit Schoko-Anteil vor dem Schmelzen schützen

Praxistipp

Bei den **letzten Mahlzeiten vor dem Wettkampfstart** ist Folgendes zu beachten:

- Nicht nüchtern an den Start gehen!
  Gute **3 Stunden** vor dem Start eine leicht verdauliche, kohlenhydratreiche (200–300 g Kohlenhydrate), proteinmoderate, fett- und ballaststoffarme Mahlzeit einnehmen [1], [7]
  Beispiele:
  - feine Haferflocken + Cornflakes + Bananenstücke + fettarme Milch
  - Brot/helles Brötchen + herzhafter oder süßer Belag
  - Nudeln + Tomatensoße
  - Müsli-/Energieriegel
  - Fruchtschnitten

Bei empfindlichem Magen:

- Roggenknäckebrot + Frischkäse
- Bananen
- feiner Energieriegel
- herzhaftes Baby-Gläschen (mit Salz)
- Fruchtgetreidebrei
- individuelle Verträglichkeit beachten!
- gründliches Zerkauen der Nahrung; dies führt zu einer Verkürzung der Verweildauer im Magen
- möglichst körperwarme Speisen
- keine völlige Beseitigung des Hungergefühls
- nicht übermäßig trinken, aber den Körper ausreichend mit kohlensäurearmem Mineralwasser „aufladen“: vor Dauerbelastungen über mehrere Stunden 500 ml 2 Stunden zuvor auf Vorrat trinken (bei Hitze + 250 ml vor dem Start)
- **30 Minuten bevor** es losgeht, ein leicht verdaulicher **Kohlenhydratsnack** vor langen Dauerbelastungen: Es empfiehlt sich, nochmals 100–200 ml eines kohlenhydrathaltigen Getränks (z. B. Fruchtsaft mit feinen Instant-Haferflocken oder für magenempfindlichere Personen Saft + Maltodextrinpulver) zu sich zu nehmen. Sportler, die zur **Unterzuckerung** zum Sportbeginn neigen (selten), sollten dagegen 15–60 Minuten vor sportlichen Belastungen keine zu leicht resorbierbaren Kohlenhydrate (kein Maltodextrindrop) aufnehmen (siehe auch Kap. 8.5). Alternativ: bekömmlicher Sportriegel, Früchteriegel, Weißbrot + Butter + Honig, Butterkeks oder etwas Banane

Für Sportler mit einem **nervösen Magen**, denen feste Nahrung vor dem Start nicht bekommt, eignen sich flüssige Sportlerprodukte (Gels, kohlenhydratreiche Sportgetränke). Feine Sportriegel oder Bananen werden gut vertragen, wenn sie langsam, gut gekaut und in kleinen Portionen verteilt gegessen werden [7].

9.3 Während des Wettkampfs

Die Nahrungs- und Flüssigkeitszufuhr gewinnt mit zunehmender Dauer der Belastung und bei hohen Außentemperaturen an Bedeutung. Bei einer

9

schlechten Versorgungslage kann es im Wettkampf zu Muskelkrämpfen und Leistungsabfall kommen. Neben der Flüssigkeitszufuhr ist die Aufnahme von Kohlenhydraten entscheidend. Bei einem/einer Wettkampf/Beanspruchung **über 90 Minuten** wirken sich Kohlenhydrate im Vergleich zu keiner Nahrungsaufnahme leistungssteigernd aus [5], [6], [19].

Praxistipp

Energie: Kohlenhydrate

- **Wettkampfdauer**
  - **ab 1 Stunde:** ca. 30–60 g/h (z. B. 1 Banane + 250 ml Sportlergetränk) [9], [16]
  - **> 2 Stunden: 60 g/h** (z. B. ½ Energieriegel + 400 ml Sportlergetränk)
  - **> 2,5–3 Stunden:** Durch einen Mix von Maltodextrin/Glukose mit Fruktose (Verhältnis 2:1, siehe Kap. 8.3) kann beim trainierten Organismus unter intensiver Dauerbelastung **90 g/h** oxidiert werden – eine gute Magen-Darm-Verträglichkeit vorausgesetzt.
- beliebte **Kohlenhydratspender**: Energieriegel, kohlenhydratreiche Getränke, Bananen, Trockenfrüchte, Reis- und Fruchtschnitten, Traubenzucker und Energy Gels (▸ Tab. 9.2). Eine intervallartige Aufnahme von kleinen Portionen alle 15–20 Minuten wird besser vertragen [1].
- Energiespender im Training austesten; oft wird bei Bewegungen, die den Rumpfbereich erschüttern (wie etwa beim Laufen), feste Nahrung nur eingeschränkt vertragen.

Trinken

- Früh mit dem Trinken beginnen und in regelmäßigen Abständen!
  Bei Belastungen über 90 Minuten alle **10–20 Minuten 150–200 ml trinken** [12] – bei Spielsportarten Unterbrechungen und Pausen nutzen! Neben kohlensäurearmen Mineralwässern empfehlen sich auch kohlenhydratreiche Getränke (z. B. Saftschorle, Sportlergetränke) und/oder Nahrung (Bananen, Riegel etc.).
  Fazit: 600–1000 ml/h, je nach Verträglichkeit
- Kohlenhydrat- und salzhaltige Getränke (isoton oder leicht hypoton) werden vom Körper am schnellsten aufgenommen und animieren zum Trinken [3]; dies ist für lange Belastungen bedeutend.

Tab. 9.2 Kohlenhydratgehalt in Lebensmitteln.

Lebensmittel (Portion)	Kohlenhydratgehalt (g)	
	pro 100g	pro Portion
1 Banane (150g)	21	32
Energie-/Müsliriegel (50g)	65	32
Früchteriegel (30g)	65	20
Apfelschorle (1 Teil Saft zu 2 Teilen Wasser) (250 ml)	4	10
isotonisches Getränk (250 ml)	6	15
Energy Gel	66	27
Maltodextrin (pro 1 Essl.)	95	9,5
1 Stück Trockenkuchen (50g)	52	26

Unter **hohen Belastungsintensitäten** schaffen die Sportler es häufig nicht, mehr als 500 ml pro Stunde zu trinken [8]. Lesen Sie auch Kap. 16.5.

Ebenso verdeutlicht die Praxis bei der Energieaufnahme eine breite Varianz, auch abhängig von der **Belastungsart**: Eine Studie an Ironman-Triathlon-Teilnehmern zeigte, dass während der Rad-Phase große Kohlenhydratmengen von ca. 1,5 g/kg Körpergewicht/Stunde erreicht wurden (entspricht etwa den 90 g/h). Beim Laufen, wo der Rumpfbereich unruhig erschüttert wird, wurden durchschnittlich weniger Kohlenhydrate, nämlich etwa 1,0 g (Frauen)–1,1 g (Männer), aufgenommen [10]. Dies erklärt, weshalb es Marathon-Läufern zumeist nicht gelingt, an die Kohlenhydratmengen von Triathleten oder Radsportlern heranzukommen [14].

9.4 Nach dem Wettkampf: Regeneration

In der Erholungsphase wird empfohlen, die etwa anderthalbfache Menge des Schweißverlustes an Flüssigkeit aufzunehmen [18] – jedoch nicht auf einmal, um den Magen nicht zu überfüllen. Ist der Durst gestillt, kann in der Regel eine Stunde nach dem Wettkampf feste Nahrung zugeführt werden. Die Anforderungen an eine **Aufbaumahlzeit** nach hoher Belastung sind die verbrauchten Glykogenvorräte, das Protein (Energieverbrennung, Muskelfaserschädigung, Enzyme, Hormone) und die Vitamine wieder zu ersetzen. Neben der Flüssigkeit müssen auch die durch den Schweiß verloren gegangenen Elektrolyte aufgenommen werden.

Der Organismus befindet sich im **anabolen Nachbelastungsstoffwechsel** und verfügt über eine besondere Aufnahmefähigkeit: Da der Glukosetransport und die Rate der Glykogensynthese direkt nach der Belastung verstärkt und insulinunabhängig ablaufen, kann diese Phase mit einer zeitnahen (30 min nach dem Sport) Kohlenhydrataufnahme genutzt werden (z. B. über Sportgetränk).

Für die ersten **6 Nachbelastungsstunden** wird empfohlen, **1,0–1,5 g Kohlenhydrate pro kg Körpergewicht** (ca. 100g) **alle 2 Stunden** aufzunehmen. Effektiv für die Glykogenregeneration **innerhalb von 24 Stunden** sind kohlenhydratreiche Lebensmittel mit mittlerem bis hohem glykämischen Index. Der hohe GI (siehe Kap. 3.3) ist für die Regeneration günstig, da die resultierende Insulinsekretion verstärkt die Glukose-Aufnahme in die Muskulatur fördert [1], [4], [17].

Angenommen wird auch, dass die kombinierte Aufnahme von **Kohlenhydraten mit etwas Eiweiß** (mind. 8 g, entspricht 80 g Magerquark) zeitnah nach der Belastung die Muskelglykogen- sowie Proteinsynthese positiv beeinflusst. Für Athleten mit hohen Belastungsumfängen und kurzen Regenerationszeiten ist diese Effizienz leistungsoptimierend [13], [17], [20].

Beispiel: Bananenmilch (fettarm) oder Bananenstücke + Joghurt, Quarkbrötchen, Milchreis, Eiweiß-Kohlenhydratriegel

Beispiele für jeweils ca. 100 g Kohlenhydrate (KH):

- 200 g Milchreis (~50 g KH) + 1 Scheibe Trockenkuchen + 300 ml Sportgetränk
- 2 Scheiben Brot mit Quark + Banane + 500 ml Saftschorle
- 150 g Nudeln (Trockengewicht) + Tomatensoße + 250 ml Orangensaft

Für Sportler, die nach dem Wettkampf eine Zeitlang nichts essen können, sind kohlenhydratreiche Sportgetränke mit einem moderaten Proteinanteil eine gute Alternative.

Zu beachten ist, dass nach langen Belastungsumfängen (z. B. Marathon) die Glykogendepots trotz kohlenhydratbetonter Kost erst nach 4–7 Tagen wieder aufgefüllt sind [8].

Praxistipp

Kein Appetit nach dem Sport

Viele Athleten kennen das Phänomen – nach intensiver Ausdauerbelastung verspürt man häufig keinen Appetit [15].

Dies muss dem Sportler bewusst sein, denn das Hungergefühl ist dann kein verlässlicher Indikator mehr für den notwendigen Energiebedarf [11]. Kohlenhydrathaltige Getränke sind für den Anfang der Erholungsphase ein sanfter Einstieg. Später sollte sich der Sportler überwinden, weitere Nahrung über den Appetit hinweg zu sich zu nehmen, um die Regeneration der Glykogenspeicher zeitnah zu ermöglichen (Anfangsstunden nutzen!).

9.5 Literatur

[1] American College of Sports Medicine (ACSM), American Dietetic Association (ADA), and Dietitians of Canada (DC). Nutrition and athletic performance. Joint Position Statement. Med Sci Sports Exerc 2009; 709–731. www.acsm.org (18.12.2014)

[2] Baron DK, Berg A. Optimale Ernährung des Sportlers. Stuttgart, Leipzig: S. Hirzel Verlag; 2005

[3] Brouns F, Saris W, Schneider H. Rationale for upper limits of electrolyte replacement during exercise. Int J Sport Nutr 1992; 2: 229–238

[4] Burke LM, Collier GR, Hargreaves M. Muscle glycogen storage after prolonged exercise: effect of the glycemic index of carbohydrate feedings. J Appl Physiol 1993; 75:1019–1023

[5] Costill DL. Carbohydrate for exercise: Dietary demands for optimal performance. Int J Sports Med 1988; 9: 1–18

[6] Coyle EF, Coggan AR, Hemmert MK et al. Muscle glykogen utilisation during prolonged strenuous exercise when fed carbohydrate. J Appl Physiol 1986; 61: 165–172

[7] Eidgenössische Technische Hochschule Zürich (ETH). Ernährung vor Training & Wettkampf. In: Swiss forum for sport nutrition. Juni 2006. www.sfsn.ch/ (18.12.2014)

[8] Friedrich W. Optimale Sporternährung. Grundlagen für Leistung und Fitness im Sport. 2. Aufl. Balingen: Spitta Verlag; 2008

[9] Jeukendrup A. A step towards personalized sports nutrition: Carbohydrate intake during exercise. Sports Med 2014; 44 (Suppl 1): 25–33

[10] Kimber NE, Ross JJ, Mason SL et al. Energy balance during an ironman triathlon in male and female triathletes. Int J Sport Nutr Exerc Metab 2002; 12: 47–62

[11] Loucks AB. Energy balance and body composition in sports and exercise. J Sports Sci 2004; 22: 1–14

[12] Murray R. Fluid needs in hot and cold environments. International Journal of Sport Nutrition 1995; 5: 62–73

[13] Niles E, Lachowetz T, Garfi J et al. Carbohydrate-protein drink improves time to exhaustion after recovery from endurance exercise. J Exerc Physiol online 2001; 4 (1): 45–51

[14] Pfeiffer B, Stellingwerff T, Hodgson AB et al. Nutritional intake and gastrointestinal problems during competitive endurance events. Med Sci Sports Exerc 2012; 44 (2): 344–351

[15] Russel R, Willis KS, Ravussin E et al. Effects of endurance running and dietary fat on circulating ghrelin and peptide YY. J Sports Sci Med 2009; 8: 574–583

[16] Schek A. Ernährung des Leistungssportlers im Training und Wettkampf. Ernährungs-Umsch 2014; 7: M370–M378

[17] Scientific Committee on Food (SCF). Report of the Scientific Committee on Food on composition and specification of food intended to meet the expenditure of intense muscular effort, especially for sportsmen: Protein and protein components. 50 S. European Commission, ed. Health&Consumer Protection Directorate-General. Febr. 2001. http://ec.europa.eu/food/fs/sc/scf/out64_en.pdf (18.12.2014)

[18] Shi X, Gisolfi GV. Fluid and carbohydrate replacement during intermittent exercise. Sports Med 1998; 25 (3): 157–172

[19] Tsintzas OK, Williams C, Singh R et al. Influence of carbohydrate-electrolyte drinks on marathon running performance. Eur J Physiol 1995; 70: 154–160

[20] Williams MH. Ernährung, Fitness und Sport. Dt. Ausg. Rost R, Hrsg. Berlin: Ullstein Mosby Verlag; 1997

10 Sportartspezifische Wettkampfernährung

10.1 Vorwettkampfernährung 3–7 Tage zuvor

Eine **kohlenhydratreiche Ernährung** vor dem Wettkampf und damit gefüllte Glykogenspeicher sind für praktisch **jede Sportart** die Leistungsgrundlage.

- **Ausdauersportarten:** Optimale Geschwindigkeit kann länger aufrechterhalten werden. Bei intensiven Belastungsumfängen (z. B. Marathon) bedeuten superkompensierte Glykogenvorräte einen Leistungsvorsprung.
- **intervallartige Belastungen (Spiel- und Kampfsportarten):** gefüllte Glykogenvorräte für einen stabilen Blutzuckerspiegel und die Regeneration von ATP (bzw. KrP), das durch immer wiederkehrende anaerob-laktazide Belastungsspitzen (z. B. Sprints) verbraucht wird. Gerade Spielsportarten wie Fußball sind glykogenentleerende Disziplinen (hoher Anteil an Ausdauerbelastung/Laufleistung).
- **Schnellkraft (Hoch-, Weit- und Stabhochsprung; andere Leichtathletikdisziplinen, Skispringen etc.)** und **Kraftsport (Gewichtheben, Wurf- und Stoßdisziplinen):** Schnellkraft- und Kraftausdauerbelastungen verlangen eine anaerobe-laktazide Energiegewinnung, die sich durch mehrere Starts am Wettkampftag wiederholt → Regeneration der energiereichen Phosphate
  Bodybuilding: Die Muskeln erscheinen durch mit Wasser eingelagertes Glykogen im Muskel praller (in Maßen anwendbar, da die Definition darunter leidet).

Praxistipp

Neben dem Grundsatz nicht nüchtern an den Start zu gehen, muss vor dem Wettkampf ausreichend **Flüssigkeit** aufgenommen werden: ca. **500 ml** stilles **Mineralwasser innerhalb von 2 Stunden zuvor** und bei Hitze nochmals ca. 250 ml 30 Minuten vor dem Start (siehe Kap. 16.5).

10.2 Während des Wettkampfs – Empfehlungen für verschiedene Sportarten

Allgemein gilt:

- genügend trinken (siehe Kap. 16) und dabei die individuell verträgliche Trinkmenge beachten
- Von zentraler Wichtigkeit für **jeden** Sportler ist ein **stabiler Blutzuckerspiegel**, d. h. die Kohlenhydrataufnahme vor und ggf. während des Wettkampfs
- ab 90 Minuten Wettkampfdauer: Während des Wettkampfs kohlenhydratreiche, gut verträgliche, proteinarme Lebensmittel aufnehmen.

Die folgenden Ernährungsempfehlungen für die Ernährung im Wettkampf nach diversen Sportarten (▶ Tab. 10.1, ▶ Tab. 10.2) lassen sich natürlich auch auf Nichtwettkampf-Belastungen übertragen, die entsprechend anstrengend sind.

10.3 Literatur

[1] American College of Sports Medicine (ACSM). Position stand: Exercise and fluid replacement. Med Sci Sports Exerc 2007; 377–390. www.acsm.org (18.12.2014)

[2] Friedrich W. Optimale Sporternährung. Grundlagen für Leistung und Fitness im Sport. 2. Aufl. Balingen: Spitta Verlag; 2008

III

Tab. 10.1 Wettkampfernährung: Ausdauersportarten, Kampfsport (leistungssportlicher Bereich) (Quelle: [1], [2]).

Sportart(en)	Wettkampfdauer: Belastungszeit	Pausen	sportliche Anforderung	Ernährungsanforderung Wettkampf*
Ausdauersportarten				
Marathon, Triathlon, Radsport (Straßenradrennsport, MTB-Rennsport) etc.	mehrere Stunden durchgehend	keine	Ausdauer (aerobe Leistung!), aerobe Kraftausdauer bei Bergstrecken	• superkompensierte Kohlenhydratspeicher • **viel trinken:** alle 10–20 min 150–200 ml stilles Mineralwasser, später: Kohlenhydrat- (6–8 %) Elektrolytgetränk (bei starker Hitze Sportgetränk mit ⅓ Wasser verdünnen); Elektrolytsubstitution ab 4h Belastung • **Nahrung während** des Wettkampfs notwendig, da der Glykogenvorrat nach 2h aufgebraucht ist → Hungerast-Gefahr (trotz verstärkter Fettverbrennung nach 2h) → **Nahrungszufuhr** von ca. 60 g Glukose/h über **feste** Lebensmittel (auf ebenem Streckenabschnitt) und **flüssigen** Getränken und ggf. Gels • individuelle Verträglichkeit der Nahrung prüfen!
Intensive, ausdauerbetonte Belastungen verlangen das anspruchsvollste Ernährungsregime der Sportlerernährung.				
Kampfsport				
Judo	3s–5 min Kampfzeit (3 min Verlängerung/Golden Score); 4–5 Kämpfe pro Tag	10 min–1 h	Schnellkraft, Schnelligkeit, Kraftausdauer; hohe Übersäuerung, Gewichtsklassen (siehe Kap. 12.3)	• **Einwiegen** häufig 2–3h vor Wettkampfbeginn, dann sofort: trinken (stilles Mineralwasser, isotones Elektrolyt-Kohlenhydrat (6–8 %)-Getränk), leicht verdauliche Kohlenhydrate • **Pausen:** je nach Länge flüssige oder feste Energiespender
Karate (Kampfkarate)	2–4 min Kampfzeit; 4–5 Kämpfe pro Tag	2–30 min		

*siehe auch Kap. 4, Kap. 8, Kap. 16.5

Tab. 10.2 Wettkampfernährung: Spielsportarten, Tanzsport (leistungssportlicher Bereich) (Quelle: [1], [2]).

Sportart (en)	Wettkampfdauer: Belastungszeit netto/ Belastungszeit brutto (= inkl. Unterbrechungen)	Pausen	sportliche Anforderung	Ernährungsanforderung Wettkampf*
Spielsportarten (intervallartige Belastungen)				
Fußball	60 min/90 min	Halbzeitpause nach 1. Halbzeit, Unterbrechungen als Trinkpause nutzen	Ausdauer u. Schnellkraft (häufige Sprints)	• gefüllte Kohlenhydratspeicher • **viel trinken:** 500 ml in Halbzeitpause u. kleine Mengen zwischendurch (Hitze im Sommer oder z. T. heiße Hallen → hoher Flüssigkeitsverlust): stilles Mineralwasser/Sportgetränk (Kohlenhydratgetränk) • **keine feste Nahrung** im Spiel notwendig, bei Verlängerung ggf. Kohlenhydrat-Gels
Basketball	4 × 10 min = 40 min/ca. 70 min	Halbzeitpause von 10 min nach 2. Viertel, dazwischen Trinkmöglichkeiten bei Spielereinwechsel (insg. 4 Viertel)	aerobe Ausdauer nur als Basis, Schnellkraft (häufige Sprints), Sprungkraft	
Handball	2 × 30 min = 60 min/ca. 90 min	Halbzeitpause von 10 min nach 1. Halbzeit, Unterbrechungen als Trinkpause nutzen		
Tennis	mehrstündiges Match (variable Spielzeit, ca. 1–2h, u. U. auch > 3h, viele Pausen)	variable Pausen	Schnellkraft, Grundlagenausdauer	• gefüllte Kohlenhydratspeicher • Ernährungsplanung erschwert durch variierende Match-Dauer • **viel trinken:** 1 l/h (Hitze, feuchtes Klima!) • **Nahrung während Match:** Kohlenhydrate in fester u. flüssiger Form
Tanzsport				
Standard, Latein	je nach Weiterqualifizierung: 4–5 Runden mit jeweils 5 Tänzen, Ganztagesveranstaltung	15 min bis mehrere Stunden zwischen den Runden	Grundlagenausdauer, intervallartige Belastungen	• gefüllte Kohlenhydratspeicher • Ernährungsplanung erschwert durch variierende Turnierdauer • **Trinken:** in jeder Tanzpause 200–250 ml stilles Mineralwasser (häufig warmes u. feuchtes Hallenklima) • **Nahrung während Turnier:** Kohlenhydrate in fester u. ggf. flüssiger Form

*siehe auch Kap. 4, Kap. 8, Kap. 16.5

10

III

11 Wettkampfernährung bei Hitze, Kälte oder Magen-Darm-Beschwerden

11.1 Hitze und hohe Luftfeuchtigkeit

Übersteigt die Außentemperatur die eigene Körpertemperatur, ist der Organismus nicht mehr in der Lage über Schwitzen sich ausreichend zu kühlen. Bei einer 100 %igen Luftfeuchtigkeit setzt die Kühlmöglichkeit gänzlich aus und der Flüssigkeitsverlust über Schwitzen verläuft praktisch ins Leere. Bei Hitze und hoher Luftfeuchtigkeit besteht für den Athleten daher die Gefahr einen Hitzeschaden zu erleiden. Die optimale Flüssigkeitsaufnahme ist nicht nur für die Leistungsfähigkeit, sondern auch für die Gesundheit absolut zentral (siehe Kap. 16.5, Kap. 16.7).

Der Wettkampfveranstalter steht in der Pflicht, ausreichend Zugriff auf Trinkversorgungsstationen zu organisieren und bei extremen Bedingungen ggf. den Wettkampf zu verlegen oder gar zu streichen [1].

Praxistipp

- Akklimatisierung einige Tage zuvor, sofern möglich
- individuelle Trinkmenge (Körpergewicht vor und nach dem Sport wiegen) und Trinkstrategie bereits im Training bei unterschiedlichen Temperaturen und Luftfeuchtigkeit ermitteln
- 2 Stunden vor dem Wettkampf: ca. 500 ml verteilt trinken [2] und ca. 30 Minuten vor intensiven Belastungen zusätzlich + 250–500 ml (je nach Verträglichkeit) kühles Getränk → auf „Vorrat“ (Hyperhydratation) trinken [8]
- Zugabe von etwas Kochsalz ins Getränk, Isogetränk oder natriumreiches Mineralwasser (> 400 mg Na/l)
- während des Wettkampfs alle 10–20 Minuten 200–250 ml kaltes Getränk [9]
- nach dem Sport nochmals verstärkt trinken

11.2 Kälte

Die klassischen Vertreter sind Athleten der **Wintersportarten**. Nicht nur im Wettkampf, sondern auch in Trainingsblöcken sind sie der Kälte über Stunden hinweg ausgesetzt. Sämtliche Ski-Disziplinen spielen sich im Freien bei Temperaturen von –20 bis + 10 °C ab. Sportarten in Eishallen werden bei relativ moderaten Temperaturen von 5–10 °C ausgetragen.

Die lange Kälteexposition wirkt sich auf die Ernährungsbedürfnisse aus: Warme Mahlzeiten und Getränke werden bevorzugt, was jedoch häufig an der praktischen Umsetzung bzw. den örtlichen Gegebenheiten scheitert.

Situation für Wintersportler:

- erhöhter Energiebedarf bei Kälte
- kalte Luft ist trockener → Verlust von Wasser über die Atmung
- unzureichendes Angebot an warmer Verpflegung → zu geringe Energie- und Kohlenhydrataufnahme
- Zeitmangel zum Essen aufgrund langer Trainingseinheiten, Besichtigung (z. B. der Rennstrecke), Materialtests etc.

Empfehlung:
Hinsichtlich der Organisation von warmen, bekömmlichen Zwischenmahlzeiten müssen die entsprechenden Randbedingungen geschaffen werden. Hier bieten sich Getränke und Mahlzeiten an, die schnell und einfach mit heißem Wasser zuzubereiten sind (Wasserkocher oder vorbereitete Thermoskanne mit heißem Wasser mitnehmen) [5].

Praxistipp

Beispiele für warme Getränke und Zwischenmahlzeiten

- warmer Tee mit Zucker
- Instant-Sportgetränk + heißes Wasser
- Instant-Suppen
- warmer Getreidebrei
- Pudding/Milchreis (Fertigprodukte ohne Kochen)

Belegte Brote und Sportriegel müssen zum Schutz vor der Kälte z. B. in die Wechselkleidung gut eingewickelt werden.

11.3 Magen-Darm-Beschwerden

Je nach individueller Neigung und mit zunehmender Belastungsdauer kann es gerade im Wettkampf zu gastrointestinalen Beschwerden (Magen-Darm-Krämpfe, Übelkeit, Erbrechen und Durchfall) kommen. Grund hierfür ist, dass der Körper während des Sports die gute Darmdurchblutung zugunsten der Muskel- und Hautdurchblutung verlagert und dadurch der Darm Funktionseinbußen erleidet.

Maßnahmen:

- Das persönlich ideale Ernährungsregime im Training austesten und mögliche Risikofaktoren berücksichtigen!
- Individualisierte Ernährungsempfehlungen und -beratung sind ein Muss, um den Königsweg zwischen dem ergogenen Effekt von optimaler Energie- und Flüssigkeitszufuhr sowie guter persönlicher Verträglichkeit zu finden.
- Die Darmfunktion beim Sport lässt sich zwar nicht trainieren, und hochintensive Belastungen bedeuten eine erschwerte Verdauungsarbeit, durch adäquates Training ist jedoch ein gewisser Gewöhnungseffekt möglich [3]. Hilfreich ist auch, die Flüssigkeits- und Nahrungsaufnahme während des Sports in sehr kleinen Portionen intervallartig alle 15–20 Minuten zu gestalten [2].

Die größte Einflussgröße für das Auftreten von Magen-Darm-Beschwerden ist allerdings die persönliche Prädisposition [6], wobei Frauen gefährdeter sind [3].

Risikofaktoren für Magen-Darm-Beschwerden können sein [3], [6]:

- schlechter Trainingsstatus/Anfänger
- lang anhaltende, sehr kraftzehrende Belastungen (Marathon, Triathlon, 150 km-Radrennen) und Arbeit an der Belastungsgrenze
- Hitze und hohe Luftfeuchtigkeit (vermutlich wegen der geringeren Darmdurchblutung zugunsten der subkutanen Durchblutung)
- Nervosität (Psyche)

Ernährungsfehler:

- Mahlzeit vor dem Wettkampf: zu viel oder zu reich an Ballaststoffen, Fett oder Protein
- während des Wettkampfs: hypertone Getränke
- zu viel Fruktose
- evtl. zu hohe Kohlenhydratmengen bei individueller Sensibilität/nicht gewöhnt sein (Folge: unvollständige Absorption im Darm → Durchfall, Blähungen, Unwohlsein)
- Entwässerung (einhergehend mit Schwäche und Muskelkrämpfen bei sehr langer Dauerleistung)
- zu viel getrunken (Empfehlung < 800 ml/h, [4]
- extrem hohe Flüssigkeitszufuhr bei Ultra-Langstreckenbelastungen (siehe Kap. 16.4)

11.4 Literatur

[1] American College of Sports Medicine (ACSM), American Dietetic Association (ADA), and Dietitians of Canada (DC). Nutrition and athletic performance. Joint Position Statement. Med Sci Sports Exerc 2009; 709–731. www.acsm.org (18.12.2014)

[2] American College of Sports Medicine (ACSM). Position stand: Exercise and fluid replacement. Med Sci Sports Exerc 2007; 377–390. www.acsm.org (18.12.2014)

[3] Brouns F, Beckers E. Is the gut an athletic organ? Digestion, absorption and exercise. Sports Med 1993; 15 (4): 242–257

[4] Burke LM. Fluid balance during team sports. J Sports Sci 1997; 15: 287–295

[5] Osterkamp-Baerens C. Besonderheiten der Ernährung im Wintersport. Aktuel Ernährungsmed 2010; 35: 183–188

[6] Pfeiffer B, Stellingwerff T, Hodgson AB et al. Nutritional intake and gastrointestinal problems during competitive endurance events. Med Sci Sports Exerc 2012; 44 (2): 344–351

[7] Schek A. Ernährung des Leistungssportlers in Training und Wettkampf. Ernährungs-Umsch 2014; 7: M370–M378

[8] Shi X, Gisolfi GV. Fluid and carbohydrate replacement during intermittent exercise. Sports Med 1998; 25 (3): 157–172

[9] Williams MH. Ernährung, Fitness und Sport. Dt. Ausg. Rost R, Hrsg. Berlin: Ullstein Mosby Verlag; 1997

III

12 Ernährungstechniken für den Wettkampf

12.1 Kohlenhydratloading – Ernährungstechnik für Ausdauerbelastungen

Info

Kohlenhydratloading

- **Ziel:** Das Kohlenhydratloading (Glykogen-Superkompensation) zielt auf einen erhöhten Glykogenspeichervorrat insbesondere in der Arbeitsmuskulatur ab.
- **Technik:** In der Woche vor einem Wettkampf kann durch eine Reduzierung der Trainingsbelastung und eine betont kohlenhydratreiche Ernährung (mind. 500 g Kohlenhydrate pro Tag) der Glykogengehalt über den Normalwert hinaus angehoben werden.
- **Nutzen:** Sinnvoll ist der Einsatz dieser Technik nur bei Wettkämpfen mit intensiver Ausdauerbelastung. Der Athlet läuft (bzw. fährt, schwimmt etc.) dadurch kein schnelleres Tempo, er ist aber in der Lage, seine optimale Geschwindigkeit länger aufrechtzuerhalten [22]. Ein superkompensierter Muskel kann also den Abfall der Belastungsintensität verzögern [14].

12.1.1 Was ist unter dem Kohlenhydratloading zu verstehen?

Das Kohlenhydratloading („Kohlenhydrataufladung") stellt eine Ernährungstechnik dar, die das Ziel hat, die Speicherkapazität von Glykogen über den Normalwert hinaus zu steigern. Der Glykogengehalt in Muskulatur und Leber wird superkompensiert.

Dazu wird vor dem Wettkampf die Trainingsbelastung reduziert und gleichzeitig der Kohlenhydratanteil in der Ernährung erhöht. Als Folge vergrößern sich die Glykogenspeicher, wodurch der Körper des Sportlers länger in der Lage ist, intensiven Dauerbelastungen standzuhalten [15], [21]. Das Kohlenhydratloading wird auch als „Glykogenloading" oder **„Glykogen-Superkompensation"** bezeichnet.

12.1.2 Einsatz des Kohlenhydratloadings (Superkompensation)

Die Entleerung des Muskelglykogens hängt von Dauer und Intensität der Belastung ab. Die Belastungsintensität ist anhand von zwei Größen abzuschätzen – an dem prozentualen Anteil der maximalen Sauerstoffaufnahme (% der VO_2 max) oder der maximalen Herzfrequenz. Intensitäten von 65–85 % der VO_2 max oder 75–85 % des maximalen Pulsschlags (220 minus Alter in Jahren) werden u. a. durch den Muskelglykogengehalt limitiert. Sinnvoll ist der Einsatz des Kohlenhydratloadings nur bei intensiven Dauerbelastungen (▶ Tab. 12.1) von mehr als 90 Minuten [22]. Erst hier kommt der Körper an die Grenzen seines Speichervorrates (> 60 min bei 70–85 % der VO_2 max oder > 120 min bei 50–70 % der VO_2 max, [18]). Kein bedeutsamer Nutzen ist zu erwarten, wenn z. B. nur eine Halbmarathonstrecke bestritten wird [23].

Neben den klassischen Ausdauersportarten wie Radfahren, Laufen, Schwimmen etc. können auch

Tab. 12.1 Geeignete und ungeeignete Sportarten zum Kohlenhydratloading (Beispiele; Quelle: [22]).

geeignete Sportarten	ungeeignete Sportarten
Marathon	Spielsportarten
Triathlon	10 km-Läufe
Orientierungslauf (Wettkämpfe von 1,5 h bis zu mehreren Tagen)	Ski alpin
30 km-Läufe	Gehen und Wandern
Ultra-Langstreckenläufe	die meisten Schwimmwettkämpfe
Skilanglauf	die meisten Bahn- und Feldwettkämpfe
Rad „Time Trials" (Zeitfahren)	Rudern
Langstreckenschwimmen	Gewichtheben
Langstrecken-Kanurennen	

bei lange durchgeführten, hochintensiven, intervallförmigen Belastungen (z. B. Spielsport, Intervalltraining) superkompensierte Speicher lohnend sein [23].

Bodybuilder versuchen, ihre Muskeln für den Wettkampftag praller erscheinen zu lassen, indem sie durch Superkompensation im Muskel verstärkt Glykogen und dadurch auch Wasser einlagern. Dieses Vorgehen ist allerdings ein Balanceakt, da eine zu starke Wassereinlagerung die sog. Definition der Muskulatur wiederum mindert.

12.1.3 Technik

Bereits 1939 empfahl man zur Verbesserung der Ausdauerleistung Kohlenhydratdiäten [8]. Später wurde unter der Bezeichnung „Saltin-Diät" beschrieben, dass der Glykogengehalt nur in zuvor entleerter Muskulatur superkompensiert werden könne [2]. Diese Theorie hält sich zwar hartnäckig, ist aber heute eindeutig widerlegt. Eine totale Entleerung durch eine sehr hohe, erschöpfende Belastung ist für die Superkompensation nicht notwendig [22].

Bei der heutigen moderaten Form der Superkompensation wird nach einer intensiven Trainingseinheit die Belastung reduziert und der „normale" Kohlenhydratanteil der Ernährung (50 %) zunächst beibehalten (▶ Abb. 12.1). Drei Tage vor dem Wettkampfstart muss von der Mischkost auf eine sehr kohlenhydratreiche Kost (70–80 % der Kalorien über Kohlenhydrate) umgestiegen werden [22].

Diese moderate Form der Superkompensation, mit einem „Auslaufenlassen" der Trainingsbelastung („Tapering"-Methode) und dem Wechsel von Mischkost (ca. 350 g Kohlenhydrate pro Tag) auf eine sehr kohlenhydratreiche Kost (über 500 g pro Tag) ist für den Athleten schonend und führt zu maximal gefüllten Speichern [21].

Kohlenhydratzufuhr in der Ladephase – die letzten 3 Tage vor dem Wettkampf

Empfehlenswerte Menge und Art der Kohlenhydrate

Zum optimalen Auffüllen der Glykogenspeicher wird eine tägliche Aufnahme von 8–10 g Kohlenhydraten pro kg Körpergewicht empfohlen [9], [13]. Dabei sind 500 g pro Tag das Minimum, welches zur Superkompensation erforderlich ist [21] (▶ Tab. 12.2). Das positive Verhältnis von Kohlenhydrataufnahme zu Speicherung ist nach oben hin begrenzt. Bei ca. 650 g Kohlenhydraten pro Tag ist durch zusätzlich aufgenommene Kohlenhydrate für die Glykogenspeicher kein weiterer Zuwachs zu erwarten. In den letzten 3 Tagen vor dem Wettkampf [13] sollte die Kohlenhydratmenge auf 520–650 g (ca. 70 % der Energie) gesetzt werden!

Praxistipp

Auch zwischen ermüdenden Trainingseinheiten empfiehlt es sich, innerhalb der ersten 24 Stunden 8–10 g Kohlenhydrate pro kg Körpergewicht aufzunehmen [21].

Geeignete Kohlenhydrate zur Superkompensation

Die Art der Kohlenhydrate ist bei einer dreitägigen Ladephase unbedeutend. Mit komplexen Kohlenhydraten sind die Glykogendepots nach 20 Stunden genauso gut gefüllt wie mit einfachen Kohlenhydraten.

Die Aufnahme von **Mono- und Disacchariden** (z. B. über Sportgetränke, Bananen) ist **während** der Belastung (zusammen mit komplexen Kohlenhydraten, z. B. Riegel) oder direkt nach der Trainingsbelastung günstig [23].

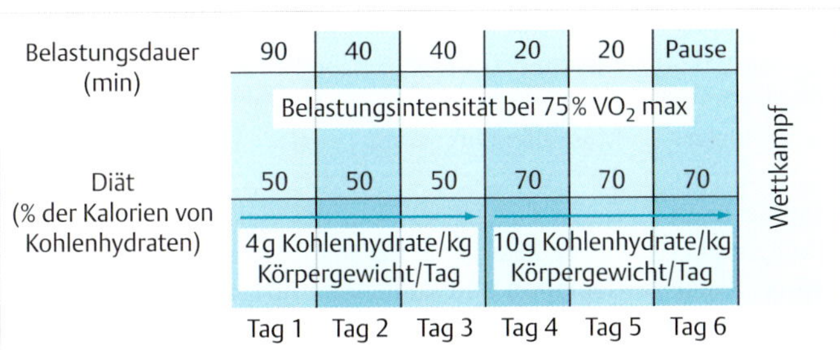

Abb. 12.1 Diät und Belastungsart zur Superkompensation des Muskelglykogens (Quelle: [22]).

Tab. 12.2 500 g Kohlenhydrate liefern die dargestellte Lebensmittelzusammensetzung (Beispiel).

	Kohlenhydratgehalt (g)	
Lebensmittel	**pro 100g**	**in der Portion**
1 Tasse (40g) Früchte-Müsli (ohne Zucker)	68	27
2 Scheiben Weizentoastbrot (je Scheibe 20g)	48	19
30 g Konfitüre	66	20
2 Scheiben Vollkornbrot (je Scheibe 50g)	41	41
1 Glas Grapefruitsaft (250 ml)	7	18
1 Banane (150g)	21	32
1 Apfel (125g)	11	14
1 Stück Trockenkuchen (50g)	52	26
150 g Nudeln (eifrei, Trockengewicht)	75	113
100 g Vollkornnudeln (Trockengewicht)	64	64
1 Becher Früchtejoghurt (150g)	14	20
1 Tasse Weintrauben (100g)	15	15
2 Scheiben Roggenmischbrot (je Scheibe 40g)	44	35
80 g Reis poliert (Trockengewicht)	78	63
Summe		**507**

Werte berechnet nach [24]

Nach dem Training ist Lebensmitteln aus **komplexen Kohlenhydraten** der Vorzug zu geben: Die besonders gesunde Variante mit vollwertigen Kohlenhydratträgern (Vollkornbrot, -nudeln) versorgt den Körper mit deutlich mehr Mikronährstoffen. Der Vollkornanteil sollte für die Phase der Superkompensation aber auch nicht zu hoch liegen, denn Vollkorn sättigt deutlich mehr und belastet ggf. den Verdauungstrakt. Viele Athleten haben ohnehin mit dem Volumen der kohlenhydratreichen Lebensmittel zu kämpfen. Daher empfehlen sich für die Zeit der Superkompensation **bekömmliche, stärkereiche Lebensmittel**, wie beispielsweise Mischbrote, polierter Reis, Kartoffeln oder Nudeln, kombiniert mit Gemüse. Kohlenhydratreiches Obst, Früchtepürees, Riegel oder Getränke können unterstützend verzehrt werden, um die notwendige Kohlenhydratmenge zu erreichen.

Praktischer Nutzen der Superkompensation

Die Ausdauerleistung steht während submaximaler Belastung (60–75 % der maximalen Sauerstoffaufnahme) in enger Verbindung zum Muskelglykogengehalt. Das maßgebliche Ziel der Superkompensationstechnik für den Ausdauerathleten ist es, die Lauf- oder Schwimmgeschwindigkeit bei ausreichend hohen Kohlenhydratvorräten lange hochhalten zu können. Weiterhin sichert ein hoher Glykogengehalt in der Leber einen konstanten Blutzuckerspiegel und wirkt somit leistungsstabilisierend [21].

Dagegen tragen niedrige Muskelglykogenspiegel zur Ermüdung bei bzw. können zur vorzeitigen Erschöpfung führen [21]. Die Fortbewegungsgeschwindigkeit muss dann deutlich gedrosselt werden, damit der Körper stärker Lipolyse betreiben kann [14].

Vor dem Wettkampf 1 Tag Pause!

Wird die **Ruhephase** vor dem Wettkampf eingehalten, kann es zu einem zwei- bis dreifachen Anstieg des Muskel- und fast zweifachen Anstieg des Leberglykogens über den Normalwert hinaus kommen [13]. Ein positiver Leistungseffekt ist dann, wie schon zu Beginn erwähnt, bei einem Belastungsumfang von mehr als 90 Minuten zu erwarten [22].

Ausdauertrainierte haben prinzipiell einen höheren Glykogengehalt (140 bis über 230 mmol pro kg Muskelfeuchtgewicht) als Untrainierte (70–110 mmol/kg). Ihr hoher Grundgehalt kommt durch das Zusammenspiel von chronischer sportlicher Belastung, daraus resultierender Glykogendepletion und kohlenhydratreicher Ernährung zustande [9]. Demnach ist von einer gezielt eingesetzten Superkompensation vor dem Wettkampf angesichts eines schon hohen Glykogenniveaus noch ein diskreter Nutzen von 20–40 % über den Normalwert hinaus zu erwarten [21]. Vereinfacht gesagt, je höher die Ausgangskonzentration bereits ist, desto geringer fällt der zusätzliche Nutzen aus, der erreicht werden kann.

In der Praxis wird von den meisten Spitzenathleten vor Wettkämpfen auch keine strenge Diät eingehalten, sondern lediglich auf eine sehr kohlenhydratreiche Kostform geachtet („Spaghetti-Party"), wie es auch die Superkompensation fordert [10]. Das Glykogenloading kann mehrmals während der Wettkampfsaison durchgeführt werden [22].

Verschiebung des Wettkampfstarts

Ein superkompensierter Muskelspeicher kann bei moderater Kohlenhydratdiät über drei Tage hinweg aufrechterhalten werden. Voraussetzung ist allerdings ein Aussetzen des Trainings, was wiederum – länger als drei Tage betrieben – schädlich für die Leistung ist. Der Leberglykogengehalt sinkt unter den gleichen Bedingungen (Ruhe und moderate Kohlenhydrataufnahme) nach zwei Tagen wieder auf sein normales Level [23].

12.1.4 Gründe für ein Ausbleiben der Superkompensation

- **fehlende Ruhepause**
  Während der Ladephase – den letzten drei Tagen vor dem Wettkampf – muss die Trainingsbelastung gering gehalten werden. Am Tag vor dem Wettkampf steht eine Ruhepause an und auch kleine Trainingseinheiten sind zu meiden. Einschlägige Studien zeigen, dass schon geringe Belastungen wie leichte Läufe das Aufladen behindern [3], [11]. Nach einer Hypothese scheint dafür ein anhaltend hoher Spiegel des Hormons Adrenalin der Grund zu sein [3].
- **zu hohe Belastung**
  Führt eine zu hohe Belastungsintensität in der Woche vor dem Wettkampf zu Überlastungssymptomen wie Schädigungen an Muskelfasern, insbesondere durch Laufen (beim Schwimmen und Radfahren kommen Muskeltraumata in weitaus geringerem Maße vor), können genau die am meisten beanspruchten Muskelfasern weder komplett aufgefüllt noch superkompensiert werden. Indikatoren für die Beanspruchung sind u. a. die Hormone Testosteron und Kortisol. Ein hoher Kortisol- und niedriger Testosteronspiegel sind bezeichnend für hohe Belastungen des Körpers. Es wird vermutet, dass ein niedriger Gehalt an Testosteron die Glykogenresynthese einschränkt [11].

12.1.5 Nachteile

Jede Kohlenhydratspeicherung im Körper geht mit einer Wassereinlagerung einher, was zu einer Gewichtszunahme führt. Ein Gramm Glykogen bindet ca. 2,6 ml Wasser. Folglich wäre bei 300 g Glykogen mit ca. 800 g Wassereinlagerung und damit mit einer Gewichtszunahme von 1,1 kg zu rechnen [2]. Die energetischen Vorteile durch hohe Reserven an Glykogen, dem effektivsten Brennstoff, überwiegen aber bei Weitem [23].

Lässt sich aus dem Körpergewicht ein genauer Wert über den Muskelglykogengehalt ableiten?

Nein, denn die Einlagerung von Wasser mit Glykogen unterliegt Schwankungen [21]. Ebenso variabel verhalten sich der Körperfettanteil und das Wassergleichgewicht (extrazellulär) im Körper [2].

> **Merke** M!
>
> **Vorsicht** mit dem Kohlenhydratloading ist bei Personen mit Diabetes mellitus, hohen Blutfettwerten oder Magen-Darm-Problemen geboten [23]. Bei der ohnehin nicht zu empfehlenden klassischen „alten" Form (sog. „Saltin-Diät") der Superkompensation kann es zu physischen (z. B. Unterzuckerung, Magenprobleme) und psychischen Störungen (z. B. Erschöpfungsgefühl) kommen [15].

In der Wettkampfperiode sollten generell keine drastischen Änderungen der Ernährungsform vorgenommen werden. Vielmehr muss schon während des regulären Trainings der Stoffwechsel an eine kohlenhydratreiche Ernährung gewöhnt werden [23].

12.2 Gewichtsreduktion

Ein geringes Körpergewicht kann aus Gründen der Biomechanik (Laufsport, Langlaufsport, Skispringen, Kunstturnen Männer), der Ästhetik wegen (Kunstturnen Frauen, Ballett, Eiskunstlauf) oder zur Erlangung einer niedrigen Gewichtsklasse (Kampfsport) im Sport erstrebenswert sein. Unabhängig davon, ob unterkalorisch gegessen wird, um gerade zu Beginn der Wettkampfsaison Gewicht abzunehmen oder um das niedrige Gewicht zu halten, sollte eine „langsame“ und realistische Gewichtsreduktion geplant werden. Empfehlenswert ist eine **energiereduzierte** (siehe auch Kap. 10), **fettkontrollierte** „gesunde“ **Mischkost**. Wird die Nahrungsaufnahme stark eingeschränkt, muss immer bedacht werden, dass ein Energiemangel zu erhöhter Anfälligkeit für Krankheiten, Muskelmasseverlusten und Leistungsminderung führen kann [16]. Zugleich wird bei langfristigen Reduktionsdiäten der Körper häufig unzureichend mit Mikronährstoffen versorgt.

Um zu vermeiden, dass es durch zu hoch gesteckte Ziele zu gesundheitlichen Komplikationen kommt, die zwangsläufig zu Leistungseinbußen führen, empfiehlt es sich vor der Diät den Körperfettanteil zu bestimmen. Gemeinsam mit Athlet und Trainer kann dann frühzeitig eine realistische Gewichtsoptimierung vorgenommen werden [5].

12.3 „Gewichtmachen“ – Technik bei Kampfsportarten und im Bodybuilding

In Sportarten mit Gewichtsklassen (z. B. Boxen, Ringen, Judo) wird versucht, vor dem Wettkampf das Gewicht in wenigen Tagen noch einmal zu reduzieren, um in die leichtere Gewichtsklasse zu gelangen. Auch im Bodybuilding ist diese Methode verbreitet. Hier dient es der besseren Definition des Muskels. Die kurzfristige Gewichtsabnahme, vorwiegend über Flüssigkeitsrestriktion, wird als **„Gewichtmachen“** bezeichnet. In der Regel werden ausgehend vom Trainingsgewicht 5–10 % weniger Gewicht angestrebt. Die Deutsche Gesellschaft für Sportmedizin (DGSM) hält maximal 3 % Gewichtsverlust innerhalb von 5–7 Tagen für vertretbar [4].

12.3.1 Praktiziertes Vorgehen

Drei bis vier Wochen vor dem Wettkampf verordnen sich diese Sportler eine Diät mit weniger Energie. Wenige Tage und/oder am Tag vor dem Wettkampf bzw. **Wiegen** wird mit dem sog. **„Abkochen“** begonnen: Es wird weniger getrunken, die Salzaufnahme wird reduziert und zugleich wird die Flüssigkeitsabgabe gefördert. Letzteres wird durch Training in nicht atmungsaktiver, warmer Kleidung (Wärmestau), durch Sauna oder Diuretika (Doping, Elektrolytverluste) erreicht [17]. Unmittelbar nach dem Wiegen werden Elektrolyt-Glukose-Sportgetränke konsumiert, um zum Start möglichst wieder rehydriert und fit zu sein. Innerhalb des kurzen Zeitfensters gelingt dies jedoch nicht vollständig [4].

12.3.2 Folgen

Das „Abkochen“ führt zur massiven Entwässerung des Körpers! Damit ist nicht nur die Gesundheit (Herzrhythmusstörungen, Hitzschlag!), sondern auch die sportliche Leistung gefährdet: Die Muskulatur wird nicht mehr ausreichend durchblutet, wodurch es leicht zu Krämpfen kommt [17]. Wird innerhalb von drei Tagen das Körpergewicht um ca. 5 % durch Flüssigkeitsrestriktion reduziert, schlägt sich dies umgehend negativ auf die Maximalkraft aus, auch wenn nach dem Wiegen der Wasserhaushalt wieder ausgeglichen wird [4].

Dass diese Praktiken die Gefahr von Überhitzung und Dehydratation bergen, zeigen in der Vergangenheit Todesfälle durch Hitzschlag im Hochleistungssport tragisch auf [7].

Das empfehlenswerte Vorgehen zur Gewichtsabnahme wird im unten folgenden Abschnitt beschrieben.

12.3.3 Ernährungsempfehlung für den Wettkampftag

Mit dem Ernährungstiming muss im Kampfsport je nach Ablauf des Wettkampfs variabel reagiert und bei der Lebensmittelauswahl auf gute Verträglichkeit geachtet werden. Allgemeine Tipps werden im Folgenden genannt:

- **nach der Waage:** reichlich isotones Elektrolyt-Glukose-Getränk (6–8 % Kohlenhydrate und 400–1100 mg Na/l) und natriumreiches Mineralwasser (> 600 mg Na/l) trinken [4]
- Liegt der Abstand zwischen Wiegetermin und Kampfbeginn unter 3 Stunden, sollte keine feste Nahrung aufgenommen werden, um die Magen-Darm-Passage des Getränks nicht zu beeinträchtigen. Empfehlung: Kohlenhydrat- und elektrolythaltige Isogetränke regelmäßig über die Zeit hinweg aufnehmen [20].
- Waage mit Abstand > 3 Stunden: kohlenhydratreiche, ballaststoffarme Nahrung (Laugenbrezel,

Instant-Suppe, Brötchen mit Käse) und natriumreiches Mineralwasser
- zwischen den Kämpfen: ausreichend und nach individueller Verträglichkeit trinken (Schorle, Isogetränk) und bekömmliche Kohlenhydratspender in kleinen Portionen essen (Bananenstücke, feine Energieriegel, Fruchtschnitten)

M!

Merke

- Aufklärung von Sportlern und Trainern über Gesundheitsgefahren!
- kein Gewichtmachen bei Kindern und Jugendlichen [4]!

12.4 Empfehlenswertes Vorgehen zur Gewichtsreduktion

Für langfristigen Erfolg bei der Gewichtsabnahme ohne Einbußen bei der sportlichen Leistungsfähigkeit ist von Crash-Diäten oder einseitigen Kostformen unbedingt abzuraten. Sie führen zu einer Mangelernährung an wichtigen Nährstoffen, einer Überladung an Fett, Cholesterin und Eiweiß (z. B. Diät nach Atkins) sowie Verstopfung und Heißhunger. Auch bergen sie durch das Hungergefühl ein erhöhtes Risiko für Essstörungen.

Hintergrundwissen

Die Atkins-Diät liberalisiert die Eiweiß- und Fettaufnahme und verbietet kohlenhydrathaltige Lebensmittel. Der Körper ist mit dieser Diät fehlernährt, da es zu einem Mangel an Kohlenhydraten, Ballaststoffen, Vitaminen und Mineralstoffen kommt [20].

Der vermeintliche Erfolg eines schnellen Gewichtsverlustes zu Beginn einer Diät ist nur auf den Verbrauch der Glykogendepots zurückzuführen. Dieses Defizit an Kohlenhydraten wirkt sich fatal auf die sportliche Leistungsfähigkeit aus [20]. Leistungserhaltend kann wie folgt Gewicht reduziert werden:

- **keine** kurzfristigen starken Gewichtsreduktionen (**„schnelles“ Gewichtmachen**); akzeptabel: 3 % Gewichtsverlust über ca. 5 Tage [4], maximal 0,5–1,0 kg pro Woche [18]
- **frühzeitige** und **realistische Gewichtsplanung** [4]. So gelingt die Gewichtsabnahme auch durch eine moderate Kalorienrestriktion. Werden täglich 1000 kcal weniger als der Bedarf aufgenommen, kann mit 1 kg Gewichtsabnahme pro Woche gerechnet werden [12].
- **Körperfettanteil-Untergrenze** aus gesundheitlichen Gründen einhalten: 5 % Männer, 12 % Frauen [1], [6]
- **sanfte Gewichtsabnahme** von ca. 1,3 kg Körpergewicht über ca. zweiwöchige Diätphase (→ keine Leistungseinbußen [4]
    - mindestens 1200 kcal/Tag + trainingsbedingter Energieverbrauch (Schätzung, siehe auch Kap. 10)
    - nährstoffdichte, kalorien- und fettreduzierte (!), kohlenhydratbetonte Mischkost mit hochwertiger Eiweißqualität (Qualität statt Quantität) → Vermeidung einer Unterversorgung mit Vitaminen und Mineralstoffen sowie eines defizitären Glykogenspeichers [20]
    - **energiereduzierte Mischkost:** Obst, Gemüse, Getreideprodukte (auch vollwertige), fettarme Milchprodukte und moderate Mengen an magerem Fleisch/Fisch, Eiern und Pflanzenölen (essenzielle Fettsäuren)
- Bei einer längerfristigen Diätphase mit ggf. ungünstiger Ernährungsweise oder einer sehr niedrigen Energieaufnahme ist u. U. ein Multivitamin-Mineralstoffpräparat ratsam [20], das mit der Dosierung bei maximal 50–100 % des empfohlenen Tagesbedarfs liegen sollte [23].

12.5 Literatur

[1] American College of Sports Medicine (ACSM), American Dietetic Association (ADA), and Dietitians of Canada (DC). Nutrition and athletic performance. Joint Position Statement. Med Sci Sports Exerc 2009; 709–731. www.acsm.org (18.12.2014)

[2] Bergström J, Hultman E. Muscle glycogen synthesis after exercise: an enhancing factor localized to the muscle cells in man. Nature 1966; 210: 309–310

[3] Bonen A, Ness GW, Belcastro AN et al. Mild exercise impedes glycogen repletion in muscle. J Appl Physiol 1985; 58: 1622–1629

[4] Braumann K-M, Urhausen A. Standards der Sportmedizin: Gewichtmachen. Dt Z Sportmed 2002; 53: 254–255

[5] Braun H. Besonderheiten der Ernährung in Sportarten mit Gewichtsklassen. Aktuel Ernährungsmed 2010; 35: 178–182

[6] Carlsohn A, Mayer F. Ernährung im Ausdauersport. Aktuel Ernährungsmed 2010; 35: 173–177

[7] Centers for Disease Control and Prevention (CDC). Hyperthermia and dehydration – related deaths associated with intentional rapid weight loss in three collegiate wrestlers – North Carolina, Wisconsin, and Michigan, November–December 1997. J Am Med Assoc 1998; 279: 824–825
[8] Christensen EH, Hansen O. Arbeitsfähigkeit und Ernährung. Skand Arch Physiol 1939; 81: 160–171
[9] Costill DL. Carbohydrate for exercise: Dietary demands for optimal performance. Int J Sports Med 1988; 9: 1–18
[10] Dickhuth H, Röcker K, Horstmann T et al. Die Bedeutung der Kohlenhydratzufuhr für die maximale Leistungsfähigkeit von Ausdauersportlern. Aktuel Ernährungsmed 1991; 16: 68–72
[11] Fogelholm GM, Tikkanen HO, Näveri HK et al. Carbohydrate loading in practice: high muscle glycogen concentration is not certain. Brit J Sports Med 1991; 25: 41–44
[12] Friedrich W. Optimale Sporternährung. Grundlagen für Leistung und Fitness im Sport. 2. Aufl. Balingen: Spitta Verlag; 2008
[13] Goforth HW, Arnall DA, Bennett BL et al. Persistence of supercompensated muscle glycogen in trained subjects after carbohydrate loading. J Appl Physiol 1997; 82: 342–347
[14] Hultman E, Greenhaff PL. Ernährung und Energiereserven. In: Shephard RJ, Astrand PO, Hrsg. Ausdauer im Sport. Eine Veröffentlichung des IOC in Zusammenarbeit mit der FIMS. Köln: Deutscher Ärzte-Verlag 1993; 137–144
[15] Jakob E, Tils A, Aramendi J et al. Zum Einfluss der Kohlenhydrate auf die Leistungsfähigkeit im Skilanglauf. Dtsch Z Sportmed 1992; 43: 5–13
[16] Kreider RB, Wilborn CD, Taylor L et al. ISSN (International Society of Sports Nutrition) exercise&sport nutrition review: Research&recommendations. J Int Soc Sports Nutr 2010; 7: 1–43
[17] Oppliger RA, Nelson Steen SA, Scott JR. Weight loss practices of college wrestlers. Int J Sport Nutr Exerc Metab 2003; 13: 29–46
[18] Schek A. Die Ernährung des Sportlers. Empfehlungen für die leistungsorientierte Trainingspraxis. Ernährungs-Umsch 2008; 6: 362–370
[19] Schek A. Kohlenhydrate in der Ernährung des Ausdauersportlers. Ernährungs-Umsch 1997; 44: 434–440
[20] Schek A. Top-Leistung im Sport durch bedürfnisgerechte Ernährung. Trainer Bibliothek 36. Deutscher Sportbund. Münster: Philippka-Sportverlag; 2002
[21] Sherman WM, Jacobs KA, Leenders N. Carbohydrate metabolism during endurance exercise. Overtraining in sport; Champaign: Human Kinetics 1998; 13: 289–307
[22] Sherman WM. Muscle glycogen supercompensation during the week before athletic competition. Sports Science Exchange 1989; 2: 1–4
[23] Williams MH. Ernährung, Fitness und Sport. Dt. Ausg. Rost R, Hrsg. Berlin: Ullstein Mosby Verlag; 1997
[24] Wirth W. Kleine Nährwerttabelle der Deutschen Gesellschaft für Ernährung. Heidelberg: Umschau Braus Verlag; 1999

13 Sportliche Energiespender

13.1 Sportriegel – was macht einen guten Riegel aus?

13.1.1 Welche Riegel gibt es?

Im Sport sind zwei Sorten von Riegeln zu unterscheiden: Energieriegel, die hier ausführlich behandelt werden, und Eiweißriegel. Riegel, die als Energieriegel gedacht sind, zielen darauf ab, den Körper mit neuer Energie zu versorgen; sie sind leicht verdaulich. Eiweißriegel stellen „Baumaterial" für die Muskulatur zur Verfügung.

Eiweißriegel

Sie versorgen die Muskulatur mit Eiweiß und Aminosäuren als Strukturelemente. Dies ist keinesfalls als Energieschub für den arbeitenden Muskel zu verstehen (siehe hierzu Kap. 18.5). Sie können im Rahmen eines sehr harten Krafttrainings sinnvoll sein.

Energieriegel: Kohlenhydratspender

Sportliche Belastungen erfordern als Energiequelle primär Kohlenhydrate. Dies ist bereits ab einer Belastungsintensität von 75 % der maximalen Sauerstoffaufnahme der Fall, die einer üblichen Trainingsbelastung im Ausdauersport entspricht [6]. Entscheidend für solche Aktivitäten über eine Stunde ist der Anteil an schnell verwertbaren Energieträgern, den Kohlenhydraten. Ideal sind daher kohlenhydratreiche und sehr fettarme Riegel.

13.1.2 Wie viel Energie sollte der Riegel liefern?

Empfohlen wird eine Aufnahme von etwa **30–60 g Kohlenhydraten pro Stunde** bei lang währenden (**bis 2,5h**) Belastungen [1], [3]. Daran kann der Kohlenhydratgehalt eines Energieriegels gemessen werden. Eine höhere Aufnahme ist bei normalem Blutzuckerspiegel nicht notwendig, da sich die Glukose-Oxidation im Muskel bei Euglykämie (ausgeglichenem Blutzuckerspiegel) nicht über 60 g pro Stunde (0,5–1 g/min) steigern lässt [5], [10].

Bei Dauerbelastungen **über 2,5 Stunden** lässt sich der Wert steigern – optimal sind 60–90 g Kohlenhydrate pro Stunde ([3], siehe Kap. 8.4). Dann ist ein gleichmäßiger Konsum von Kohlenhydratspendern wie Riegel, Bananen und Sportlergetränken etc. unerlässlich.

Nach dem Europäischen Wissenschaftsrat sollte ein kohlenhydratreicher Energiespender für den Sport mindestens **75 %** seiner Energie aus **Kohlenhydraten** bereitstellen. Idealerweise wird noch ein Vitamin-B_1-(Thiamin-) Gehalt von 0,2 mg pro 100 g empfohlen [8], der dann zugesetzt werden müsste (geeignete Vitamin-B_1-reiche Zutaten wären Haferflocken; Anteil im Sportriegel jedoch gering).

Der **Fettgehalt** eines Riegels ist so niedrig wie möglich zu halten, denn die Fettspeicher stellen auch bei sehr schlanken Personen ein nahezu unbegrenztes Energiedepot dar. Stammen ca. **10 %** der Kalorien aus Fett, so ist dies als sehr gut einzustufen. Aus lebensmitteltechnologischen und geschmacklichen Gründen erreichen diesen Wert jedoch viele Riegel nicht. Das Problem hierbei ist, dass bei einem sehr niedrigen Fettgehalt der Riegel hart wird.

Neben der Fettmenge ist noch die **Fettqualität** als gesundheitlicher Aspekt zu nennen. Feste Fette (z. B. Palmfett) bestehen hauptsächlich aus gesättigten Fettsäuren, hingegen liefern pflanzliche, flüssige Öle (z. B. Sonnenblumen- oder Rapsöl) wertvolle ungesättigte Fettsäuren. Als gesundheitlich ungünstig sind „trans-Fettsäuren" zu bewerten; diese entstehen bei der Härtung von flüssigem zu gehärtetem Fett.

13.1.3 Die richtigen Kohlenhydrate für den Riegel

Kohlenhydrate, die für den Körper leicht aufschließbar sind, gelangen schnell ins Blut. Hierzu zählen Glukose, Fruktose sowie Saccharose, die süß schmecken, und Maltodextrin (kurze Zuckerkette aus ca. 6 Glukosebausteinen).

Das Polysaccharid **Stärke** in reiner Form wird ähnlich schnell aufgenommen, gelangt aber gleichmäßiger und langsamer ins Blut, wenn weitere Bestandteile im Riegel (lösliche Ballaststoffe wie Hafer, Vollkornanteil) vorkommen, sodass der Körper kontinuierlich mit Energie versorgt wird (siehe auch Kap. 3.3).

> **Merke**
>
> **Süße Zucker** oder **Maltodextrin** sorgen für einen raschen Energieschub während der Belastung. Direkt nach dem Sport begünstigen sie das Auffüllen der Glykogenspeicher. Der Zuckeranteil im Riegel sollte nicht mehr als die Hälfte betragen, außer der Riegel wird – wie auch Traubenzucker – als rascher und kurzfristiger Energieschub eingesetzt [9].
>
> **Ballaststoffe** bringen zwar keine Energie, wirken aber einem zu starken Blutzuckeranstieg entgegen. Der Ballaststoffanteil darf jedoch auch nicht zu hoch sein (üblich sind ca. 2 g/100g), da Riegel sonst für die sportliche Belastung zu schwer verdaulich sind.

Früchteriegel bestehen hauptsächlich aus Trockenfrüchten und damit aus dem süßen Zucker Fruktose. Sie lassen sich als kurzfristige Energiequelle nutzen und liefern fast alle die empfohlene Menge von mindestens 70 % Kohlenhydraten. Unter Belastung ist wegen der Verträglichkeit darauf zu achten, dass der Ballaststoffanteil nicht zu hoch liegt (s. o.) und wegen des **hohen Fruktosegehalts** (max. 50–60 g, siehe Kap. 8.5.1) nur ein Riegel pro Stunde gegessen wird (individuell testen!). Zu bevorzugen sind Fruchtriegel, denen noch komplexe Kohlenhydrate wie Getreideflocken für lang währende Ausdauer zugesetzt sind (deren Anteil ist meist jedoch recht gering). Bei Riegeln mit Nüssen muss mit einem zu hohen Fettanteil gerechnet werden.

Früchteriegel haben den Vorteil, dass Trockenfrüchte eine natürliche Zutat sind, natürlich schmecken, häufig ohne Aroma (oder auch Emulgatoren etc.) auskommen und eine geschmackliche, fruchtige Abwechslung zu den Sportriegeln darstellen. Riegel mit Oblate verhindern klebrige Hände.

Achtung bei Riegeln mit Zuckeraustauschstoffen!

Zuckeraustauschstoffe (Laktit, Maltit, Mannit, Sorbit, Xylit, Erythrit und Isomalt [Lebensmittelzusatzstoffe als E-Nummern]) sind für den Sport absolut ungeeignet, denn sie binden Wasser und können zu Durchfällen und Blähungen führen (wenn auch erst bei größeren Mengen)!

Auch die Zuckerart **Fruktose**, die als natürliche Komponente in großer Menge in Obst und damit in Trockenfrüchten vorkommt, gehört zu dieser Gruppierung.

Fruktose kann aber wohl „dosiert" nach individueller Verträglichkeit konsumiert werden (siehe Kap. 8.5.1) und bietet **in der Kombination mit Glukose** ggf. sogar einen energetischen Vorteil (siehe Kap. 8.4).

13.1.4 Wie wichtig sind Proteine im Riegel?

Proteine werden beim Sport mit nur unter 5 % zur Energieverbrennung herangezogen. Dies ist auch bei intensiven Kraftbelastungen der Fall. Bei langen intensiven Ausdauerbelastungen steigt in der Endphase der Belastung der Anteil an Protein am Energieumsatz auf bis zu 15 % an, sobald das im Muskel eingelagerte Glykogen zur Neige geht [10].

Direkt nach dem Sport empfiehlt sich die kombinierte Aufnahme von Kohlenhydraten mit etwas Eiweiß zur Unterstützung der Muskelglykogen-Neubildung und der Proteinsynthese [7], [8].

> **Merke**
>
> Ein gewisser Proteinanteil in Energieriegeln ist günstig, um die Muskulatur zu schützen.
> 5 % bis max. 15 % sind ausreichend.

Ein größerer Anteil während des Sports ist unzweckmäßig, da Proteine nicht bzw. in nur sehr eingeschränktem Maße gespeichert werden können. Zudem wird bei ihrer Oxidation noch mehr Sauerstoff benötigt, als dies bereits bei Fetten der Fall ist [10].

13.1.5 Fazit

Der eindeutige und wichtige Vorteil eines **guten** Sportriegels ist, dass er Kohlenhydratquellen mit unterschiedlichen Zugriffszeiten bietet. Im Idealfall ist er auf die Anforderungen eines Stoffwechsels unter Belastung zugeschnitten, d. h. ein entsprechendes Nährstoffprofil und eine gute Magenverträglichkeit (Ballaststoffe gering, Fruktose < 50 g/h, Getreide fein gemahlen) sind garantiert. Zusätzlich liefern manche Riegel zumindest kleine Mengen an **Natrium** (z. B. Isostar High Energy: 92 mg/Riegel, zum Vergleich Isogetränk: ~300 mg/500 ml);

dies erweist sich beim Nachtrinken mit Wasser (pur) als günstig.

Der **ideale Energieriegel** sollte folgende Kriterien erfüllen:

- **fettarm:** Der Fettgehalt eines Riegels sollte so gering wie möglich sein. Werte bis 10 % (= Prozent der Energie/Kalorien aus Fett) sind als sehr gut einzustufen.
- **kohlenhydratreich:** Optimal ist, wenn mindestens 75 % der Kalorien aus Kohlenhydraten stammen [8].
- Kombination aus **verschiedenen Kohlenhydraten:** Neben schnell verfügbaren Zuckern (max. 50 %, Monosaccharide oder Maltodextrin) sollte der Riegel aus reichlich komplexen Kohlenhydraten (Stärke + wenig lösliche Ballaststoffe) bestehen, um für den Organismus Energie mit unterschiedlichen Zugriffszeiten zur Verfügung zu stellen (lange Trainingstage).
- Es gibt Hinweise, dass trainierte Athleten unter kräftezehrenden, langen Belastungen von einem maßvollen **Fruktose**-Zusatz profitieren können (bis 20 g Fruktose + 40 g Glukose pro Riegel, siehe Kap. 8.4).
- Ein kleiner Anteil magenverträglicher **Ballaststoffe** (z. B. Haferkleie) trägt zu einem gleichmäßigen Blutzuckerspiegel bei.
- **Eiweiß**anteil: 5 % (max. 15 %) der Energie aus Eiweiß sind ausreichend.
- Empfehlung: mindestens 0,2 mg Vitamin B_1 (Thiamin) pro 100 g Kohlenhydrate [8]
- **Geschmack und Magenverträglichkeit:** Der Riegel muss **schmecken** und individuell gut **verträglich** sein. Vor dem ersten Einsatz im Sport daher testen! Dies gilt auch für die Art des Einsatzes: Steht eine Bergtour mit eisigen Temperaturen an und wird der fettarme Riegel steinhart, dann ist ein Riegel mit etwas mehr Fett oder ein Käsebrötchen sicherlich die bessere Alternative.
- **Zuckeraustauschstoffe** (z. B. Maltit) gehören nicht in einen Sportriegel (Blähungen und Durchfälle!), trotz ihres Vorteils nicht kariogen zu wirken.

> **M!**
>
> **Merke**
>
> **Generell:** Je weniger intensiv die Belastungsintensität, umso liberaler kann mit dem Fettgehalt umgegangen werden. Ein **energiespendender Sportsnack** sollte aber immer **kohlenhydratreich** (75 %) sein [8] (▸ Tab. 13.1).

13.2 Maltodextrin und Traubenzucker

Gerne nimmt der Sportler weiße Dextroseplättchen (z. B. Dextro Energy) zu sich, wenn der Blutzuckerspiegel abzusinken droht. Was steckt hinter den Begriffen Maltodextrin, Dextrose und Traubenzucker?

Mit der Bezeichnung „Traubenzucker" ist die **Dextrose** gemeint, ein Synonym für das Monosaccharid Glukose.

„Maltodextrin" steht für ein Gemisch aus Mono-, Di- und Polysacchariden. Hergestellt wird Maltodextrin, indem Stärke gespalten wird. Der Geschmack ist durch den Anteil an Mehrfachzuckern kaum süß, fast neutral. Die Produktbezeichnung „Maltodextrin" leitet sich wie folgt her: **Malto**se (Malzzucker) ist ein Zweifachzucker aus zwei Glukosemolekülen, während **Dextr**ose für die Glukose steht.

Die klassischen **Traubenzuckerdrops/-täfelchen** bestehen aus einer Kombination von hauptsächlich Dextrose (Glukose → süß) und einem kleinen Anteil Maltodextrin. Sie liefern in der Regel 90 g Kohlenhydrate pro 100 g, wovon 80 g Glukose sind. Dies erklärt, warum sie als schneller, aber auch nur kurzfristiger Energiespender **während** des Sports gut einsetzbar sind.

Maltodextrinpulver wird gerne Sportgetränken, Gels oder Riegeln zugesetzt. Ein Rezept zum Selbstmixen eines Sportgetränks aus Maltodextrinpulver ist in Kap. 15.4.3 aufgeführt.

Unterschiede und Vorteile von reinem Maltodextrinpulver versus Glukose:

- Maltodextrin und Glukose werden praktisch gleich schnell ins Blut aufgenommen – kein Vorteil [4].
- Maltodextrin bindet weniger Wasser und ist leichter zu trinken, auch wenn der Körper mit Wasser unterversorgt ist.
- Maltodextrin ist ein guter Bestandteil von Sportgetränken oder Gels, weil größere Energiemengen zugeführt werden können, ohne dass das Getränk zu süß schmeckt [4].

Energiegehalt von Maltodextrin:

- pro 100g: 95 g Kohlenhydrate = 380 kcal
- pro 1 Essl.: 9,5 g Kohlenhydrate = 38 kcal

13

Tab. 13.1 Vergleich Energieriegel (Anmerkung: Produkte werden häufig umentwickelt, sodass die Nährwerte variieren können. Prüfen Sie daher Ihr Produkt nach der Nährwerttabelle auf dem aktuellen Produkt. Der hier dargestellte Vergleich soll als Beispiel und Orientierung dienen).

Empfehlung		ca. 65 g/h	max. ½ der KH-Menge		5– max. 15 %	variabel, je nach Verträglichkeit	Fett: 10–15 % (max. 30 %)		Kohlenhydrate: ideal mind. 70–75 %		Protein: 5– max. 15 %	Bewertung
Bestandteile pro 100 g Energieriegel	**Brennwert (kcal)**	**Kohlenhydrate (g)**	**davon Zucker (g)**	**Fett (g)**	**Protein (g)**	**Ballaststoffe (g)**	**der Energie (Energieprozent*)**					
Energieriegel für sehr Sportliche												
Power Bar Energize, Cherry, Cranberry	363	71	42	3,5	11	2	**9,0 %**	niedriger Fettgehalt	**78 %**	hoher KH-Anteil optimal für Leistungserhalt und -steigerung	12 %	Leicht verdaulicher, feiner Riegel mit top Fettgehalt u. ideal hohem KH-Anteil; etwas hoher Zuckergehalt (59 %), aber mit Glc-Frc-Mischung; für den schnellen Energieschub während intensiver Belastungen gut geeignet; für Hochaktive. Riegel basiert auf Frc-Glc-Sirup, Maltodextrin u. Haferflocken (11 %). Konsistenz etwas klebrig
Xenofit Carbohydrate Bar, Aprikose	359	66	24	5,7	10	3	**14 %**		**74 %**		11 %	Leicht verdaulicher, feiner Riegel mit hohem KH- u. ideal niedrigem Zuckergehalt (36 %), Fettwert liegt im gewünscht niedrigen Bereich – ideal für Hochaktive. Riegel basiert auf Glc-Sirup u. Haferflocken (24 %). Natrium: 70 mg/68 g Riegel. Konsistenz etwas gummiartig u. klebrig

Tab. 13.1 Fortsetzung

Empfehlung		**ca. 65 g/h**	**max. ½ der KH-Menge**		**5– max. 15 %**	**variabel, je nach Verträglichkeit**	**Fett: 10–15 % (max. 30 %)**	**Kohlenhydrate: ideal mind. 70–75 %**	**Protein: 5– max. 15 %**	**Bewertung**
Multipower Fruit Power, Original (Äpfel & Rosinen)	346	73	46	3,6	4	k. A.	**9 %**	**84 %**	5 %	Weicher Früchte-Getreideriegel mit top niedrigem Fett- u. hohem KH-Wert, Zuckeranteil mit 63 % recht hoch. Für Hochaktive als gut sättigender Riegel ideal, sofern die müsliartige Struktur unter Belastung gut vertragen wird (viel nachtrinken, austesten). Hauptzutaten: Apfelsaftkonzentrat, Trockenfrüchte u. Haferflocken. Salzgehalt: 110 mg/Riegel (40g)
Isostar high energy, Früchte, Banane	390	73	38	9,2	5	2,9	**21 %**	**75 %**	5 %	Leicht verdaulicher Riegel u. idealer KH-Spender, Zuckergehalt gut (52 %), Fett über dem Idealbereich, aber noch ok – eher für lange Touren mit moderater Intensität; schmackhafte Glasur (kann schmelzen) u. gute Riegelkonsistenz. Hauptzutaten: Haferflocken, Getreideextrudat u. Glc-Sirup. Natrium: 92 mg/40 g Riegel

Tab. 13.1 Fortsetzung

Empfehlung		ca. 65 g/h	max. ½ der KH-Menge		5– max. 15 %	variabel, je nach Verträglichkeit	Fett: 10–15 % (max. 30 %)		Kohlenhydrate: ideal mind. 70–75 %		Protein: 5– max. 15 %	Bewertung
für Sportliche												
Power Bar Natural Energy Cereal, Sweet'n Salty	399	64	20	10,5	10	5	**24 %**	Fettgehalt ok	**64 %**		10 %	Müsliartiger Getreideriegel – gut für ernährungsbewusste Sportler mit moderater Belastungsintensität, liefert lang anhaltende Energie (von KH nur 31 % Zucker), Fettgehalt ok. Für magenempfindliche Personen etwas gewöhnungsbedürftig (mehr Verdauungsarbeit), viel nachtrinken! Riegelgrundlage sind Vollkornhaferflocken (24 %), Glc-Sirup u. Laugen-Brezelstücke (13 %)
Ultra Sports Ultra Bar, Aprikose	389	53	36	7,3	16	6,2	**17 %**	Fettgehalt ok	**54 %**	Stärkeanteil gering	16 %	KH-Menge nur mäßig u. Zuckeranteil mit fast 70 % zu hoch, Fettgehalt ok. Gut verträglicher Riegel, aber etwas klebrig-zähe Masse, mit Oblate
Power Bar ride, Peanut-Caramel	399	47	24	15,5	19	7	**35 %**		**47 %**		19 %	Der Sportriegel wird vom Hersteller als sehr energiereich angepriesen, wobei der Brennwert im üblichen Rahmen liegt. Ungünstig ist der ausgesprochen hohe Fett- und niedrige KH-Gehalt (knapp 50 %! (davon die Hälfte Zucker). Fast 20 % der Energie über Protein – unnötig. Für anspruchsvolle Leistungsbereiche nicht geeignet
Champ Oat Bar, Cranberry-White Choc	438	59	35	19	5	3,8	**35 %**		**49 %**		4 %	Zu viel Fett u. viel zu wenig KH. Haferflockenanteil 37 %, ansonsten primär Glc-Frc-Sirup, Fett u. Cranberries

Tab. 13.1 Fortsetzung

Empfehlung		**ca. 65 g/h**	**max. ½ der KH-Menge**		**5– max. 15 %**	**variabel, je nach Verträglichkeit**	**Fett: 10–15 % (max. 30 %)**	**Kohlenhydrate: ideal mind. 70–75 %**	**Protein: 5– max. 15 %**	**Bewertung**
Fruchtriegel										
Fruchtriegel bestehen zum Großteil aus Trockenfrüchten und damit typischerweise überwiegend aus Fruchtzucker (Frc). Für den Sport können sie nur als kurzfristige Energiequelle eingesetzt werden. Unbedingt austesten wegen der Magenverträglichkeit (Ballaststoffe, Frc-Menge)!										
Alnatura Fruchtschnitte, Mango-Dattel	367	61	61	8,9	6	9,7	**22 %**	**66 %**	6 %	Fruchtriegel aus puren Früchten (Datteln, Mango, Sultaninen) u. Mandeln. Ballaststoffgehalt für den Sport zu hoch (voher zumindest austesten), 100 % Zucker, Fett ok
Allos Fruchtschnitte Granatapfel	356	53	61	11,2	6	7,8	**28 %**	**60 %**	7 %	Fruchtriegel ohne Oblate; Hauptzutat: Rosinen, Mandeln, Äpfel, Granatapfel u. Honig. Fett- (!) u. Ballaststoffgehalt für den Einsatz im Sport zu hoch. Weicher Riegel, aber mit kleinen harten Aprikosenkern-Stückchen
enerBIO (Rossmann), Beeren-Mix Fruchtschnitte	350	61	55	7,8	6	k. A.	**20 %**	**70 %**	6 %	Fruchtriegel mit Oblate. Hauptzutat: Sultaninen, Haferflocken, Honig, Beerensaftkonzentrat u. Mandeln. Zuckeranteil 90 %
Schnee-Koppe, Orangen Fruchtschnitte	343	71	54	3,2	6	3,4	**8 %**	**83 %**	7 %	Riegel mit Oblate. Sehr fettarm u. guter Ballaststoffwert. KH-Gehalt sehr hoch, davon 76 % Zucker. Basis: Glc-Frc-Sirup, Apfelstücke, Orangenpüree + Zucker, Dextrose u. kleiner Anteil Getreideflocken. Mit Magnesium. Aromatisiert

13

Tab. 13.1 Fortsetzung

Empfehlung		ca. 65 g/h	max. ½ der KH-Menge		5– max. 15 %	variabel, je nach Verträglichkeit	Fett: 10–15 % (max. 30 %)	Kohlenhydrate: ideal mind. 70–75 %	Protein: 5– max. 15 %	Bewertung
Seeberger Fruchtriegel Banane-Dattel	295	63	54	0,8	4	7,7	**2 %**	**85 %**	5 %	Praktisch fettfreier Riegel u. damit der Fett-Sieger! Hoher KH-Gehalt, davon aber 86 % Zucker. Natürliche, einfache Rezeptur: ungeschwefelte Aprikosen, Bananen u. Datteln, Kartoffelstärke
Knusperone (Aldi) Obst Riegel Waldfrucht	329	69	48	2	3	9,5	**5 %**	**84 %**	4 %	Riegel mit Oblate. Top im Fettgehalt, aber zu hoher Ballaststoffanteil (Verträglichkeit austesten!), sehr KH-reich u. davon 70 % Zucker. Zutaten hauptsächlich Apfel- u. Dattelstücke, Rosinen u. Vollkorn-Haferflocken, Cornflakes. Aromatisiert
Müsliriegel										
Corny Crunch (Schwartau), Hafer & Honig	459	60	20	19,1	8	k. A.	**37 %**	**52 %**	7 %	Knuspriger Riegel mit Honig. Deutlich zu viel Fett u. zu wenig KH, aber sehr guter Zuckeranteil von nur einem Drittel. Hochwertige Hauptzutaten: Vollkorn-Haferflocken 45 %, Vollkorn-Hafermehl 17 %, Sonnenblumenöl u. Maltodextrin
Corny Classic, Erdbeer-Joghurt	442	63	24	17	7	k. A.	**35 %**	**57 %**	6 %	Hoher Fettanteil, KH zu niedrig, Zuckeranteil gewünscht niedrig (38 %). Hauptzutaten: geröstete Vollkorn-Getreideflocken, Getreidecrispies (mit Zucker), Glc-Sirup, Palm- u. Kokosfett, Joghurtpulver

Tab. 13.1 Fortsetzung

Empfehlung		ca. 65 g/h	max. ½ der KH-Menge		5– max. 15 %	variabel, je nach Verträglichkeit	Fett: 10–15 % (max. 30 %)		Kohlenhydrate: ideal mind. 70–75 %	Protein: 5– max. 15 %	Bewertung
Klassiker zum Vergleich											
Banane (1 Stück, 100g)	94	20	17	0,2	1	1,8	**1,9 %**	super, praktisch kein Fett	85 %	5 %	Unschlagbar niedriger Fettgehalt! Energie-% aus KH top, aber absolute Menge recht niedrig, KH hauptsächlich aus natürlichem Fruchtzucker, Nachteil: Banane ist unpraktisch in Transport und Lagerfähigkeit
Käsebrot: Roggenbrot (2 Scheiben) + Käse (1 Scheibe Emmentaler 45 % Fett i. Tr.) + Butter (5g)	332	37		14,3	14	5,2	**38,8 - %**	zu viel Fettkalorien	45 %	17 %	Käsebrot mit dünnem Belag, dennoch viel Fett. Für die Phase vor der Belastung (mind. 1h zuvor) ein gesunder und guter Energiespender. Alternative: fettarmen Belag wählen. Für niedrige Belastungsintensitäten (Wandern etc.) ist die **Brotzeit** sehr gut geeignet u. **der** Klassiker
Käsebrot light: Roggenbrot (2 Scheiben) + Frischkäse 40 g (20 % Fett i.Tr.) = fettärmerer Belag	228	35	2	6,3	5	5,2	**24,9 - %**		61 %	9 %	Fett- und KH-Anteil noch nicht top, aber als gut zu bewerten. Praktisch ohne Zucker. Ideal für gesundheitsbewusste Sportler mit mittlerer Belastungsintensität u. diejenigen, die sich Zeit zum Brotschmieren nehmen

Tab. 13.1 Fortsetzung

Empfehlung		ca. 65 g/h	max. ½ der KH-Menge		5– max. 15 %	variabel, je nach Verträglichkeit	Fett: 10–15 % (max. 30 %)		Kohlenhydrate: ideal mind. 70–75 %		Protein: 5– max. 15 %	Bewertung
die Unsportlichen – Süßigkeiten												
Knusperone (Aldi) Fitness Riegel Mandel	465	39	k. A.	28	11		54,2-5	Fett-bombe	34 %	sehr viel Zucker, da sehr süß	9 %	Über die Hälfte der Energie ist Fett – für Sportler gänzlich ungeeignet, Zucker nicht deklariert
Milch-schnitte	410	34	30	28	9		61,5 - %		33 %		9 %	Kein Sportlerprodukt, denn über 60 % der Energie stammen aus Fett! Fast 90 % der KH sind Zucker. Unpraktisch für unterwegs, da im Rucksack schnell zerdrückt u. nur begrenzt haltbar

KH: Kohlenhydrate, Glc: Glukose, Frc: Fruktose; k. A.: keine Angaben

13.3 Energy Gels

Energy Gels sind als **schneller Energieschub** konzipiert und das zeigt sich an der Energie-Zusammensetzung: **fast 100 % Kohlenhydrate und 0 % Fett**. Die Hauptbestandteile sind Maltodextrin, Wasser und Glukosesirup oder Fruktose. Daneben kommen häufig noch kleine Mengen an Aminosäuren, Elektrolyte (Kochsalz), ein paar Vitamine und Aroma vor.

Als Kohlenhydrate bestehen die Gels also aus schnell verfügbaren Zuckern, die sich während des Sports gut einsetzen lassen. Der Energiegehalt pro Beutel beträgt etwa 100–200 kcal und liefert 25–50 g Kohlenhydrate (▶ Tab. 13.2).

Für Athleten, die unter sehr hohen Belastungsintensitäten ungern Riegel essen oder bei denen ein hoher Puls das Kauen behindert, ist neben Sportgetränken das Gel eine gute Möglichkeit für einen schnellen, kurzfristigen und in der Regel bekömmlichen Energieschub.

Zu Gels sollten Sportler immer **ausreichend Wasser** oder verdünnte Getränke trinken. Dies ist neben der Flüssigkeitsversorgung auch für die Magenverträglichkeit der Kohlenhydratkonzentrate günstig [2]. Nachteilig am Kohlenhydrat-Gel sind die kürzere Energieversorgung im Vergleich zum Riegel, die geringe Nährstoffdichte und der relativ hohe Preis.

Zur Abfalleinsparung (aus Umweltschutzgründen und auch deshalb, weil auf Touren teilweise der Müll getragen werden muss) sind Produkte zu bevorzugen, die mit wenig Verpackung auskommen und auf einen separaten Schraubverschluss verzichten.

Neu auf dem Sport-Markt sind **Fruchtpürees** im „Quetsch"-Beutel. Ihr Vorteil ist, dass es sich dabei um „recht natürliche" Produkte handelt, die in der Regel zu ⅔ aus Fruchtpüree und etwas Glukosezusatz (Dextrose) bestehen und zudem frei von Aromen und Konservierungsmitteln sind. Ihr Energie- und Kohlenhydratgehalt kommt jedoch nur auf ⅓ an den der klassischen Gels heran. Sie bieten fast ausschließlich schnell verfügbare Monosaccharide (Einfachzucker), vor allem Fruktose. Für die Magenverträglichkeit dürfte der Fruktosegehalt wegen der insgesamt niedrigen Kohlenhydratmenge unproblematisch sein (pro 90g-Beutel: 21 g Gesamt-Kohlenhydrate, kritische Fruktosemenge: 50–60g). Bei intensivem Sporttreiben (Ma-

Tab. 13.2 Vergleich der Energiespender.

Produkt	pro Portion/ Stück	Fett	KH-Menge*, Ziel: 60 g/h	KH-Art	1. Energiebereitstellung 2. Vorhaltezeit
Traubenzuckerdrop	2 Täfelchen (11,5g)	< 1g	22,5 g (davon 20 g Zucker)	Glukose (Dextrose), Maltodextrin	1. Schnell 2. Kurz
isotonisches Sportgetränk	250 ml	–	45–60g	Maltodextrin, Zucker (Saccharose)	
Energy Gel (KH-Gel)	41 g (1 Tüte)	–	26g	Maltodextrin, Fruktose, Glukose (Dextrose)	
Banane	1 Stück (100g)	0,2g	20g	Glukose, Fruktose, Stärke, Ballaststoffe	1. Schnell 2. Länger als Gels, Traubenzuckerdrop etc.
kohlenhydratreicher Energieriegel	55g-Riegel	6–10g	60 g (davon 30–40 g Zucker)	Stärke, Glukose (-sirup), z. T. Ballaststoffe	1. Etwas langsamer als Gels, aber zügig 2. Lange (kürzer bei hohem Glukose-Anteil u. feinem Riegel)
Frischkäse-Sandwich (2 Scheiben Roggenbrot + 40 g Frischkäse)	1 Sandwich	6,3g	35g	vorwiegend Stärke, Ballaststoffe	1. Langsam 2. Sehr lange

KH: Kohlenhydrate

Tab. 13.3 Vergleich Energy Gels „klassisch“ und mit Fruchtpüree/-Konzentrat.

	Bestandteil pro 100 g Gel					
Energy Gels	Brennwert (kcal)	KH (g) (Zucker)	Zuckeranteil (%)	Hauptzutaten	Vorteil	Nachteil
„Klassisches“ Gel (41g-Beutel)	261	65 (24)	37	Maltodextrin, Wasser u. Fruktose	natriumhaltig (210 mg Na/Beutel), guter Maltodextrinanteil u. gute Verträglichkeit	Konservierungsstoffe, Aroma
Gel mit Fruchtsaftkonzentrat (41g-Beutel)	265	66 (34)	52	Fruchtsaftkonzentrat (31 %), Maltodextrin, Wasser, Fruktose u. Glukosesirup	natriumhaltig, enthält ⅓ Fruchtsaftkonzentratanteil (natürliche Zutat)	
„Gel“ mit Fruchtpüree (90g-Beutel)	89	23 (21)	91	Fruchtpürees (74 %), Dextrose (= Glukose), Fruchtpüreekonzentrat, Wasser	natürliches Fruchtprodukt (Püree), frei von Aromen u. Konservierung	**geringer Energiegehalt**, nur Einfachzuckerlieferant, kein Natrium

Gels und Fruchtpürees sind praktisch fett- und proteinfrei. Beispielhaft dargestellt sind Power-Bar-Produkte.
KH = Kohlenhydrate

gen wird empfindlicher) sollten Fruchtpürees, wie auch Früchteriegel, aber maßvoll eingesetzt werden.

Klassische Gels sind energie- und damit kohlenhydratreicher (27 g Kohlenhydrate/41g-Beutel), bestehen hauptsächlich aus Maltodextrin und Einfachzuckern (ca. 40–50 %), tragen zur Natrium-Versorgung bei (ca. 200 mg Na/Beutel) und sind sehr gut magenverträglich.

Wie bei den Sportriegeln und in Kap. 8.4 bereits formuliert, wird angenommen, dass Hochaktive neben der Glukoseaufnahme von einem moderaten Fruktosezusatz profitieren könnten. Die Zutatenliste sollte zuerst Maltodextrin oder Glukose aufführen, erst danach Fruktose (Anordnung nach Mengenanteil). Bei hohen Anteilen an Fruchtpüree oder -konzentrat ist von einem hohen Fruktosegehalt anstelle der Glukose auszugehen – für sehr intensive Belastungen nicht ganz ideal.

Das hier aufgeführte **Gel mit Fruchtsaftkonzentrat** (▸ Tab. 13.3) besteht nur zu ⅓ aus der Saftkomponente, weiterhin aus Maltodextrin und Glukose und liegt damit im Energiegehalt auf dem Niveau eines klassischen Gels. Dabei fällt der Zuckeranteil mit 50 % höher aus.

13.4 Literatur

[1] American College of Sports Medicine (ACSM), American Dietetic Association (ADA), and Dietitians of Canada (DC). Nutrition and athletic performance. Joint Position Statement. Med Sci Sports Exerc 2009; 709–731. www.acsm.org (18.12.2014)

[2] Australian Institute of Sport (AIS). Supplement Fact Sheets Sports Gels. 05.2014. www.ausport.gov.au (18.12.2014)

[3] Burke L, Hawley JA, Wong SH et al. Carbohydrates for training and competition. J Sports Sci 2011; 29 (S 1): S 17–27

[4] Eidgenössische Technische Hochschule Zürich (ETH): Der Glykämische Index (GI). In: Swiss forum for sport nutrition. Aug. 2010. www.sfsn.ch/ (18.12.2014)

[5] Hawley JA, Bosch AN, Weltan SM et al. Effects of glucose ingestion or glucose infusion on fuel substrate kinetics during prolonged exercise. Eur J Appl Physiol 1994; 68: 381–389

[6] Maughan R. The athlete's diet. Nutritional goals and dietary strategies. Proceedings of the Nutrition Society 2001; 61: 87–96

[7] Niles E, Lachowetz T, Garfi J et al. Carbohydrate-protein drink improves time to exhaustion after recovery from endurance exercise. J Exerc Physiol online 2001; 4 (1): 45–51

[8] Scientific Committee on Food (SCF). Report of the Scientific Committee on Food on composition and specification of food intended to meet the expenditure of intense muscular effort, especially for sportsmen: Protein and protein components. 50 S. European Commission, ed. Health&Consumer Protection Directorate-General. Febr. 2001. http://ec.europa.eu/food/fs/sc/scf/out64_en.pdf (18.12.2014)

[9] Stiftung Warentest (TEST). Energie- und Sportlerriegel: Eine Banane tut's auch. 2000; 4: 76–79

[10] Williams MH. Ernährung, Fitness und Sport. Dt. Ausg. Rost R, Hrsg. Berlin: Ullstein Mosby Verlag; 1997

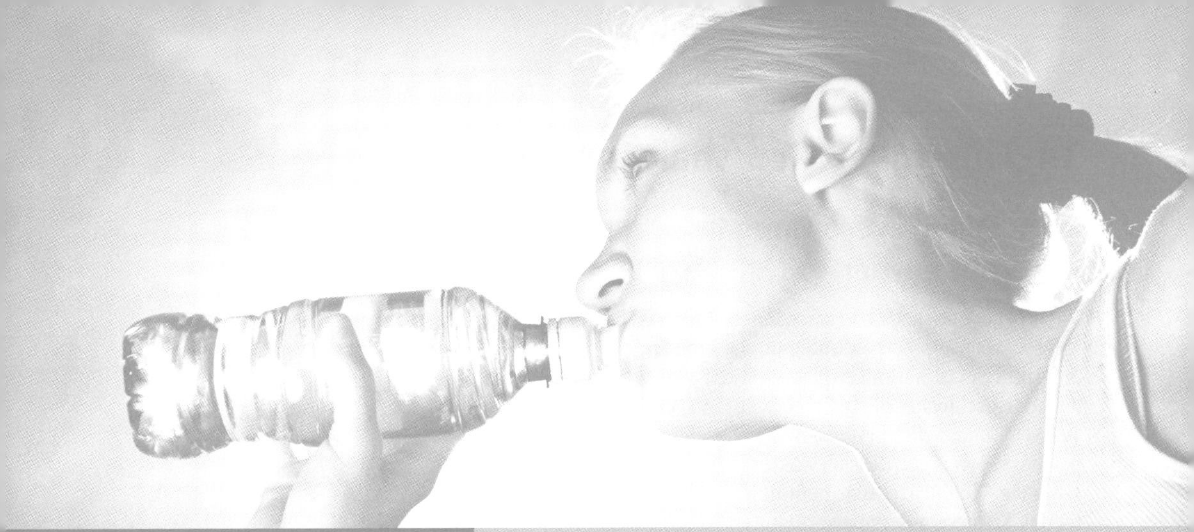

Teil IV

Flüssigkeitshaushalt und Trinken

14 Flüssigkeitshaushalt im Sport

14.1 Wasserverteilung in unserem Körper

Die Körpermasse des erwachsenen Mannes besteht zu 60 % aus Wasser und jene der Frau zu 50 %, aufgrund des höheren Fettgewebsanteils des weiblichen Geschlechts. Fettgewebe enthält ca. 30 % Wasser, sodass dicke Menschen bei gleicher Körpermasse weniger Körperwasser aufweisen als schlanke [7]. Intrazellulär befinden sich zwei Drittel des Körperwassers bzw. 40 % der Körpermasse, während etwa ein Drittel des Körperwassers bzw. 18–24 % des Körpergewichts außerhalb der Zellen vorkommen [4].

Zur extrazellulären Flüssigkeit rechnet man einerseits die in den Blutgefäßen zirkulierende intravasale Flüssigkeit, die ca. 5 % der Körpermasse ausmacht, sowie die in den Zwischenräumen zwischen den Zellen gelegene interstitielle Flüssigkeit, die etwa 15 % des Körpergewichts entspricht [6] (▶ Abb. 14.1).

Als minimal benötigten Wasserbedarf (1,3 Liter Getränke + ca. 0,7 Liter Wasser in der Nahrung) eines 80 kg schweren Menschen beziffert de Marées [7] eine tägliche Menge von ca. 2000 ml (▶ Tab. 14.1).

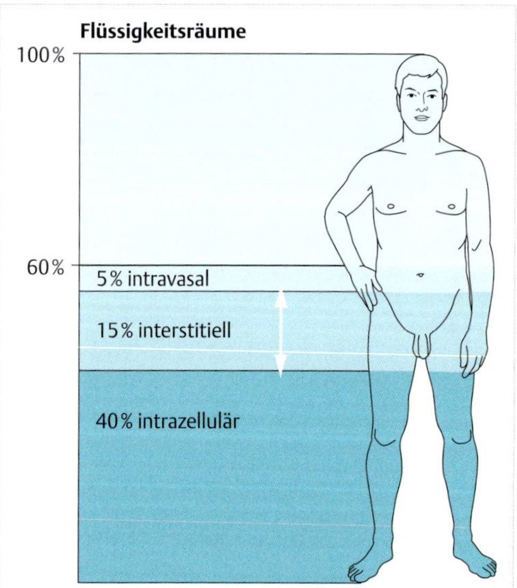

Abb. 14.1 Wasserverteilung im Organismus (Quelle: [6]). Unser Körper besteht zu 60 % aus Wasser. Dieses Wasser ist auf drei Flüssigkeitsräume aufgeteilt, die miteinander im stetigen Austausch stehen.

Tab. 14.1 Wasserbilanz eines 80 kg schweren Menschen (Quelle: [7]).

Wasserbilanz	
2,0 Liter Wasserabgabe	**2,0 Liter Wasseraufnahme**
• 1,0 l Harn • 0,5 l Haut • 0,4 l Atmung • 0,1 l Stuhl	• 1,0 l feste Nahrung • 0,7 l Getränke • 0,3 l Oxidationswasser

Meist liegt die Trinkmenge fast um den Faktor 2 höher, wobei ein Großteil des Wassers dann wieder über die Nieren eliminiert wird.

Die Wasserverteilung im Körper wird durch osmotische Kräfte gesteuert. Diese sind Eiweiße, Mineralstoffe und Spurenelemente, sodass der Wasserhaushalt zwangsläufig eng mit dem Mineralstoffhaushalt zusammenhängt.

Die Aufgaben des Wassers bestehen in seiner Lösungs- und Transportfunktion für wasserlösliche Stoffe sowie in der Wärmeregulation. Nach Konopka [6] verliert der Sportler über die Verdunstung von einem Liter Wasser ungefähr 580 kcal an Wärme. Seinen Angaben zufolge können Untrainierte ca. 0,8 Liter Schweiß pro Stunde produzieren, während die stündliche Schweißproduktionsrate trainierter Athleten 2–3 Liter beträgt. Auf andere Weise kann die über die körperliche Belastung erzeugte Wärme nicht abgegeben werden. Bei Wassermangel sinkt entsprechend das Leistungsvermögen.

Außerdem benötigt der menschliche Körper allein zum Aufbau von einem Gramm Glykogen 2,7 g Wasser [6].

14.2 Flüssigkeitsmangel und Überhitzung

Wird vor oder während des Sports zu wenig getrunken, kann der Körper die durch die Muskelarbeit entstehende Körperwärme nur noch eingeschränkt abgeben [1].

Bei fortschreitendem Wassermangel schränkt der Körper die Schweißproduktion ein. Die sog. **Thermoregulation** (Mechanismus der Wärmeaufnahme, -bildung und -abgabe) schafft es dann nicht mehr, den Körper ausreichend zu kühlen

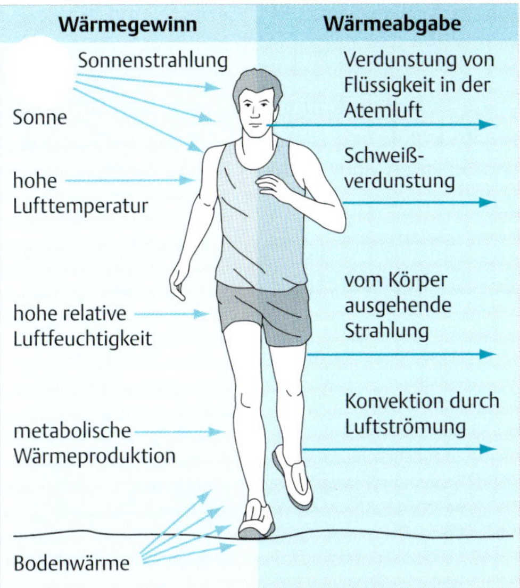

Abb. 14.2 Thermoregulationsmechanismen im Sport (Quelle: [11]). Wärme entsteht hauptsächlich durch körperliche Arbeit und die äußeren Faktoren Sonnenstrahlung, Temperatur, Luftfeuchtigkeit sowie Bodenwärme. Nur über die Schweißbildung kann der Körper effektiv einen Teil der Wärme abgeben: Über die Verdunstung des Schweißes auf der Haut wird der Körper gekühlt. Bei Wassermangel sinken die Fähigkeit der Körperkühlung und damit die Leistung.

(▶ Abb. 14.2). Ein Anstieg der Körpertemperatur und eine Mehrbelastung des Herz-Kreislauf-Systems sind die Folgen [1].

Dahinter verbirgt sich folgender **Mechanismus**: Flüssigkeitsmangel zieht eine Verdickung des Blutes nach sich und gleichzeitig nimmt die Elektrolytkonzentration in Blut und Körperflüssigkeiten zu. Dickes Blut fließt nicht mehr so leicht durch die Adern, das Herz muss kräftiger „pumpen", die Herzfrequenz erhöht sich (ab 5 % Körperwasserverlust). Bedingt durch die verlangsamte Fließgeschwindigkeit des Blutes können die Muskeln nicht mehr ausreichend mit Sauerstoff und Nährstoffen versorgt werden, die Durchblutung der Arme und Beine wird reduziert. Die unzureichende Durchblutung der Hautoberfläche führt zu einer eingeschränkten Schweißbildung, dadurch funktioniert der Kühlungsmechanismus des Körpers nicht mehr optimal und er läuft Gefahr, sich zu überhitzen [8], [11].

Die normale **sportliche Leistungsfähigkeit** sowohl bei Ausdauerbelastungen als auch bei kurzzeitigen Intensivbelastungen wird durch ein Wasserdefizit erheblich reduziert [1]. Bereits mit einem Flüssigkeitsverlust über den Schweiß ab 2 % des Gesamtkörperwassers (2 % entsprechen je nach Gesamtkörperwasser etwa 0,9–1,2 Litern) tritt ein Leistungsabfall auf [10], [11]. Die Neigung zur **Muskelkrampfentstehung** ist hier bereits erhöht [9].

Neben dem Leistungsrückgang können **Schwindel** und **Erbrechen** weitere Folgen sein und die Gefahr der Entstehung von **Hitzeschäden** – gerade bei warmen Außentemperaturen – ist nicht zu unterschätzen [1], [11].

14.3 Signale des Körpers bei Flüssigkeitsdefizit

Das erste Körpersignal für eine Dehydratation (Flüssigkeitsdefizit) ist ein **Rückgang der Leistungsfähigkeit**. Dabei tritt auch das Durstgefühl auf. Durst und die später folgende **erhöhte Herzfrequenz** sind nicht nur Alarmsignale für einen anstehenden Leistungseinbruch, sondern wirken sich bereits von Beginn an negativ auf die Leistung aus. Schreitet der Wassermangel fort, ist neben der Leistung natürlich auch die Gesundheit gefährdet [9]. Vorzeitiger Leistungseinbruch, Konzentrations- und Koordinationsstörungen sowie Überhitzung sind weitere Auswirkungen.

Grundsätzlich sollte der Athlet auch angehalten werden, auf seine **Urinfarbe** zu achten, die bei dunkler Farbe auf eine schlechte Hydrierung und bei heller Farbe auf eine gute Flüssigkeitszufuhr hindeutet [5].

14.4 Muskelkrämpfe

Schmerzhafte Muskelkrämpfe werden meist durch eine Überlastung der betroffenen Muskulatur (hohes Temponiveau, Verlängerung beim Fußballspiel etc.) verursacht. Der Muskel ermüdet und schafft den Wechsel von der Anspannung zur Entspannung nicht mehr problemlos.

Mittlerweile weiß man, dass **Magnesium** keineswegs das Allheilmittel gegen Krämpfe im Sport ist – vielmehr reagiert der Körper auf Über- oder Fehlbelastung.

Sportassoziierte Muskelkrämpfe können grundsätzlich zwei Ursachen haben [3]:

14.4.1 Überbelastung und Ermüdung der Muskulatur

- **Maßnahme:** schonende Dehnung (passive Muskelentspannung), Massagen, Eiskühlung und Belastungsintensität reduzieren
- **Prävention:** gute, individuelle Trainingsvorbereitung, angepasste Belastungsintensität
- **Erkennung:** plötzlich lokal auftretender, konstanter Krampf, der sich durch passives Dehnen und Massieren lindern lässt

14.4.2 Elektrolytmangel

Hier ist der Verlust an **Natrium** (andere Elektrolytverluste wie Magnesium fallen geringer aus) durch starkes Schwitzen zu nennen (bes. bei Hitze, anstrengungsbedingte **„Hitze-Krämpfe"**) – deshalb tritt ein Natriumdefizit nur **während** sehr langen **Dauerbelastungen** auf. Das Australian Institute of Sports weist aber darauf hin, dass keine zweifelsfreie Beziehung zwischen Salzmangel und einer Krampfentwicklung vorliegt [2].

- **Maßnahme:** pausieren, salzhaltiges Rehydratationsgetränk zügig zuführen (akut bei ersten Krampfanzeichen: 3,0 g Salz + 500 ml Getränk, anschließend wieder Getränk mit niedrigerem Salzgehalt von 0,4–1,1 g/l wie Apfelsaft + natriumreiches Mineralwasser oder Sportgetränk). Die Muskelentspannung kann begleitend durch Massieren und Kühlen mit Eis gefördert werden und den Schmerz schnell lindern, bis die Salzaufnahme wirkt (wenige Minuten).
- **Prävention:** individuelle Trinkstrategie austesten, während Belastung ausreichend natriumhaltige Getränke aufnehmen
- **Erkennung:** langsam beginnende Krampfentwicklung bis zu großflächigen, schweren, intermittierenden Krämpfen. Ein Hinweis kann – muss aber nicht – reichliches oder übermäßiges Schwitzen sein (→ Salzniederschlag auf der Haut).

Um als Auslöser von Muskelkrämpfen das Elektrolyt **Magnesium** auszuschließen, ist eine reguläre Blutanalyse leider nicht aussagekräftig genug (siehe Kap. 22.2.2). Eine häufig praktizierte Möglichkeit ist, zeitlich begrenzt mit Magnesium (200–300 mg/Tag) zu substituieren und die Reaktion des Körpers auszutesten. Langfristig sollte dauerhaft magnesiumreich gegessen werden. Dies gelingt, indem Vollkornprodukte, Gemüse und Nüsse einen festen Bestandteil im Speiseplan haben.

Ein Defizit an **Kalium** lässt sich über eine obstreiche Ernährung (Bananen, Orangensaft, Aprikosen, Rosinen oder anderes Trockenobst) ebenfalls gut vermeiden.

14.5 Literatur

[1] American College of Sports Medicine (ACSM). Position stand: Exercise and fluid replacement. Med Sci Sports Exerc 2007; 377–390. 15.11.2007. http://www.acsm.org (18.12.2014)

[2] Australian Institute of Sports (AIS) 2009. Fact sheets: cramps and stiches. 11.2009. www.ausport.gov.au (18.12.2014)

[3] Bergeron MF. Muscle cramps during exercise – is it fatigue or electrolyte deficit? Curr Sports Med Rep 2008; 7 (4): S 50–S 55

[4] Elmadfa I, Leitzmann C. Ernährung des Menschen. Stuttgart: Verlag Eugen Ulmer; 1990

[5] Friedrich W. Optimale Sporternährung. Grundlagen für Leistung und Fitness im Sport. 2. Aufl. Balingen: Spitta Verlag; 2008

[6] Konopka P. Sporternährung. Leistungsförderung durch vollwertige und bedarfsangepasste Ernährung. München, Wien, Zürich: BLV Verlagsgesellschaft mbH; 2002

[7] de Marées H. Sportphysiologie. Köln: Sport&Buch Strauß; 2002

[8] Sanders B, Noakes TD, Dennis SC. Sodium replacement and fluid shifts during prolonged exercise in humans. Eur J Appl Physiol 2001; 84: 419–425

[9] Schek A. Sportlergetränke – Anspruch und Realität. Ernährungs-Umsch 2000; 47 (6): 228–234

[10] Shi X, Gisolfi GV. Fluid and carbohydrate replacement during intermittent exercise. Sports Med 1998; 25 (3): 157–172

[11] Williams MH. Ernährung, Fitness und Sport. Dt. Ausg. Rost R, Hrsg. Berlin: Ullstein Mosby Verlag; 1997

15 Richtig trinken im Sport

15.1 Basiswissen Trinken

Durst ist nur ein bedingter Parameter für den rechtzeitigen Zeitpunkt und die Menge an Flüssigkeit, die der Körper benötigt. Tritt das Durstgefühl auf, kann die Leistungsfähigkeit bereits beeinträchtigt sein [1].

Die Faustregel heißt deshalb:
Trinken, bevor der Durst kommt!

Info

Trinken: wann – wie viel – was

- **weniger als 60 Minuten Sport:** Wird maximal 1 Stunde Sport betrieben, ist es ausreichend, vor (während 2 Stunden zuvor ca. 500 ml [1]) und nach dem Sport Wasser zu trinken.
  Ausnahmen stellen sehr hohe Belastungsintensitäten, hohe Temperaturen und hohe oder sehr niedrige Luftfeuchtigkeit dar, die früheres Trinken erfordern.
- **über 60 Minuten Sport:** Hier sollte auch während der Aktivität getrunken werden (Wasser, Saftschorle). Es empfiehlt sich, mit dem Trinken früh zu beginnen – bei Spielsportarten gleich ab der ersten Pause, bei Ausdauersportarten **alle 20 Minuten ca. 150 ml.**
- **über 90 Minuten oder über 45 Minuten intensive Belastung** (ca. 80 % VO_2 max): Bei längeren bzw. intensiven (Ausdauer-)Belastungen **alle 10–20 Minuten 150–250 ml** trinken [18] → **600–1000 ml/h**, je nach Verträglichkeit und Bewegungsart (ein Völlegefühl stört beim Laufen mehr als beim Radsport). Neben Wasser wirken bei dieser Belastungsdauer auch Kohlenhydrate leistungsfördernd [15].
  Getränke-Empfehlung: Saftschorle (1 Teil Saft + 1–2 Teile Wasser), **Sportgetränk (6- bis 8 %iger Zuckergehalt)** oder kohlensäurearmes, natriumreiches Mineralwasser + feste Nahrung.
- Die richtige Trinkmenge ist individuell (Wiege-Test)! Schweißrate, Körpergröße, Belastungsdauer, Trainingszustand und Möglichkeiten zum Trinken variieren [1].
- **Regeneration:** Nach dem Sport wird empfohlen, die etwa anderthalbfache Menge des Schweißverlustes an Flüssigkeit aufzunehmen [19].

15.2 Flüssigkeitsbedarf

15.2.1 Täglich benötigte Trinkmenge (ohne Sport!)

Ohne Sport oder sonstige Belastungen wird für einen Erwachsenen eine Trinkmenge von etwa 1,5 Liter pro Tag empfohlen [10]. Je nach Körpergewicht kann diese Menge aber stark variieren. Individuell lässt sich die empfohlene Trinkmenge pro Tag (ohne Sport!) wie folgt im **Trinktest** berechnen:

Empfehlenswerte, individuelle, tägliche Trinkmenge (ohne Sport) für Erwachsene:

35 ml × ___ kg Körpergewicht ⇒ ___ ml pro Tag

- Zufuhrempfehlung unter normalen Bedingungen: 30–40 ml pro kg Körpergewicht (Normalgewicht) [20]
- Hinweis zum Körpergewicht:
  - Bei Über- oder Untergewicht muss zuerst das eigentliche Normalgewicht für die Körpergröße über den BMI (Body Mass Index) berechnet werden. Geben Sie zuerst das aktuelle Gewicht ein:
    BMI = Körpergewicht (kg)/Körperlänge (m^2)
  - Der Normalbereich wird für 20–25 kg/m^2 angenommen. Liegt der Sportler nicht in diesem Bereich, muss das eigentliche Normalgewicht errechnet werden:
    22 × Körperlänge $(m)^2$⇒Körpergewicht (kg) (= Normalgewicht)
  - Setzen Sie dieses errechnete „Normalgewicht" in die Trinkformel ein.
- Sportler mit viel Muskelmasse haben natürlich auch mehr Gewicht, aber deshalb noch lange kein Übergewicht (was die BMI-Berechnung aber ergeben würde). Ist dies beim Sportler der Fall, können Sie zur Trinkberechnung das tatsächliche Gewicht eingeben, die BMI-Werte gelten in diesem Fall dann nicht mehr.

15.2.2 Trinkmenge für den Sport

Liegt ein Wasserdefizit vor, werden die Muskelzellen nicht mehr ausreichend mit Sauerstoff und Nährstoffen versorgt [18]. Besonders bei aeroben Ausdauerbelastungen sind die Folgen einer zu starken Entwässerung deutlich zu spüren und treten bei hoher Außentemperatur noch schneller auf [23].

Häufiges Trinken ist kein Ausdruck von fehlender Fitness, ganz im Gegenteil: **Trainierte Sportler schwitzen stärker als wenig Trainierte**. Sie müssen also mehr trinken und kommen bei fehlender Wasseraufnahme rasch in den kritischen Bereich [23]. Dafür ist der Trainierte durch den starken Schweißfluss besser in der Lage, den Körper zu kühlen und sich leistungsfähiger zu halten.

15.2.3 Flüssigkeitsverlust

Mit folgenden Werten kann der Schweißverlust abgeschätzt werden (▸ Tab. 15.1). Je nach Umgebungstemperatur, Geschlecht (Männer schwitzen mehr) und individuellem Schwitzverhalten können sie variieren. Addiert man den Schweißverlust vom Sport zur individuellen täglichen Trinkmenge, erhält man das **Gesamttrinkvolumen**.

M!

Merke

- Das **Durstgefühl** ist kein ausreichender Marker für die vollständig notwendige Wasserzufuhr im Sport. „Freiwillig" würden wir etwa nur zwei Drittel des über Schweiß verlorenen Wassers trinken [1].
- Zudem können die Schweißmengen individuell sehr schwanken. Man sollte sich daher nicht starr auf Pauschalempfehlungen festlegen. Läufe bei gleicher Umgebungstemperatur ergaben Variationsbreiten von 0,5–1,7 Liter Schweiß pro Stunde [25]. Es empfiehlt sich, die tatsächliche, individuelle Schweißmenge über Gewichtskontrollen festzustellen. Dieser **Wiege-Test** (s. u.) ist ganz einfach durchzuführen.

Tab. 15.1 Schweißverlust beim Sport (Schätzwerte; Quelle: [16]).

Belastungsintensität	Schweißverluste (Liter/Stunde)
mäßige Belastungsintensität (kein sichtbarer Schweiß)	ca. 0,5
intensive Belastung (deutlich sichtbarer Schweiß)	ca. 1,0
extreme Belastung, z. B. in Wettkampfsituationen (fließender Schweiß)	ca. 1,5

Schweißverluste variieren – Schweißverlust und Gesamtkörperwasser am Beispiel eines einstündigen Laufs

Wir vergleichen die Schweißverluste eines Breitensportlers mit denen eines Leistungssportlers. Aus leistungsphysiologischer Sicht ist es sinnvoll, den Schweißverlust zum Gesamtwasseranteil des Körpers ins Verhältnis zu setzen:

- **Breitensportler:** Lauf mit 12 km/h → max. 1,2 l Schweiß, bei Frauen entspricht dies bereits etwa 4 % und bei Männern ca. 3 % ihres Gesamtkörperwassers (GKW).
- **Leistungssportler:** Lauf mit 18 km/h → bis zu 1,8 l Schweiß, diese Menge entspricht ca. 3 % des GKW [18].

Die Menge an Gesamtkörperwasser variiert, wie man an den Prozentzahlen sehen kann, nicht nur zwischen den Geschlechtern und den Körpergrößenunterschieden. Auch der Trainingszustand wirkt sich positiv darauf aus. Mit anderen Worten: Je trainierter ein Sportler, desto größer ist sein Gesamtkörperwasseranteil. Schon nach wenigen harten Ausdauertrainingseinheiten erhöhten sich das Plasmavolumen und folglich auch das Gesamtkörperwasser [12].

Wiege-Test

Wie viel Flüssigkeit durch Sport tatsächlich verloren geht, lässt sich am einfachsten durch die Gewichtskontrolle vor und nach dem Sport feststellen [1]. Wiegt man nach dem Training 500 g weniger, entspricht dies etwa der Wassermenge, die über den Schweiß verloren gegangen ist.

$$\text{Schweiß (l)} = \text{Gewicht vorher} - \text{Gewicht nachher (kg)}$$

Wird während der Aktivität etwas getrunken, muss diese Menge noch von dem „Gewicht nachher" abgezogen werden:

$$\text{Schweiß (l)} = \text{Gewicht vorher} - (\text{Gewicht nachher} - \text{Trinkmenge})$$

Bei im Training ermittelten Werten ist zu beachten, dass im Wettkampf im Allgemeinen die Schweißrate noch etwas höher liegt. Das Gleiche gilt für hohe Temperaturen oder Luftfeuchtigkeit [9].

Nach dem Sport geht über den Urin noch zusätzlich Flüssigkeit verloren, auch wenn der Körper dehydriert ist. Deshalb sollte in der **Regeneration** versucht werden, unbedingt über die ermittelten Schweißverluste hinaus Flüssigkeit aufzunehmen (ca. 1,5-fache Menge des Schweißverlustes) [13], [12], [19]!

15.3 Welche Stoffe verliert der Körper über den Schweiß?

Schweiß ist in seiner Konzentration im Vergleich zum Blutplasma hypoton (niedriger konzentriert). Neben dem Hauptbestandteil Wasser enthält Schweiß in erster Linie Elektrolyte (Salze, Säuren und Basen) und in geringerer Konzentration Nährstoffe (z. B. wasserlösliche Vitamine) [23]. Die wichtigsten Elektrolyte sind Natrium und Chlorid (Natriumchlorid). Nach intensivem Sporttreiben findet sich auf der Haut deshalb auch eine leichte Salzschicht.

Ein Liter Schweiß enthält durchschnittlich 2,6 g Kochsalz, wobei der Salzgehalt bei hitzeakklimatisierten Sportlern bis auf 1,7 g pro Liter sinken kann. Im gleichen Zuge wird auch die Salzausscheidung über den Urin reduziert. Neben der **Akklimatisierung** (1–2 Wochen) führt ein guter **Trainingszustand** zu geringeren Mineralstoffverlusten [23], ausgenommen davon sind Magnesium und Kalium [4].

Die **Belastungsdauer** hat – anders als bei den übrigen Mineralstoffen und Vitaminen – auf den Natriumchlorid-Verlust keinen Einfluss; der Körper „spart" also bei langen Sporteinheiten nicht mehr Natrium und Chlorid ein. Der Salzverlust bleibt konstant hoch, weshalb bei schweißtreibenden Ausdauerbeanspruchungen über mehrere Stunden (> 3–4 Stunden) eine Natriumchlorid-Aufnahme erforderlich ist [18]. Besonders bei Hitze sind natriumhaltige Getränke wichtig – ein Salzmangel kann auch Ursache für Muskelkrämpfe sein [5].

Zur schnellen Wiederauffüllung des verlorenen Wassers nach einem hohen Flüssigkeitsverlust wird für ein **Sportlergetränk** folgender Salzgehalt empfohlen: **1,0–2,0 g Kochsalz pro Liter**, wobei die Praxis zeigt, dass Salzzugaben > 1,7 g NaCl/l zu salzig schmecken (siehe auch isotones Getränk, Kap. 15.4.3).

Über normal gesalzene Mahlzeiten lassen sich in der Regel auch hohe Salzverluste problemlos ersetzen [23].

1 g Salz (ca. ⅓ gestr. TL) ist enthalten in
- 1 l (natriumhaltigem) Sportgetränk,
- 2dl Gemüsebouillon,
- 25 g Salzstangen,
- 50 g Brot (2 Scheiben),
- 40 g Cornflakes.

Kalium, Magnesium, Kalzium, Eisen, Kupfer und Zink gehen über den Schweiß nur in geringen Mengen verloren. Ebenso zu vernachlässigen ist der Verlust von Aminosäuren und wasserlöslichen Vitaminen [23].

Magnesium und **Kalium** sind maßgeblich an der Erregbarkeit von Muskel- und Nervenzellen und der Herztätigkeit beteiligt und werden in Zusammenhang mit dem Auftreten von Muskelkrämpfen gestellt [4].
- **magnesiumreich**: Haferflocken, Nüsse, Sonnenblumenkerne, Bananen
- **kaliumreich**: besonders Gemüse (Rosen- und Blumenkohl, grüne Bohnen, Erbsen, Kartoffeln), Feldsalat und Früchte (Bananen!, Aprikosen, getrocknete Sultaninen, Orangensaft)

Praxistipp

Mit einem Glas Orangensaft lässt sich der Kaliumverlust von einem Liter Schweiß ersetzen.

15.4 Geeignete Getränke

Info

- **Wasser** (kohlensäurearmes, natriumreiches Mineralwasser) für alle gemäßigten Belastungen oder bei hochintensiver Aktivität bis ca. 60 Minuten Dauer.
- **Saftschorle** (3 Teile Wasser zu 1 Teil Saft) für mehrstündige Belastungen (alternativ: Mineralwasser + feste Nahrung)
- **isotone Getränke** (mit Maltodextrin) für hochintensive Belastungen über mehrere Stunden (Isogetränke oder Saftschorle mit 2 Teilen natriumreichem Mineralwasser [über 600 mg Natrium pro Liter!] und 1 Teil Saft)

Die Konzentration eines Getränks entscheidet, wie schnell das „herausgeschwitzte" Wasser des Körpers wieder ersetzt werden kann (Rehydratation). Entspricht die Teilchenzahl im Getränk (Konzentration) jener des Blutes, wird das Getränk sehr schnell aus dem Darm aufgenommen und damit der Verlust ersetzt.

15.4.1 Säfte (pur oder nur gering verdünnt), Energy Drinks, Soft Drinks (Sprite, Cola etc.)

Getränke mit einem hohen Anteil (über 290 mmol/l) an einfachen Kohlenhydraten (Fruktose, Glukose) oder Elektrolyten sind im Vergleich zu Blut höher konzentriert. Sie werden als **hyperton** bezeichnet und haben folgende Nachteile:

- langer Verbleib im Magen
- Vor der Aufnahme aus dem Darm müssen hochkonzentrierte Getränke erst durch körpereigenes Wasser verdünnt werden. Diese Wasserabgabe ist während des Sports nicht erwünscht. Zudem ist die Aufnahme erst im unteren Darmabschnitt (Dickdarm) abgeschlossen [18].
- Größere Mengen Fruchtsaft können aufgrund des hohen Fruktosegehalts bei empfindlichen Sportlern zu leichtem Durchfall führen.

Folge: Die Aufnahme von hypertonen Getränken dauert länger als die der geringer konzentrierten. Für den schnellen Ersatz von Flüssigkeit im Sport sind sie daher **nicht** geeignet. In größeren Mengen konsumiert sind Soft Drinks, Säfte etc. wegen ihres hohen Zuckergehaltes aus gesundheitlicher Sicht ungünstig (Kariesgefahr etc.; [18]).

15.4.2 Mineral- und Leitungswasser, Tee (kalt) oder Saftschorle (stark verdünnte Säfte)

Diese Getränke enthalten so wenig gelöste Teilchen, dass ihre Konzentration geringer (**hypoton**) als die des Blutes ist. Ihre Aufnahmegeschwindigkeit aus dem Darm (komplett im Dünndarm) ist schneller als die der hypertonen Getränke, aber etwas langsamer als die der isotonen [18]. Wasser (stark hypoton), das während des Sports getrunken wird, befindet sich nach 10–20 Minuten im Blutkreislauf bzw. im Schweiß [23].

Hypotone Getränke eignen sich daher sehr gut zum raschen Flüssigkeitsersatz [18] und sind am preiswertesten. Wenn zusätzlich feste Nahrung aufgenommen wird, ist Mineralwasser pur zur Rehydratation auch für Belastungen wie einen Marathonlauf gut geeignet [18], [23].

Verdünnt man 1 Teil Saft mit 5 Teilen Wasser (bis mindestens 3 Teile Wasser), ist dieser stark verdünnte Fruchtsaft in seiner Konzentration auch noch hypoton.

Bei der Verwendung von Mineralwässern für den Sport sollte immer die **kohlensäurearme** Variante gewählt werden, um den Magen zu schonen.

Für den pikanten Geschmack: Gemüsesäfte wie beispielsweise Tomaten- oder Karottensaft sind als Schorle ebenfalls gut geeignet. Ihr Kohlenhydratgehalt ist etwas geringer (Gemüsesäfte: 2–10 %, Fruchtsaft/-nektar: 10–16 %), da sie deutlich zuckerärmer sind (zahnfreundlicher!). Dafür enthalten sie mehr komplexe Kohlenhydrate [22]·[23].

15.4.3 Isogetränke, isotonische Saftschorle

Bei identischer Konzentration an gelösten Teilchen im Getränk, verglichen mit dem Blut, spricht man von einem **isotonen** Getränk (iso: gleich). Dieses ersetzt den Wasserverlust am schnellsten und ist insbesondere [18] für sehr hohe Ausdauerbeanspruchungen und hochintensive mehrstündige Intervallbelastungen vorteilhaft. In diesen Leistungsbereichen ist neben der **Energie** (Kohlenhydrate 6- bis 8 %ig = 60 g/l) in dem Getränk auch **Salz** (400–1100 mg Natrium, [18]) erforderlich. Eine rasche Rehydratation ist dann leistungsbestimmend und unverzichtbar.

Der Einsatz von isotonischen Getränken bei nur moderater sportlicher Aktivität oder bei kurzen Intensivbelastungen bietet im Vergleich zu Wasser keinen Vorteil. Günstig für alle Sportler ist, dass kohlenhydrat- und salzhaltige Getränke (isoton oder leicht hypoton) **zum Trinken animieren** und dem Organismus Energie spenden [6] (▶ Tab. 15.2).

Tab. 15.2 Empfehlungen für ein **optimales Isogetränk** im Vergleich zu **isotonischen Sportlergetränken** (Produktvergleich). Produkte werden häufig umentwickelt, sodass die Nährwerte variieren können. Prüfen Sie daher Ihr Produkt nach der Nährwerttabelle auf dem aktuellen Produkt. Der hier dargestellte Vergleich soll als Beispiel und Orientierung dienen.

	Zucker (g/l)	Kohlenhydrate gesamt (g/l)	Kalorien	Natrium[2] (mg/l)	Chlorid (mg/l)	Kalium (mg/l)	Kalzium (mg/l)	Magnesium (mg/l)	Vitamin C (mg/l)
Empfehlung[1]	45–60			400–1100	500–1500	120–225	45–225	10–100	nicht unbedingt notwendig
Produkte									
Dextro Energy Isotonic Sports Drink	60	69	300	Salz 1720		600		112	
Isostar Hydrate&Perform (Lemon)	56	70	296	680	k. A.	180	320	120	–
Isostar Long Energy (Orange)	41	151	608	320	k. A.	–	–	–	76
Multipower Iso Drink	40	62	258	560	k. A.	–	–	–	48
PowerBar Isoactive	40	58	232	840	k. A.	218	118	44	–
PowerBar Isomax	64	83	356	800	k. A.	–	120	40	–
Xenofit competition	30	79	324	700	620	120	–	75	60
Apfelsaftschorle (1:2)[3]	37		285	737	67	429[4]	37	31	23

[1] Brouns et al., 1992 [6];
[2] Die optimale Spanne der Salzsubstitution leitet sich von den Natriumverlusten im Schweiß ab. Diese unterliegen einer gewissen individuellen Variabilität. Aufgrund des zu salzigen Geschmacks des Getränks bei einer Kochsalzzugabe von mehr als 1,7 g NaCl/l wird in der Praxis i. d. R. auch nicht mehr zugegeben [17], [18]. Kochsalz setzt sich aus 40 % Natrium und 60 % Chlorid zusammen;
[3] 1 Teil Apfelsaft zu 2 Teilen natriumreiches (!) Mineralwasser, hier: Überkinger Mineralwasser: 1090 mg Na/l (Apfelsaft berechnet nach [24]);
[4] Apfelsaft ist sehr kaliumreich, es sollte nicht noch zusätzlich Kalium substituiert werden.
k. A.: keine Angabe

Selbstmixen eines Isogetränks

Um an die optimale Zusammensetzung eines isotonen Getränks heranzukommen, muss die selbstgemischte Fruchtsaftschorle mit einem sehr natriumreichen Mineralwasser (ca. 600 mg Natrium pro Liter!) gemischt werden (1 Teil Saft zu 1–2 Teilen natriumreiches Mineralwasser) (▸ Tab. 15.3).

Praxistipp

Grundrezept isotones Getränk

1 Liter Wasser + Zucker + Kochsalz + Aroma

1. Kohlenhydrate (Maltodextrin, Saccharose, Glukose):
   45–60g: 4 EL Maltodextrin + 1 EL Zucker
2. Elektrolyt: ⅓ TL Kochsalz (NaCl)
   = 1,7 g NaCl + 1 l (optimal: Feinwaage zum genauen Abwiegen)
3. Natürliches Aroma je nach Geschmack

Tab. 15.3 Isotonische Fruchtsaftschorle selbst gemischt: Beispielmischungen (Berechnungen nach [24]).

	Zucker (g/l)	Natrium (mg/l)	Chlorid (mg/l)	Kalium (mg/l)	Kalzium (mg/l)	Magnesium (mg/l)	Vitamin C (mg/l)
Empfehlungen für einen Isodrink	45–60	400–1100	500–1500	120–225	45–225	10–100	0
Mineralwässer							
Überkinger	0	1090	100	18	20	16	0
Apollinaris Medium	0	410	100	20	100	130	0
Fruchtsäfte/Schorlen							
Apfelsaft (pur)	110	30	0	1250	70	60	70
A-Schorle 1:1 (Saft: Apollinaris)	55	220	50	635	85	95	35
A-Schorle 1:2 (S:A)	37	283	67	430	90	107	23
A-Schorle 1:1 (Saft: Überkinger)	55	560	50	634	45	38	35
A-Schorle 1:2 (S:Ü)	37	737	67	429	37	31	23
Weintraubensaft (pur)	160	20	0	1650	200	90	20
WTr-Schorle 1:1 (Saft:Apollinaris)	80	215	50	835	150	110	10
WTr-Schorle 1:2 (S: A)	53	280	67	563	133	117	7
Johannisbeernektar (schwarz, pur)	160	10	0	650	150	40	230
J-Schorle 1:1 (Saft: Apollinaris)	80	210	50	375	125	85	115
J-Schorle 1:2 (S:A)	53	277	67	230	117	100	77

A: Apollinaris Medium; S: Saft; Ü: Überkinger

Rezept isotonische Saftschorle

Saft + Mineralwasser (natriumreich!)

1. 1 Teil Saft (z. B. Apfel-, Johannisbeer- oder Traubensaft)
2. 1–2 Teile natriumreiches, kohlensäurearmes Mineralwasser (mind. 600 mg Natrium pro Liter)

Literaturbezug der Rezepte
45–60 g Kohlenhydrate pro Liter [18],
1 gestr. EL Maltodextrin = ca. 10 g Kohlenhydrate
ca. 1,7 g NaCl (400–1100 mg Na) pro Liter [18], Empfehlungsspanne des ACSM: 500–700 mg Natrium pro Liter [1]
Mischungsverhältnis Saftschorle [18]

15.4.4 Temperatur des Getränks

Das American College of Sports Medicine empfiehlt, das Getränk – wenn möglich – kühler als die Umgebungstemperatur (15–22 °C) zu trinken [1]. Kalte Getränke (ca. 5 °C) entziehen dem Körper einen Teil der überschüssigen Körperwärme. Bei hohen Außentemperaturen wirkt dies unterstützend. Es können aber auch Magenbeschwerden auftreten. Die gut tolerierbare Temperatur des Getränks muss grundsätzlich individuell ausprobiert werden [18]. Wettkämpfe oder Dauerbelastungen bei Kälte erfordern ggf. warme Getränke.

15.4.5 Fazit

Merke

M!

- Das Lebenselixier **Wasser** ersetzt rasch den Flüssigkeitsverlust. **Kohlensäurearme, natriumreiche Mineralwässer** sorgen für einen ruhigen Magen und liefern Salz.
- Apfel-, Trauben- oder Johannisbeersaft(-nektar)-**Schorlen** sind neben Wasser pur die Klassiker für den Sport. Ihr **Fruchtsäureanteil** ist im Vergleich zu Orangen- oder Grapefruitsaft geringer [24], sodass Reizungen des Magens vermieden werden. Große Mengen an Apfelsaftschorle können bei sensiblen Sportlern wegen des Fruktosegehalts zu leichtem Durchfall führen → gut verträgliche Menge austesten, mehr verdünnen und zusätzlich Wasser pur trinken.
- Bei mehrstündigen **intensiven Belastungen** (ab 60–90 Minuten bei hochintensiver Belastung) [9] sind ein **kohlenhydrathaltiges Getränk** wie die Saftschorle oder auch **isotone Getränke** dem reinen Wasser vorzuziehen, wenn parallel nichts oder nur wenig gegessen wird.
  Grund: Dem Körper wird neben der Flüssigkeit auch Energie in Form von Kohlenhydraten zugeführt. Kohlenhydrat- und salzhaltige Getränke (isoton oder leicht hypoton) werden am schnellsten aufgenommen und animieren zum Trinken [6].
- **Vitaminzugaben** sind in der Regel bei Getränken nicht notwendig [18].
- **Süßstoffe** haben in einem Sportlergetränk nichts verloren [21], weil sie keine Energie liefern (hier ist eine Energiereduktion gerade nicht erwünscht). **Zuckeraustauschstoffe** (energiehaltig) können in größeren Mengen Verdauungsbeschwerden auslösen und sind für Sportprodukte daher nur sehr begrenzt einsetzbar.
- Sportlergetränke und Fruchtsäfte besitzen wegen ihres niedrigen pH-Wertes kariogenes Potenzial und können bei häufigem Konsum potenziell zur Zahnerosion beitragen → regelmäßige Zahnkontrollen durchführen, nicht mit dem Getränk im Mund die Zähne lange umspülen und ggf. ihre Verwendung auf den Wettkampf begrenzen [14].
- Alle Trinkstrategien, Getränke und deren Temperatur sollten unbedingt im Training auf die individuelle Verträglichkeit hin **ausgetestet** werden! Zudem kann die Flüssigkeitsaufnahme während der Trainingsbelastung auch geübt bzw. der Körper daran gewöhnt werden [9].

15.5 Sport und Kaffee

Entgegen weit verbreiteter Annahmen führt das Trinken koffeinhaltiger Getränke zu keinem erhöhten Flüssigkeitsverlust [3]. Koffeinhaltige Getränke (eben auch Kaffee) können bezüglich ihrer diuretischen (harntreibenden) Wirkung mit Wasser verglichen werden. Es besteht damit kein Grund mehr, bei sportlichen Aktivitäten vor Kaffeekonsum zu warnen, solange ein üblicher Konsum von bis zu vier Tassen Kaffee pro Tag nicht überschritten wird. Der harntreibende Effekt des Kaffees fällt noch weniger in die Waagschale, wenn die Sportler an den Kaffeekonsum gewöhnt sind (siehe Kap. 24.4).

15.6 Energy Drinks

Nüchtern betrachtet macht das Trinken von Energy Drinks während des Sports aufgrund ihrer zu hohen Konzentration (hyperton!) an gelöstem Zucker keinen Sinn. Hypertone Getränke verzögern die Flüssigkeitsaufnahme aus dem Darm und sind für Athleten daher absolut ungeeignet. Verdünnt könnte man sich eine günstigere Konzentration selber mischen, wobei der Geschmack darunter leidet und das Getränk dann unter Umständen nicht mehr zum Trinken animiert [18].

Energie liefert ein Energy Drink in Form von Zucker um die 500 kcal pro Liter (ca. 120 g Zucker pro Liter); Fruchtsäfte pur stehen dem in dieser Hinsicht nicht nach, einige übertreffen diesen Gehalt sogar [24].

Neben Glukose und Saccharose sind weitere typische Zutaten in einem Energy Drink Koffein und Taurin (siehe auch Kap. 24). Das stark beworbene Taurin wirkt jedoch nicht leistungssteigernd oder gar „beflügelnd“ – die anregende Wirkung ist allein auf Koffein zurückzuführen [11].

Problematisch ist der häufig **hohe Koffeingehalt** für koffeinsensible Personen, die mit Nebenwirkungen wie Nervosität, Schwindel oder Kopfschmerzen reagieren [18]. Deshalb sollte stets das Etikett kritisch begutachtet werden, denn die rechtlichen Regelungen für Energy Drinks sind auch innerhalb Europas nicht einheitlich. In Deutschland werden für koffeinhaltige Limonaden mittlerweile Koffeingehalte von bis zu maximal 320 mg pro Liter zugelassen (Taurin max. 4 000 mg/l; Inosin max. 200 mg/l und Glukuronolakton max. 2400 mg/l; nach [8]). Pro 250 ml-Dosen liegt man dann bei einer moderaten Aufnahme von 80 mg Koffein. Zum Vergleich: Eine Tasse mit 150 ml Filterkaffee enthält ca. 50–120 mg des anregenden Alkaloids.

Konzentriertere Koffeingehalte weisen sog. **Energy Shots** auf, die in kleinen Portionseinheiten von 25–75 ml angeboten werden. Ein „Shot" enthält je nach Hersteller 50–200 mg Koffein [7].

Nicht zu unterschätzen ist gerade bei hoch konzentrierten koffeinhaltigen Lebensmitteln die Aufnahme von größeren Mengen, besonders in Kombination mit körperlicher Anstrengung. Das Bundesinstitut für Risikobewertung [7], [8] warnt daher vor möglichen Folgeerscheinungen eines ausgiebigen Energy Shot- und Energy-Drink-Konsums (besondere Vorsicht für Personen mit Bluthochdruck und Herzkrankheiten).

15.6.1 Empfehlung

Genau auf die deklarierte Koffeinmenge des Lebensmittels achten und in Maßen konsumieren. Energy Shots sind wegen ihrer hohen Koffeinkonzentration mit einer Verzehrsempfehlung versehen, die man nicht überschreiten sollte.

Gesagt werden muss aber auch, dass ein **Ankurbeln der Fettnutzung** durch Koffein, das vor Ausdauerwettkämpfen erwünscht ist, erst mit 3 mg/kg Körpergewicht (bei 75 kg: 225 mg Koffein) gelingt [2], dies entspricht etwa zwei Tassen Kaffee oder 2–3 Dosen Energy Drinks (individuelles Körpergewicht beachten!).

15.6.2 Fazit

Wesentliche Nachteile von Energy Drinks im Vergleich zu einem „echten" Sportgetränk sind die hypertone Konzentration und das Fehlen von Elektrolyten.

Grundsätzlich empfiehlt es sich, Energy Drinks vor und während des Sports **nicht** einzusetzen. In der Nachwettkampfphase können sie getrunken werden, wegen des hohen Zucker- und Koffeingehalts aber nur in Maßen!

15.7 Literatur

[1] American College of Sports Medicine (ACSM). Position stand: Exercise and fluid replacement. Med Sci Sports Exerc 2007; 377–390. 15.11.2007. www.acsm.org (18.12.2014)

[2] Applegate E. Effective nutritional ergogenic aids. Int J Sport Nutr 1999; 9: 229–239

[3] Armstrong LE. Caffeine, body fluid-electrolyte balance, and exercise performance. Int J Sport Nutr Exerc Metab 2002; 12 (2): 189–206

[4] Baron DK, Berg A. Optimale Ernährung des Sportlers. Stuttgart, Leipzig: S. Hirzel Verlag; 2005

[5] Bergeron MF. Muscle cramps during exercise – is it fatigue or electrolyte deficit? Curr Sports Med Rep 2008; 7 (4): S 50–S 55

[6] Brouns F, Saris W, Schneider H. Rationale for upper limits of electrolyte replacement during exercise. Int J Sport Nutr 1992; 2: 229–238

[7] Bundesinstitut für Risikobewertung (BfR). Gesundheitliche Risiken durch den übermäßigen Verzehr von Energy Shots. Stellungnahme Nr. 001, Dezember 2009

[8] Bundesinstitut für Risikobewertung (BfR). Neue Humandaten zur Bewertung von Energydrinks. Information Nr. 016, März 2008

[9] Burke LM. Fluid balance during team sports. J Sports Sci 1997; 15: 287–295

[10] Deutsche Gesellschaft für Ernährung (DGE), Österreichische Gesellschaft für Ernährung (ÖGE), Schweizerische Gesellschaft für Ernährungsforschung (SGE), Schweizerische Vereinigung für Ernährung (SVE): Referenzwerte für die Nährstoffzufuhr (nach D-A-CH). Frankfurt a. M.: Umschau Braus; 2013

[11] Deutsche Gesellschaft für Ernährung (DGE). Stellungnahme des DGE-Arbeitskreises „Sport und Ernährung": Taurin in der Sporternährung. 01.08.2001; info 8. www.dge.de (18.08.2014)

[12] Maughan RJ, Shirreffs S. Recovery from prolonged exercise: Restoration of water and electrolyte balance. J Sports Sci 1997; 15: 297–303

[13] Maughan RJ. Nutritional ergogenic aids and exercise performance. Brit J Sports Nutr 1999; 12: 255–80

[14] Milosevic A. Sports drinks hazard to teeth. Brit J Sports Med 1997; 31: 28–30

[15] Murray R. Fluid needs in hot and cold environments. Int J Sport Nutr 1995; 5: 62–73

[16] Reuss F. Elektrolyt- und Flüssigkeitssubstitution beim Sportler in der Trainings- und Wettkampfphase. Ernährungs-Umsch 1992; 39 (Sonderheft): 117–122

[17] Sanders B, Noakes TD, Dennis SC. Sodium replacement and fluid shifts during prolonged exercise in humans. Eur J Appl Physiol 2001; 84: 419–425

[18] Schek A. Sportlergetränke – Anspruch und Realität. Ernährungs-Umsch 2000; 47 (6): 228–234

[19] Shi X, Gisolfi GV. Fluid and carbohydrate replacement during intermittent exercise. Sports Med 1998; 25 (3): 157–172

[20] Suter PM. Checkliste Ernährung. Stuttgart: Georg Thieme Verlag; 2002

[21] Verbraucherzentrale Baden-Württemberg e. V. Getränke 2000 (Flyer). Stuttgart; 1995

[22] Vollmer G, Josst G, Schenker D. Lebensmittelführer: Inhalte, Zusätze und Rückstände. Stuttgart: Georg Thieme Verlag; 1995

[23] Williams MH. Ernährung, Fitness und Sport. Dt. Ausg. Rost R, Hrsg. Berlin: Ullstein Mosby Verlag; 1997

[24] Wirth W. Kleine Nährwerttabelle der Deutschen Gesellschaft für Ernährung. Heidelberg: Umschau Braus Verlag; 1999

[25] Zapf J, Schmidt W, Lotsch M et al. Die Natrium- und Flüssigkeitsbilanz bei Langzeitbelastungen – Konsequenzen für die Ernährung. Dtsch Z Sportmed 1999; 50 (11 + 12): 375–379

16 Trinkempfehlungen für verschiedene Belastungen

16.1 Gemäßigte Belastung (Breiten-, Ausgleichssport)

Wird höchstens eine Stunde Sport betrieben, sind die Schweißverluste relativ gering (Wasser, Verluste an Elektrolyten, Energieverbrauch). Mineral- oder Leitungswasser, kalte Früchte- oder Kräutertees (hypotone Getränke) sind hier für vor und nach dem Sport die völlig ausreichenden Getränke. Während des Sports ist eine Flüssigkeitsaufnahme in der Regel nicht erforderlich.

Sportler, die zu Muskelkrämpfen neigen, sollten versuchen, schon während der Belastung zu trinken. Tritt dadurch **Seitenstechen** auf, können kleinere Trinkmengen und Gewöhnung (trinken trainieren!) diesem entgegen wirken [15].

16.2 Intensive Belastung (Leistungssport)

Bei den folgenden sportlichen Belastungen, die sich **über eine Stunde** hinaus erstrecken, ist ein Leistungsabfall durch unzureichende Flüssigkeitsaufnahme während der Belastung möglich. Kurz gesagt: Trinken **während** der Belastung ist notwendig.

- Intervallbelastungen: Fußball, Basketball, Hockey, Tennis, Intervalltraining, Mittelstreckenlauf mit Tempoläufen etc.
- Ausdauerbelastungen: Langstreckenschwimmen, Triathlon, Marathon etc. [15]

Während der Belastung bzw. in den Spielpausen sollte unbedingt frühzeitig und ausreichend getrunken werden.

16.2.1 Empfehlung

- **Alle 15–20 Minuten 150–250 ml trinken** (ca. 400–700 ml pro Stunde) [5]: kohlensäurearmes Mineralwasser (ggf. zusätzlich verdünnte Säfte oder Sportlergetränke mit einem 6- bis 8 %igen Kohlenhydratgehalt [3]). Trinken in regelmäßigen Intervallen ist neben der Verträglichkeit auch für das Leistungsvermögen günstiger [11].
- Bei mehrstündiger Dauerbelastung schon vor dem Start auf Vorrat trinken: 500 ml eines hypotonen Getränks 2 Stunden zuvor, bei Hitze: mind. + 250 ml [2]
- Nach Möglichkeit 30 Minuten nach dem Start mit der Flüssigkeitsaufnahme beginnen.

Bei **hochintensiven Belastungen über 60–90 Minuten** ist eine zusätzliche **Kohlenhydrataufnahme** während des Sports leistungsfördernd, da einer vorzeitigen Ermüdung entgegengewirkt wird [2], [5].

- Viel trinken, wenn feste Nahrung (Bananen, Riegel etc.) während des Sports aufgenommen wird [10].
- Kohlenhydrathaltige Getränke (nicht hyperton) sollten getrunken werden, wenn keine oder unzureichend feste Nahrung aufgenommen wird. Ideal sind verdünnte Säfte (1 Teil Saft zu 3 Teilen Wasser) oder Sportlergetränke mit einem **6- bis 8 %igen Kohlenhydratgehalt** [3] und andere isotone oder hypotone (stilles Mineralwasser) Getränke. Werden die Getränke verdünnt getrunken, sollte die fehlende Kohlenhydratmenge über Nahrung kompensiert werden.

Empfohlene Zusammensetzung kohlenhydrathaltiger Getränke

30–60 g Kohlenhydrate pro Stunde (6- bis 8 % [6 g/100 ml] Kohlenhydrate im Getränk, [3]), z. B. über Maltodextrin, Glukose oder Saccharose.

→ **Beispiel:** 1 Teil Saft + 2 Teile Wasser (37 g Zucker pro Liter).

Bei langen Belastungen (> 3 Stunden) kann ein **Fruktoseanteil** (2 Teile Glukose + 1 Teil Fruktose) zur effektiveren Kohlenhydrataufnahme aus dem Darm beitragen (siehe Kap. 8.4). Deshalb ist Fruktose in manchen Sportgetränken in geringer Menge gezielt zugesetzt (oder auch nur zur Süßung). Vermieden werden sollten große Mengen an Fruktose durch zu viel Saft, da gastrointestinale Beschwerden (Durchfall, Erbrechen) auftreten können [5]. Fruchtsäfte enthalten mehr Fruktose, gerade Apfelsaft. Auch aus diesem Grund sollten Säfte im Sport nicht pur getrunken werden.

Eine **Elektrolytsubstitution** (Kochsalz: NaCl) hält das American College of Sports Medicine beim Sport normalerweise erst ab einer Belastung von über 4–5 Stunden für angebracht. Als Trinkanreiz können aber auch vorher kleine Mengen zugegeben werden [2].

16.3 Spielsportler

Bei einem Fußballspiel kann ein Spieler je nach Position eine Strecke von bis zu ca. 14 km ablaufen – mit einer Belastungsintensität, die über lange Zeit bei 70–80 % der maximalen Sauerstoffaufnahme (VO_2 max) liegt. Aufgrund unzureichender Flüssigkeitsaufnahme wurden schon Körpertemperaturen von 40 °C gemessen [17]! Gerade bei Spielen in großer Hitze oder warmen Hallen muss möglichst in jeder noch so kurzen Pause und vor dem Spiel auf Vorrat getrunken werden.

Mannschaftsspielsportler unterscheiden sich im Vergleich zu Ausdauersportlern in ihrer Schweißrate und damit im Flüssigkeitsersatz, insbesondere durch folgende Unterschiede in der Belastung:

- Wechselspiel zwischen hoher und niedriger Belastungsintensität sowie kurzen Pausen
- unterschiedliche Belastungen der einzelnen Spieler, je nach Position innerhalb der Mannschaft

Demzufolge variieren die individuellen Schweißverluste sehr stark [5] und müssen von jedem Spieler durch Gewichtstests (Wiegen vor und nach dem Sport) selbst ermittelt werden.

Problematisch ist das Trinken in den wenigen Spielpausen (Unterbrechungen nutzen!), vor allem bei Hitze. Hier müsste auf einmal eine relativ große Flüssigkeitsmenge getrunken werden. Diese kann bei magenempfindlichen Spielern durch die vielen hochintensiven Belastungen im Spielverlauf zu **Magenbeschwerden** führen. Eine Studie ermittelte, dass es bei hoher Intensität mit Flüssigkeitsmengen über 800 ml pro Stunde häufig zu Problemen kommt. Da die akzeptable Trinkmenge aber sehr individuell ist und auch durch die Körpergröße stark beeinflusst wird (große Basketballspieler vertragen zum Teil bis zu 1,8 Liter pro Stunde!) [5], muss jeder Spieler für sich den richtigen Mittelweg zwischen theoretisch optimaler Flüssigkeitsmenge und Verträglichkeit in der Praxis ermitteln.

Praxistipp

Spezielle Trinktipps für Spielsportler

– insbesondere bei Hitze (z. B. > 25 °C, 60 % Luftfeuchtigkeit; [5], [17]) –

- wenn möglich: Akklimatisierung an die Temperaturen vor dem Wettkampf
- individuelle Trinkmenge (Körpergewicht vor und nach dem Sport ermitteln) und Trinkstrategie bereits im Training bei unterschiedlichen Temperaturen und Luftfeuchtigkeit ermitteln
- Getränk durch Geschmack und Kühlung attraktiv machen
- während 2 Stunden **vor dem Wettkampf** ca. 500 ml trinken [2], zusätzlich bei Hitze ca. 30 Minuten vor dem Start + 250–500 ml [17]
- **während** des Wettkampfs: Jede offizielle Spielpause zum Trinken nutzen und wenn möglich auch bei Spielstopps (wie z. B. wegen Regelverstoßes oder Verletzungen) versuchen, etwas zu trinken (ideal wäre alle 10–15 Minuten)
- individuelle Trinkflaschen für jeden Spieler – so ist persönliche Zusammensetzung und Geschmackspräferenz, Rückmeldung über getrunkene Flüssigkeitsmenge möglich
- bei **Spielen über 60 Minuten** zur Energieaufnahme kohlenhydrathaltige Getränke verwenden, insbesondere für Spieler, die sehr viel laufen müssen. Diverse Studien wiesen eine klare Leistungssteigerung bei Spielsportarten (Intervallbelastungen) durch Kohlenhydrataufnahmen nach.
- **Regenerationsphase:** Steht am Folgetag wieder ein Spiel an, ist nach dem ersten Spieltag umso mehr auf einen ausreichenden Flüssigkeits- (1,5-fache Wassermenge des Schweißverlustes), Elektrolyt- und Kohlenhydratersatz zu achten.
- **Tipp für enge Spielkalender:** direkt nach der Spielbelastung kohlenhydrathaltiges Getränk oder Gel verwenden. Dann 1,0–1,5 g Kohlenhydrate pro kg Körpergewicht (ca. 100g) in 2-Stunden-Intervallen bis zu 6 Stunden nach dem Spiel aufnehmen [3].

16.4 Ultra-Ausdauersport

16.4.1 Ultra-Distanzbelastungen von 8 Stunden und mehr

Bei hochintensiven Belastungen – wie beispielsweise dem Ultratriathlon, der Tour de France, dem 100 km-Lauf etc. – ist der Einsatz isotoner Getränke unbedingt notwendig. Hier verliert der Körper über einen langen Zeitraum so viel Flüssigkeit, dass die sehr schnelle Rehydratation leistungsbestimmend und gesundheitlich bedeutsam ist. Der rasche Wasserersatz gelingt mit isotonen Getränken am schnellsten [15]. Die Aufnahme von

Salz ist bei diesen Belastungsumfängen während der Aktivität unentbehrlich. Empfohlen wird ein Natriumchlorid-Gehalt von ca. 1,7 g pro Liter Getränk [4], [15]. Bei einem höheren Salzgehalt bekommt das Getränk in der Regel einen ungenießbaren Geschmack [13]. Da die gängige Wettkampfnahrung häufig sehr natriumarm ist, stellen die Rehydratationsgetränke die primäre Salzquelle dar [21]. Neben Salz sollten isotonische Getränke 45–60 g Zucker pro Liter enthalten [15]. Eine höhere Kohlenhydrataufnahme (z. B. Getränk + Gel) ist nach neuen Studien sinnvoll, wenn **60 g Glukose mit 30 g Fruktose** kombiniert werden. Dadurch kann die auf 60 g/Stunde limitierte Kohlenhydrataufnahme aus dem Darm auf **90 g/Stunde** erhöht werden (siehe Kap. 8.4).

Steht am Folgetag der nächste Wettkampf an, hat der Athlet bei extrem hohen Belastungsumfängen mit dem **„Zeit-Mengen-Problem"** zu kämpfen. Das bedeutet, die Zeit für die Aufnahme der verbrannten Energie, von Nährstoffen und Flüssigkeit in der notwendigen Menge ist praktisch sehr knapp. Hier wird empfohlen, auch Mikronährstoffe (Vitamine und Mineralstoffe) zu substituieren [15].

Fazit

Um Schweißverluste schnell wieder zu ersetzen, eignen sich isotone und hypotone Getränke (Wasser, Schorle) am besten. Die Notwendigkeit einer sehr schnellen Aufnahme von Flüssigkeit aus dem Darm ist bei hochintensiven Belastungen, die sich über mehrere Stunden erstrecken, unverzichtbar.

16.4.2 Einschätzung der Wasserverluste bei Ultra-Langzeitbelastungen

Bei Ultra-Langzeitbelastungen (ca. 10 Stunden, z. B. Ultra-Triathlon) stimmt die einfache Rechnung „Gewicht vorher – Gewicht nachher" (Wiege-Test) **nicht** mehr. Die Verluste an fester bzw. flüssig gebundener Körpermasse nehmen eine beachtenswerte Dimension ein. Sie entstehen durch die Verbrennung von Energieträgern und die Freisetzung des gebundenen Wassers in Glykogen (Glykogen wird immer zusammen mit Wasser eingelagert).

Pro Stunde Sport kann mit ca. 200 ml Wasserverlust (endogen) gerechnet werden und nach dem Lauf mit nochmals 200 g festen Körpermasseverlusten. Nach 10 Stunden addiert sich dies zu 2,2 kg. Zeigt sich bei dem Athleten ein solcher Gewichtsverlust am Ende der Aktivität, scheint sein Flüssigkeitshaushalt ausgewogen zu sein (**„Euhydratation"**).

Hat der Athlet mehr Gewicht als vor dem Lauf, ist er sogar **hyperhydriert** (überversorgt mit Wasser). In diesem Fall muss besonders auf eine ausreichende **Natriumversorgung** (Kochsalz) während der Flüssigkeitsaufnahme geachtet werden, um ein Elektrolytungleichgewicht durch eine Unterversorgung an Natriumchlorid (Hyponatriämie) zu vermeiden [21].

16.5 Trinktipps für den Wettkampftag

16.5.1 Wettkampfdauer bis zu einer Stunde

- Es ist ausreichend, **vor** und **nach** dem Sport Wasser zu trinken [2]: 500 ml eines hypotonen Getränks (z. B. stilles Mineralwasser) während 2 Stunden vor dem Wettkampf, bei Hitze: 30 Minuten vor dem Start nochmals ca. 250 ml
- **Regeneration (nach dem Wettkampf):** ausreichend trinken! Trinkanreiz durch Getränke mit Geschmack schaffen – beispielsweise Saftschorle, Wasser mit Zitrone, alkoholfreies Bier (hypotones Getränk, enthält weniger Natrium als ein Isogetränk; [14])

16.5.2 Mehrstündige Ausdauerwettkämpfe (über 1–4 Stunden) oder Wettkämpfe mit intensiven Intervallbelastungen (über 45 Minuten)

– Marathon, Kurztriathlon, Fußballspiel, Tennismatch etc. –

Vor dem Wettkampf:
- am Wettkampfvortag ausreichend trinken und ausgewogen essen
- 500 ml (Mineralwasser, Saftschorle) während 2 Stunden vor dem Wettkampf [2] trinken.
- bei Hitze empfehlenswert:
  - Zugabe von etwas Kochsalz [19] oder natriumreiches Mineralwasser (> 400 mg/l) verwenden.

 - ○ Bei intensiven Belastungen „auf Vorrat" trinken (Hyperhydratation): ca. 30 Minuten vor dem Start [15] 250–500 ml kühles Getränk [17]

Während des Wettkampfs:

- frühzeitig und in regelmäßigen Intervallen trinken [2]
- durch Gewichtskontrollen im Training den individuellen Schweißverlust bei verschiedenen Umgebungstemperaturen abschätzen lernen. Nach Verträglichkeit sollte versucht werden, diese Menge in kleinen Portionen zu trinken.
- Die Theorie sagt: **alle 10–20 Minuten 150–250 ml trinken** [15]. Die Praxis zeigt: Der obere Wert ist selten zu realisieren, die individuelle Verträglichkeit muss ausgetestet werden (Toleranz für größere Mengen lässt sich auch trainieren). Bei Hitze: 200–250 ml kaltes Getränk [8], [20]
- Kohlenhydrathaltige Getränke trinken, wie beispielsweise Saftschorle (1 Teil Saft zu 2–3 Teilen Wasser) oder stilles Mineralwasser + feste Nahrung)
  → **Empfehlung Sportgetränk:**
  30–60 g Kohlenhydrate pro Stunde. Diese Menge erreicht man mit 600–1000 ml pro Stunde eines Getränks mit **6–8 % Kohlenhydraten** (= 6–8 g pro 100 ml). Als Kohlenhydrate eignen sich Glukose, Saccharose oder Maltodextrin [2], [3]. Ein **Fruktosezusatz** kann sich bei Wettkämpfen deutlich **> 2,5 Stunden** positiv auswirken (60 g Glukose + 30 g Fruktose pro Stunde über Getränke + z. B. Sportriegel oder Früchteriegel) (siehe Kap. 8.4)
- Bei Ausdauerwettkämpfen empfiehlt es sich, **zu Beginn** der Aktivität reines Wasser/Mineralwasser zu trinken, um die Fettverbrennung anzukurbeln. Kohlenhydrathaltige Drinks würden diese eher unterdrücken und die Verbrennung der Kohlenhydrate begünstigen [7].

16.5.3 Belastungsdauer von mehr als 4–5 Stunden

– Ultra-Langstreckenläufe, Langstreckenradrennen, Triathlon –

- **Kochsalzaufnahme:** Empfehlung ca. 1,7 g NaCl pro Liter Getränk [15]. Die Salzzufuhr über das Getränk wird wegen der oft salzarmen Wettkampfnahrung und auch zur Vermeidung der Hyponatriämie empfohlen [21].
- Während der Belastung (bei weit über 5 Stunden): **Isotone Getränke** (Kohlenhydrate, Salz!) trinken, da ein sehr schneller Flüssigkeitsersatz das Leistungsvermögen mitbestimmt.
- ansonsten: siehe Trinktipps im vorausgehenden Textabschnitt.

16.5.4 Regenerationsphase nach mehrstündiger Wettkampfbelastung

Mehr als die reine Schweißverlustmenge trinken (Gewichtskontrolle), da der Körper auch im dehydrierten Zustand noch über den Urin Wasser abgibt [9], [17].

Empfehlung: 1,5- bis 2-fache Flüssigkeitsmenge des Schweißes trinken [10], [17]

- Für den vollständigen Wasserersatz sind immer Elektrolyte notwendig, in erster Linie Kochsalz (NaCl). Diese können in ausreichendem Maße über feste Nahrung aufgenommen werden → direkt zum Essen trinken.
- Mineralwasser ist in der Regeneration auch für Ultra-Ausdauersportler geeignet. Grundsätzlich sind alle alkohol- und koffeinfreien bzw. -armen Getränke ideal [15].
- Wenn am gleichen oder am Folgetag ein weiterer Wettkampf ansteht, ist die **schnelle Regeneration** des Kohlenhydrat-Energiespeichers wichtig. Unterstützen lässt sich das Aufladen durch kohlenhydratreiche Getränke wie Fruchtsäfte und/oder kohlenhydrathaltige Sportlergetränke. In der ersten Stunde nach dem Sport ist die Speicherung der verbrannten Kohlenhydrate am effektivsten. Hochglykämische Lebensmittel (siehe Kap. 3.3) mit etwas Protein (mind. 8g; [12]) beeinflussen den Ladeprozess günstig [16].
  Beispiele: Energie-Proteinriegel oder Shake; Cornflakes, Banane + fettarme Milch; Honigbrötchen (hell) + Quark; Brezel + Kräuterquark
- Eine zusätzliche Kochsalzaufnahme (Elektrolytsubstitution) ist in der Regel nicht notwendig. Der Körper verfügt auch bei starker Schweißbildung über einen gut ausgleichenden Regelmechanismus (verstärkte Elektrolytreabsorption in der Niere).

16.5.5 Energie über Getränke und Gels vs. feste Nahrung?

Energie und nicht energieliefernde Nährstoffe (Mineralstoffe, Vitamine etc.) können alternativ zur festen Nahrung über Getränke oder Gels aufgenommen werden.

Sinnvoller Einsatz

- Nach harten Trainingseinheiten oder einem Wettkampf ist häufig der Appetit für einige Stunden gehemmt. Insbesondere wenn am Folgetag die nächste größere Belastung ansteht, muss Energie zügig aufgenommen werden – über Getränke oder Gels besteht oft eine bessere Akzeptanz direkt nach dem Sport.
- bei begrenzter Regenerationszeit zwischen zwei Wettkämpfen („Zeit-Mengen-Problem")

16.6 Trinken so viel es geht?

Große Mengen, auf einmal getrunken, können im Sport bekanntlich durch das Völlegefühl im Magen den Bewegungsablauf stören. Der Grund für den vollen Magen liegt in dessen begrenzter „Weiterleitungskapazität" in den Darm. Die sog. Magenentleerungsrate schafft gut 1,0 Liter pro Stunde [2]. Im Darm angekommen, wird das Wasser in das Blut aufgenommen und zu den Körperzellen, insbesondere zu denen der Muskeln, transportiert.

In der Praxis trinken Sportler wegen des störenden Völlegefühls (besonders beim Laufen; beim Radsport wird mehr vertragen) selten einen Liter pro Stunde. Bei hohen Schweißverlusten von mehr als 1,5 Litern pro Stunde würde diese Menge dann auch nicht mehr ausreichen. Wird über mehrere Stunden intensiv Sport betrieben, kommt es zwangsläufig zu einem Flüssigkeitsdefizit und damit zu Ermüdungserscheinungen. Um den Wasserverlust wieder auszugleichen, muss deshalb nach dem Sport nochmals verstärkt getrunken werden.

Exzessives Trinken **während** Langzeitbelastungen ist wiederum nicht ungefährlich. Eine Überwässerung (Hyperhydratation) kann zu Mangel an Salz (NaCl) im Blut führen (Hyponatriämie). Folgen können von Koordinationsstörungen und Kopfschmerzen bis hin zum Koma reichen [21]. Ein Erwachsener kann über einen längeren Zeitraum eine Wasseraufnahme von maximal 10 Litern pro Tag tolerieren (Serumosmolalität bleibt dabei noch gleich) [6].

16.7 Hyponatriämie – Gefahr bei Ultra-Langstreckenbelastungen

Bei Ultra-Langstreckenbelastungen (ca. 8 Stunden und mehr) ist der Mangel an Salz (NaCl) im Blut (Hyponatriämie) die häufigste physiologische und sehr ernstzunehmende Störung. Nach dem Hawaii-Ironman mussten 5 % und nach dem Neuseeland-Marathon sogar 23 % der Athleten aufgrund einer Hyponatriämie medizinisch behandelt werden [18]. Sie gehört zu den größten Gesundheitsrisiken bei sehr langen Ausdauerbelastungen [19].

Wenn das Durstsignal vom Körper wahrgenommen wird, liegt meist schon ein Flüssigkeitsmangel vor. Eine zu hohe Flüssigkeitsaufnahme während der Ausdauerbelastung kann aber auch zu einem Natriummangel führen, der auf der anderen Seite Verwirrtheitszustände, Krämpfe, Atemprobleme und sogar Bewusstlosigkeit verursachen kann.

Im Rahmen einer amerikanischen Studie an 488 Marathonläufern wurde der Natriumgehalt im Blut bei den Läufern bestimmt, ebenso wurden das Körpergewicht der Teilnehmer vor und nach dem Marathonlauf sowie die Anzahl der Toilettenbesuche registriert. Die Auswertung der Ergebnisse zeigte, dass über 13 % der Studienteilnehmer einen zu niedrigen Natriumgehalt aufwiesen. Vor allem Läufer, die während des Marathons viel getrunken hatten, aber auch Athleten mit deutlichem Über- oder Untergewicht waren von einem Natriummangel betroffen [1].

16.7.1 Ursache

Die Ursache ist noch strittig. Die meisten Studien gehen von einer Flüssigkeitsüberladung (**Hyperhydratation**) aus. Diese würde dazu führen, dass das Blut schlichtweg zu sehr mit Wasser verdünnt wurde, ohne dass ein Natriummangel ursächlich vorlag und die Niere mit der Ausscheidung mengenmäßig nicht nachkommt. Die andere Erklärungsmöglichkeit steht im direkten Gegensatz: Durch hohe Wasser- und Salzverluste würde ein Salzmangelzustand im Blut entstehen. Der Athlet wäre dehydrierter („wasserunterversorgt") und hätte eine sog. **„belastungsinduzierte Hyponatriämie"**. Es ist aber wahrscheinlicher, dass im Zustand des Wassermangels die Konzentration von Salz im Blut eher zunimmt (**Hypernatriämie**). Die Theorie der Wasserüberladung als Ursache wäre demnach plausibler. Dafür spricht auch, dass Athleten mit einer (symptomatischen) Hyponatriämie meist eher eine Gewichtszunahme (Zeichen für stärkere Wasseraufnahme) nach der Anstrengung aufzeigen [18].

Für Interessierte gibt es eine Übersichtsauswahl der bis 1999 insgesamt 41 veröffentlichten Arbeiten zu diesem Thema von Speedy und Noakes [18].

Umso wichtiger ist es, sich von pauschalen Trinkempfehlungen zu verabschieden und die individuelle Trinkmenge zu ermitteln. Besonders für Frauen mit weniger Körpergewicht sind fixe Trinkmengen häufig zu hoch angesetzt. Bei ihnen tritt vielleicht auch aus diesem Grund die Hyponatriämie vermehrt auf [18].

16.7.2 Symptome

Bei einer Konzentration von weniger als 130 mmol NaCl pro Liter im Blut können schwere spezifische Symptome auftreten, wie Kopfschmerzen, Koordinationsstörungen, Müdigkeit, komatöser Zustand bis hin zum Extremfall der Lebensgefahr (symptomatische Hyponatriämie) [18].

16.7.3 Prävention

Bei übermäßigen Trinkmengen kann die schwere Form der Hyponatriämie, die symptomatische Hyponatriämie, auftreten, ebenso wie bei Dehydratation die leichte Form nicht ausgeschlossen ist. Dies macht die Vorbeugung nicht gerade einfach.

Eine leichte Dehydratation ist gesundheitlich unbedenklich und für den Salzhaushalt weniger problematisch. Die Gefahr, diese in Kauf zu nehmen anstatt den Körper extrem zu überwässern, ist dann das geringere Übel. Deshalb wird besonders kleineren, weiblichen und langsameren Ultra-Ausdauerathleten geraten, sich bei der Trinkempfehlung am unteren Bereich zu orientieren (hier können 500 ml pro Stunde schon ausreichend sein; [18]).

Trinkempfehlung für Ultra-Langstreckenbelastungen

Es muss klar gesagt werden, dass speziell für Ultradistanzbelastungen derzeit exakte Zahlen für den Flüssigkeitsbedarf fehlen.

- empfohlene Spanne: 500–1000 ml pro Stunde. Nach Untersuchungsergebnissen von drei Ultradistanzwettkämpfen (100 km Ultramarathon, Spezial-Ultratriathlon und Ironman Triathlon) wurden gut 700 ml pro Stunde an Flüssigkeit getrunken [18].
- natriumhaltige isotonische Getränke verwenden, **kein** reines Wasser (ca. 1,7 g NaCl pro Liter; detaillierte Empfehlungen siehe Kap. 15.4)
- Wiege-Test (siehe Kap. 15.2.3) durchführen und berücksichtigen, dass pro Stunde ca. 200 ml Wasser endogen freigesetzt werden (siehe Kap. 16.4.2) [21].

16.7.4 Fazit

- Bei extrem hoher Wasseraufnahme kann es zur Hyponatriämie kommen, die schwere Symptome (symptomatische Hyponatriämie) bis hin zum Koma oder sogar Lebensgefahr nach sich ziehen kann [18].
- Eine leichte Hyponatriämie (asymptomatisch) mit Unwohlsein, Erbrechen, leichten Kopfschmerzen und Müdigkeit kann bei einer Flüssigkeitsunterversorgung auftreten [18].

Um der Hyponatriämie vorzubeugen, empfiehlt das American College of Sports Medicine, bei über 4 Stunden andauernden Belastungen über das Getränk oder durch Nahrung während des Sports Elektrolyte (NaCl ca. 1,7 g pro Liter [15]) aufzunehmen [2].

16.8 Literatur

[1] Almond CSD, Shin AY, Fortescue EB, Mannix RC, Wypij D, Binstadt BA, Duncan CN, Olson DP, Salerno AE, Newburger JW, Greenes DS. Hyponatremia among runners in the Boston Marathon. N England J Med 2005; 352 (15): 1550–1556

[2] American College of Sports Medicine (ACSM). Position stand: Exercise and fluid replacement. Med Sci Sports Exerc 2007; 377–390. 15.11.2007. www.acsm.org (18.12.2014)

[3] American College of Sports Medicine (ACSM), American Dietetic Association (ADA), and Dietitians of Canada (DC). Nutrition and athletic performance. Joint Position Statement. Med Sci Sports Exerc 2009; 709–731. www.acsm.org (18.12.2014)

[4] Brouns F, Saris W, Schneider H. Rationale for upper limits of electrolyte replacement during exercise. Int J Sport Nutr 1992; 2: 229–238

[5] Burke LM. Fluid balance during team sports. J Sports Sci 1997; 15: 287–295

[6] Deutsche Gesellschaft für Ernährung (DGE), Österreichische Gesellschaft für Ernährung (ÖGE), Schweizerische Gesellschaft für Ernährungsforschung (SGE), Schweizerische Vereinigung für Ernährung (SVE). Referenzwerte für die Nährstoffzufuhr (nach D-A-CH). Frankfurt a. M.: Umschau Braus; 2013

[7] Gisolfi CV, Duchman SM. Guidelines for optimal replacement beverages for different athletic events. Med Sci Sports Exerc 1992; 24 (6): 679–687

[8] Kreider RB, Wilborn CD, Taylor L et al. ISSN (International Society of Sports Nutrition) exercise&sport nutrition review: Research&recommendations. J Int Soc Sports Nutr 2010; 7 (7): 1–43

[9] Maughan RJ. Nutritional ergogenic aids and exercise performance. Brit J Sports Nutr 1999; 12: 255–80

[10] Maughan RJ, Shirreffs S. Recovery from prolonged exercise: Restoration of water and electrolyte balance. J Sports Sci 1997; 15: 297–303

[11] Murray R. Fluid needs in hot and cold environments. Int J Sport Nutr 1995; 5: 62–73

[12] Niles E, Lachowetz T, Garfi J et al. Carbohydrate-protein drink improves time to exhaustion after recovery from endurance exercise. J Exerc Physiol online 2001; 4 (1): 45–51

[13] Sanders B, Noakes TD, Dennis SC. Sodium replacement and fluid shifts during prolonged exercise in humans. Eur J Appl Physiol 2001; 84: 419–425

[14] Schek A. Die Ernährung des Sportlers. Empfehlungen für die leistungsorientierte Trainingspraxis. Ernährungs-Umsch 2008; 6: 362–370

[15] Schek A. Sportlergetränke – Anspruch und Realität. Ernährungs-Umsch 2000; 47 (6): 228–234

[16] Scientific Committee on Food (SCF): Report of the Scientific Committee on Food on composition and specification of food intended to meet the expenditure of intense muscular effort, especially for sportsmen. European Commission 2001. Febr. 2001. http://ec.europa.eu/food/fs/sc/scf/out64_en.pdf (18.12.2014)

[17] Shi X, Gisolfi GV. Fluid and carbohydrate replacement during intermittent exercise. Sports Med 1998; 25 (3): 157–172

[18] Speedy DB, Noakes TD. Belastungsbedingte Hyponatriämie: Eine Übersicht. Dtsch Z Sportmed 1999; 50 (11 + 12): 368–374

[19] Vrijens DMJ, Rehrer NJ. Sodium-free fluid ingestion decreases plasma sodium during exercise in the heat. J Appl Physiol 1999; 86: 1847–1851

[20] Williams MH. Ernährung, Fitness und Sport. Dt. Ausg. Rost R, Hrsg. Berlin: Ullstein Mosby Verlag; 1997

[21] Zapf J, Schmidt W, Lotsch M et al. Die Natrium- und Flüssigkeitsbilanz bei Langzeitbelastungen – Konsequenzen für die Ernährung. Dtsch Z Sportmed 1999; 50 (11 + 12): 375–379

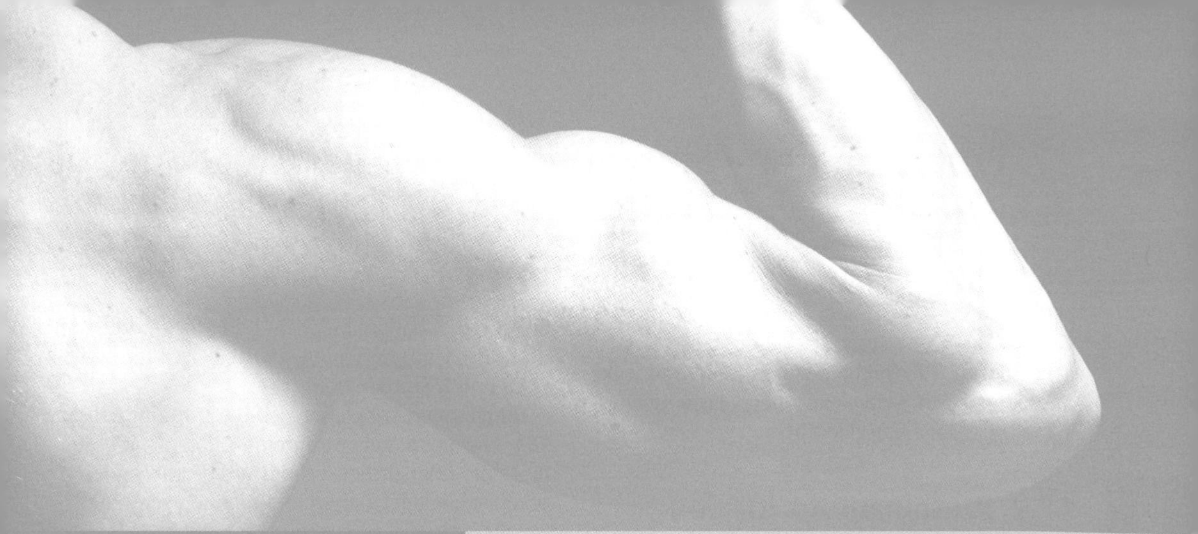

Teil V

Proteine und Muskelaufbau

17 Proteinzufuhr – Empfehlungen für verschiedene Belastungen

17.1 Proteinbedarf im Überblick

Je nach Art des ausgeübten Sports (z. B. Kraft- oder Ausdauersport) schwankt der Proteinbedarf. ▶ Tab. 17.1 gibt einen Überblick.

V

17.2 Proteinzufuhr für den Muskelaufbau generell

Der Arbeitskreis Sport und Ernährung der Deutschen Gesellschaft für Ernährung empfiehlt für erwachsene Sportler eine Proteinaufnahme von **0,8 g pro kg Körpergewicht** bzw. **12–15 %** der Gesamtenergieaufnahme [3].

Bei hochaktiven Athleten ist – nach Empfehlungen des American College of Sports Medicine – grundsätzlich von einem leicht erhöhten Bedarf (über 0,8 g pro kg Körpergewicht) auszugehen. Ein Proteinanteil von 12–15 % an der aufgenommenen Gesamtenergie ist auch für diese Athleten völlig ausreichend.

Grund: Die absolute Protein-Zufuhrmenge (z. B. 75 g) steigt durch die größere Energieaufnahme ohnehin an [2]. Bei einer Energieaufnahme von 4 000 kcal ergibt ein Eiweißanteil von nur 10 % der Nahrungsenergie für eine 70 kg schwere Person schon 1,4 g Eiweiß pro kg Körpergewicht und bei 80 kg immerhin noch 1,25 g.

Die Proteinaufnahme ist daher auch auf das individuelle Körpergewicht zu beziehen. Damit kann sowohl bei einer geringen, als auch einer hohen Gesamtenergie-Aufnahme eine adäquate Zufuhr sichergestellt werden.

17.2.1 Gute Eiweißlieferanten

Eiweiß ist enthalten in Milch- und Milchprodukten (fettarm), Hülsenfrüchten, Eiern, Fleisch (fettarm), Fisch und Sojaprodukten.

Durch einen Trick lässt sich die **Proteinqualität** von einzelnen Lebensmitteln erhöhen: Werden Proteine pflanzlicher Lebensmittel mit anderen pflanzlichen oder tierischen Proteinen kombiniert, erhöht sich die Gesamtproteinqualität. Je höher die Qualität, desto besser kann der Organismus Protein einbauen. Ein Vorteil an pflanzlichen Lebensmitteln ist, dass sie meist fettärmer und reich an Kohlenhydraten, Ballaststoffen etc. sind. Auch enthalten sie keine unerwünschten Begleitstoffe wie Cholesterin.

Die Eiweißaufnahme liegt in Deutschland im Durchschnitt eher zu hoch. Nur bei Personen mit einer sehr einseitigen Ernährungsweise oder einer geringen Energieaufnahme (Diät) kann eine Unterversorgung an Eiweiß auftreten.

17.3 Ausdauerbetonte Sportarten im Leistungs-/Hochleistungssport

Für hochaktive Ausdauerathleten (z. B. 125 km Laufen/Woche) empfiehlt das American College of Sports Medicine mit anderen Verbänden **1,2–1,4 g Protein pro kg Körpergewicht** [1], [6]. Hochleistungs-Ausdauerathleten erreichen diese Empfehlung mit einem Energieanteil von nur 10–12 % Protein der Gesamtenergieaufnahme, da sie eine insgesamt zwei- oder sogar dreifach höhere Energieaufnahme aufweisen [11].

Ein 60 kg leichter Athlet müsste demnach 72–84 g Eiweiß pro Tag aufnehmen.

Tab. 17.1 Proteinbedarf (Quelle: [1], [10]).

Sportler	Proteinbedarf (g/kg Körpergewicht/Tag)
Breitensportler (ca. 30 min/Tag bei 4 × /Woche bei 55 % VO_2 max)	0,8–1,0
Ausdauersportler (mittleres bis hartes Training)	1,2–1,4
Kraftsportler (mittleres bis hartes Training oder Anfänger)	1,2–1,7
weibliche Sportler	10–20 % weniger als bei Männern

17.3.1 Vorgehen nach der Ausdauerbelastung

Nach der Belastung/dem Wettkampf wirkt sich die kombinierte Aufnahme von schnell verfügbaren Kohlenhydraten mit etwas Protein (mind. 8 g – das entspricht 80 g Magerquark) positiv auf die Muskelglykogen-Neubildung aus [8], [11]. Einer Studie von Wagenmakers [14] zur Folge reduzierte sich durch die zusätzliche Proteinaufnahme das Wiederauffüllen der Glykogenspeicher in der Muskulatur von 16–20 Stunden auf 4–8 Stunden [11]. Dieser Mechanismus könnte einen Mehrbedarf an Protein für hochaktive Ausdauersportler im Vergleich zu Nichtsportlern mit untermauern.

Praxistipp

Eiweißsnacks mit Kohlenhydraten
(mit jeweils 8 g Eiweiß)

- 80 g Magerquark + 1 kleine Banane (mit Zitrone beträufeln) + 1 TL Marmelade/Zucker
- Bananenmilch: 250 ml fettarme Milch + 1 kleine Banane + 1 TL Honig
- Kohlenhydrat-Gel (100–120g = 2–3 Gels à 40g) + Proteindrink (30 g Eiweiß)

17.4 Kraftbetonte Sportarten im Leistungs-/Hochleistungssport

Für Kraftathleten (Bodybuilder, Gewichtheber etc.) im hohen Leistungsbereich empfiehlt das American College of Sports Medicine **1,2–1,7 g Protein pro kg Körpergewicht** [1]. Trainierte können sich eher am unteren Bereich der Empfehlung orientieren, da ihr Körper an das Training adaptiert ist. Ein Trainingsanfänger benötigt in den ersten 2–3 Trainingswochen ggf. etwas mehr Protein und kann sich an den oberen Wert halten [9].

Der höhere Eiweißbedarf von Kraftathleten gründet sich nicht auf eine erhöhte Energienutzung von Protein, sondern vielmehr auf eine verstärkte Proteinbiosynthese zum Aufbau der Muskulatur [12]. Die Aufrechterhaltung der größeren Muskelmasse verlangt neben regelmäßigem Training (!) auch mehr Eiweiß [5].

Methodisch gut durchgeführte Studien zeigten, dass es durch Eiweißaufnahmen über 2,0 g pro kg Körpergewicht zu **keiner** weiteren Unterstützung des Muskelzuwachses kommt. Damit ist auch keine weitere Leistungsverbesserung zu erwarten [4], [15]. Diese Angabe bezieht sich auf den physiologischen Zustand, ohne die verbotene Aufnahme von Hormonen. Die Proteinmenge von **2,0 g pro kg Körpergewicht** sollte wegen der Gefahr von möglichen Nebenwirkungen (Nierenbelastung?) als **Obergrenze** eingehalten werden!

17.4.1 Vorgehen nach der Kraftbelastung

Die Aufnahme von Kohlenhydraten führt zu einer Ausschüttung von Insulin, das sich durch seine anabole Hormonwirkung günstig auf den Muskelaufbau auswirkt. Daher empfiehlt es sich, nach dem Training Protein gemeinsam mit Kohlenhydraten aufzunehmen. Optimal sind die Zufuhr innerhalb von zwei Stunden und die Kombination im Verhältnis **3 Teile Kohlenhydrate zu 1 Teil Protein** (1,2 g Kohlenhydrate pro kg Körpergewicht + 0,4 g Eiweiß pro kg Körpergewicht) [15].

Neuere Studien stellen die Notwendigkeit, dass nach dem Training sehr zeitnah die Protein- und Kohlenhydrataufnahme erfolgen soll, soweit infrage, als dass eine Zeitspanne von drei Stunden auch noch als ausreichend gilt [12].

Praxistipp

Lebensmittelvorschläge

- Müsliriegel/Sportriegel + Joghurt
- Energie-Eiweißriegel
- Brot mit Käse oder magerem Kochschinken
- Milch (fettarm) + Banane (z. B. als Bananenmilch)

Ein **höherer Eiweißbedarf** gilt ggf. bei

- Diät/geringer Energieaufnahme
- einseitiger/unzureichender Lebensmittelauswahl
- geringer Kohlenhydrataufnahme [9].

17.5 Fazit

Praxistipp

Empfehlungen für den Muskelaufbau

- Wahl der richtigen **Belastungsintensität** zur Reizsetzung für die Muskelproteinsynthese: Intensität über 60–70 % der Maximalkraft [7], wobei sich ein zu scharfes Training wiederum negativ auf den Stoffwechsel auswirkt [12].
- **Trainingspausen** zwischen harten Trainingseinheiten einlegen: Bei Trainierten mindestens 24 Stunden, bei Trainingsanfängern 48 Stunden. In einigen Studien zeigte sich, dass in dieser Zeit die Muskelproteinsynthese erhöht sein kann und durch die Erholungsphase besser ausgenutzt wird [13].
- Für Athleten, die Krafttraining im hohen Leistungsbereich betreiben, werden **1,2–1,7 g Eiweiß pro kg Körpergewicht** empfohlen [1]. Eine Aufnahme darüber hinaus macht keinen Sinn!
- Krafttraining sollte mit der Eiweiß- und Kohlenhydrataufnahme zeitlich kombiniert werden (nach dem Training zeitnah etwas essen). Dadurch kann ein anaboles, d. h. den Muskelaufbau begünstigendes Hormonprofil gefördert werden [4], [15].
- Die Hauptwirkung auf den Muskelaufbau entfalten das Training und die generelle Ernährungsweise. Proteinsupplemente fallen nur ins Gewicht, wenn sich der Athlet über mehrere Tage/ Wochen sehr energiereduziert ernährt (strenge Diät) und der Körper dadurch Körpereiweiß zur Energieverbrennung angreifen muss. Natürlich sind Proteindrinks und Sportriegel für den Sport ausgesprochen praktisch. Um Muskelzuwachs zu erreichen, sollte aber verstärkt in das Training investiert werden.

V

17.6 Literatur

[1] American College of Sports Medicine (ACSM), American Dietetic Association (ADA), and Dietitians of Canada (DC). Nutrition and athletic performance. Joint Position Statement. Med Sci Sports Exerc 2009; 709–731. www.acsm.org (18.12.2014)

[2] American College of Sports Medicine (ACSM), American Dietetic Association (ADA), and Dietitians of Canada (DC). Nutrition and athletic performance. Joint position statement. Med Sci Sports Exerc 2000; 32 (12): 2130–2145

[3] Deutsche Gesellschaft für Ernährung (DGE), Österreichische Gesellschaft für Ernährung (ÖGE), Schweizerische Gesellschaft für Ernährungsforschung (SGE), Schweizerische Vereinigung für Ernährung (SVE). Referenzwerte für die Nährstoffzufuhr (nach D-A-CH). Frankfurt a. M.: Umschau Braus; 2013

[4] Kreider RB. Dietary supplements and the promotion of muscle growth with resistance exercise. Sports Medicine 1999; 27 (2): 97–110

[5] Lemon PWR. Beyond the zone: Protein needs of active individuals. J Am Colleg Nutr 2000; 19 (5): 513–521

[6] Lemon PWR. Do athletes need more dietary protein and amino acids? Int J Sport Nutr 1995; 5: 39–61

[7] MacDougall JD. Hypertrophie und/ oder Hyperplasie. In: Komi PV, Hrsg. Kraft und Schnellkraft im Sport. Eine Veröffentlichung des IOC in Zusammenarbeit mit der FIMS. Dt. Übers. u. Bearb. Rost G, Rost R, Band 3. Köln: Deutscher Ärzte-Verlag; 1994: 232–239

[8] Niles E, Lachowetz T, Garfi J et al. Carbohydrate-protein drink improves time to exhaustion after recovery from endurance exercise. J Exerc Physiol online 2001; 4 (1): 45–51

[9] Priscilla M, Clarkson PM. Nutritional supplements for weight gain. Gatorade Sports Science Institute: Sports Science Exchange 1998; 11 (1): 1–10

[10] Schek A. Die Ernährung des Sportlers. Empfehlungen für die leistungsorientierte Trainingspraxis. Ernährungs-Umsch 2008; 6: 362–370

[11] Scientific Committee on Food (SCF). Report of the Scientific Committee on Food on composition and specification of food intended to meet the expenditure of intense muscular effort, especially for sportsmen: Protein and protein components. 50 S. European Commission, ed. Health&Consumer Protection Directorate-General. Febr. 2001. http://ec.europa.eu/food/fs/sc/scf/out64_en.pdf (18.12.2014)

[12] Tipton KD. Protein for adaptations to exercise training. Review Article. Eur J Sports Sci 2008; 8 (2): 107–118

[13] Tipton KD, Wolfe RR. Exercise, protein metabolism, and muscle growth. Int J Sport Nutr Exerc Metab 2001; 11 (1): 109–132

[14] Wagenmakers AJM. Muscle amino acid metabolism at rest and during exercise: role in human physiology and metabolism. Exerc Sport Sci Rev 1998; 26: 287–314

[15] Williams MH. Ernährung, Fitness und Sport. Dt. Ausg. Rost R, Hrsg. Berlin: Ullstein Mosby Verlag; 1997

18 Muskelaufbau – Möglichkeiten durch die Ernährung

18.1 Zwischen Wunschgedanke und Realität

Das Wirkungspotenzial der Ernährung, insbesondere von zusätzlichen Eiweiß- und speziellen Aminosäuregaben, wird in Bezug auf den Muskelaufbau häufig überschätzt. Nicht zuletzt aufgrund der Tatsache, dass Nahrungssupplemente nicht auf der Dopingliste stehen, sind sie im Leistungssport populär.

Natürlich ist neben dem Krafttraining eine ausreichende Proteinaufnahme mit allen essenziellen Aminosäuren die Grundlage für Muskelzuwachs. Sportler haben auch einen höheren Proteinbedarf als Nichtsportler. Dieser höhere Bedarf lässt sich allerdings problemlos über die Nahrung decken. Durch eine zusätzliche Proteinzufuhr über die Empfehlung hinaus – so sind sich seriöse Wissenschaftler einig – sind weder ein Muskelmassezuwachs noch ein Gewinn an Kraftleistung zu erreichen [12]. Das gelingt nur durch Training!

18.2 Wie kommt es zum Muskelzuwachs?

Die Skelettmuskulatur besteht aus Muskelfasern. Der allgemeinen Lehrmeinung zufolge ist deren Anzahl mit der Geburt oder spätestens kurz danach schon festgelegt. Folglich kann es zu keiner Muskelfaserneubildung (Hyperplasie) durch Krafttraining mehr kommen [3], [7]. Nur bei Muskelschädigung bildet auch der Erwachsene noch neue Fasern aus.

Ein Muskel vergrößert sich demzufolge nicht durch Hyperplasie, sondern durch Verdicken (Hypertrophie) der Muskelfasern. Zu einem geringen Anteil trägt auch die Zunahme des im Zwischengewebe liegenden Bindegewebes zur Muskelgröße bei [7].

Eine Muskelvergrößerung verlangt einen Belastungsreiz mit einer so hohen Belastungsintensität, dass der Muskel überlastet wird und er dadurch versucht, sich durch Wachstum dem Reiz anzupassen [12]. Belastungen von über 60–70 % der Maximalkraft können die Muskelmasse und das Kraftpotenzial vergrößern [7].

18.2.1 Genaueres zum Proteinumsatz in der Muskulatur

Die Muskulatur unterliegt auch beim Muskelaufbau einem ständigen Auf- und Abbau. Dieser „Turnover" kann mit einer Bilanz verglichen werden: Das Ziel beim Muskelzuwachs ist, dass die positiven, anabolen (aufbauenden) Prozesse gegenüber den katabolen (abbauenden) dominieren [10]. Eine kurzzeitig auftretende negative Nitrogenbilanz wirkt sich auf das Muskelwachstum nicht negativ aus [6].

Die Mühe des Körpers, ständig Protein auf- und umzubauen, hat den großen Vorteil, dass die Muskulatur dadurch sehr anpassungsfähig ist. Die freigewordenen Aminosäuren aus den nach etwa 1–2 Wochen abgebauten, kontraktilen Eiweißen werden erneut wiederverwertet. Ein weiterer Vorzug des Proteinrecyclings ist, dass geschädigte Proteine zügig ausgetauscht werden [3].

18.3 Mehr Muskeln durch mehr Protein?

Eine erhöhte Proteinaufnahme (über 0,8 g pro kg Körpergewicht) kann den Muskelaufbau fördern, wenn gleichzeitig ein hartes Krafttraining durchgeführt wird. Dieser Zusammenhang darf aber nicht als „Viel-hilft-viel"-Methode verstanden werden. Schnell ist ein Plateau erreicht, auf dem ein Mehr an Protein keinerlei Vorteil bringt. Für Kraftathleten (Leistungs-/Hochleistungssport) werden u. a. vom American College of Sports Medicine **ca. 1,6 g Protein pro kg Körpergewicht** empfohlen [1], [6]. Wird über den Bedarf hinaus Eiweiß konsumiert, nutzt der Körper den Eiweißüberfluss für den Energiehaushalt und nicht für den Aufbau von Muskulatur. Proteine werden dann zu Kohlenhydraten oder in Fett umgewandelt [9], [12]. Es „entsteht" also nicht mehr Muskelmasse durch immer mehr Protein, sondern bei einem Überfluss mehr Körperfett.

18.4 Kohlenhydrate schützen die Muskulatur

Befindet sich ein Athlet in einer Diätphase, um den Körperfettanteil zu reduzieren, sind Kohlenhydrate wichtig. Werden zu wenig aufgenommen, greift der Körper die Proteinreserven des Körpers (Muskulatur) und das Nahrungsprotein zur Energiegewinnung an. Das gleiche Problem tritt auf, wenn hart trainiert wird und dabei die Kohlenhydratspeicher erschöpft werden. Der Körper eines Athleten, der mit leeren Kohlenhydratspeichern intensiv trainiert – egal ob Kraftathlet, Ausdauer- oder Spielsportler –, wird neben der Fettutilisation auch immer einen Teil seiner Energie aus Protein ziehen müssen! Jeder Sportler kann deshalb mit einer ausreichenden Kohlenhydrataufnahme sein Muskelprotein schützen.

18.5 Empfehlungen für die Proteinaufnahme von Kraftleistungsathleten

18.5.1 Anforderungen durch die Sportart

Für Sportarten wie Gewichtheben, Kugelstoßen oder Bodybuilding ist das gemeinsame Trainingsziel der Muskelzuwachs. Die Verbesserung der **Maximalkraft** bzw. Schnellkraft ist – neben dem Techniktraining – bei den beiden erstgenannten Sportarten entscheidend. Ein geringer Körperfettanteil ist im Bodybuilding aufgrund der Optik erforderlich und im Gewichtheben für den Einstieg in eine niedrigere Gewichtsklasse von Vorteil. Bei Wurfdisziplinen wie Kugelstoßen oder Diskuswerfen ist die Körperfettreduktion nicht zwingend nötig [12].

18.5.2 Energieverbrauch beim Krafttraining

Kraftbelastungen sind in ihrer Intensität zwar häufig hochintensiv, allerdings mit vielen Erholungsphasen unterbrochen. Die jeweils kurze Dauer der Durchführung führt zu einem im Vergleich zu Ausdauerbelastungen eher **geringen Energieverbrauch**. Nach einer einstündigen Trainingseinheit mit einer effektiven Belastungszeit von 15 Minuten verbrauchen ein Sportler durchschnittlich nur etwa 200 kcal und eine Sportlerin etwa 150 kcal [12].

18.5.3 Hinweise zur Proteinzufuhr

Das American College of Sports Medicine empfiehlt für **Kraftathleten 1,2–1,7 g Protein pro kg Körpergewicht** [1]. Entscheidend für die Ernährung im Kraftsport aus dem Bereich Bodybuilding und Gewichtheben ist eine relativ **fettarme, kohlenhydratreiche** (= Proteinschutz) und im **Proteingehalt qualitativ hochwertige** Ernährung.

Die folgenden Ausführungen beziehen sich primär auf **Bodybuilder** und **Gewichtheber**, d. h. Kraftsportdisziplinen, bei denen der **Körperfettanteil gering** gehalten werden muss.

Athleten aus den **Wurfdisziplinen** müssen aufgrund des „legalisierten Körperfettanteils“ weder fettarm noch energiereduziert essen. Durch ihre meist hohe Energieaufnahme liegt ihre absolute Eiweißaufnahme ohnehin schnell sehr hoch.

18.6 Tierisches Protein für starke Muskeln?

Wer rasch an Muskelmasse gewinnen will und meint, mit einem sehr hohen tierischen Proteinanteil in der Nahrung – viel Fleisch (rot), Eier und Milch – dieses Ziel schneller zu erreichen, tut weder seiner Gesundheit noch seiner Figur einen Gefallen. Protein aus tierischen Quellen ist meist relativ fett-, cholesterin- und purinreich. Da aber peinlichst auf den Körperfettanteil zu achten ist, muss der Fettgehalt der Ernährung entsprechend gering gehalten werden.

Entscheidend für den Einbau von Protein in die Muskulatur ist die Qualität (essenzielle Aminosäuren!), nicht die Quantität. Proteine sind für den Körper hochwertig, wenn sie in der Zusammensetzung der des menschlichen Proteins ähneln. Die Kombination von Kartoffeln mit einem Ei hat für einen Erwachsenen beispielsweise eine höhere Qualität als ein Stück Fleisch. Empfohlen wird, sich möglichst abwechslungsreich zu ernähren – das bedeutet nicht jeden Tag Fleisch zu essen. Zum Muskelwachstum kann die ideale Ernährungsweise auch nur dann beitragen, wenn ein entsprechendes Training durchgeführt wird.

18.7 Wie gelingt eine ideale Kraftsport-Ernährung?

Um eine fettarme Ernährung zu realisieren, die gleichzeitig qualitativ hochwertiges Protein liefert, kann man sich eines Tricks bedienen. Werden pflanzliche Lebensmittel richtig miteinander oder zusammen mit tierischen kombiniert, lässt sich die Proteinqualität des einzelnen Lebensmittels über dessen Wertigkeit hinaus steigern (▸ Abb. 18.1).

Zudem sollte bei tierischen Produkten wie Fleisch, Milch oder Käse möglichst die fettärmere Variante gewählt werden.

Praxistipp

Lebensmittelbeispiele

- mageres Fleisch, z. B. Hühnchen-/Putenbrust (Geflügelfleisch)
- Fisch, z. B. Forelle, Rotbarsch, Seelachs
- Milch/Joghurt 1,5 % oder 0,1 %
- Käse: Hüttenkäse 20 % Fett i. Tr., Mozzarella, Speisequark mager

18.7.1 Optimale Proteinaufnahme während der Muskelaufbauphase: Beispielberechnung

Ziel ist, innerhalb von einer Woche 0,25 kg fettfreie Körpermasse (Muskelmasse) durch intensives Krafttraining aufzubauen.

1 kg Muskulatur enthält **ca. 220 g Eiweiß** [12].

Zum Aufbau von 0,25 kg Muskelmasse benötigt der Körper 55 g Eiweiß pro Woche bzw. 8 g Eiweiß pro Tag.

Beispielberechnung für einen jungen Gewichtheber mit 70 kg Körpergewicht

8 g Eiweiß pro Tag für den Muskelaufbau (:70) → ca. 0,11 g pro kg Körpergewicht

Eiweißbedarf pro Tag insgesamt:

- 56 g (0,8g × 70 kg) Grundempfehlung
- 20 g für das Training generell [12]
- 8 g für den Muskelaufbau

→ gesamt: **84g** Eiweiß pro Tag

Daraus resultiert die Tagesempfehlung für einen 70 kg leichten, jungen Gewichtheber in der Aufbauphase: 1,2 g Eiweiß pro kg Körpergewicht

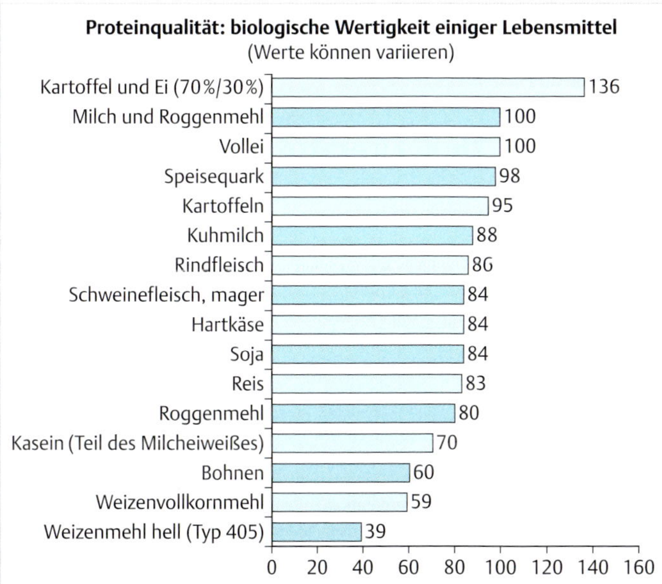

Abb. 18.1 Proteinqualität einiger Lebensmittel und Lebensmittelkombinationen (Quellen: [5], [8], [11]).

Praxistipp

Fettarme Lebensmittelportionen mit jeweils ca. **20 g Eiweiß** [2]
- 80 g Edamer (30 % Fett i.Tr.)
- 100 g Mozzarella oder Feta (40 % Fett i.Tr.)
- 100 g Putenbrust oder Schinken gekocht und gesalzen
- 100 g Rotbarsch oder Forelle
- 100 g Linsen oder Erbsen
- 130 g Vollkornnudeln (Gewichtsbezug: rohe Nudeln)
- 150 g Speisequark (mager)
- 160 g Nudeln, eifrei (Gewichtsbezug: rohe Nudeln)
- 200 g Früchte-Müsli (ohne Zucker)
- 250 g Vollkornbrot
- 500 ml Milch (1,5 % oder 0,1 %)
- 800 g Kartoffeln gebacken (mit Schale)

V

18.8 Proteinqualität – die richtige Kombination

Für den Organismus haben Lebensmittel eine hohe Proteinqualität, wenn ihr Aminosäuremuster der des menschlichen ähnelt und sich die Aminosäuren dadurch gut in körpereigenes Protein umsetzen lassen. Durch die richtige Kombination von entsprechenden Lebensmitteln untereinander erhöht sich die Qualität der einzelnen Lebensmittel. Pflanzliche und tierische Proteinlieferanten üben eine Ergänzungswirkung aus, wobei das Mischen von rein pflanzlichen Lebensmitteln untereinander auch zur Qualitätsverbesserung führt, sodass sie den tierischen nicht nachstehen.

In der Ernährungswissenschaft wird bei der Bestimmung der Qualität durch ein biologisches Verfahren der Begriff **„biologische Wertigkeit“** (► Abb. 18.1) verwendet. Wird Eiprotein als Referenz-Proteinwert mit 100 % angesetzt, lassen sich andere Lebensmittel auf ihre Hochwertigkeit hin einordnen [8]. Je höher die biologische Wertigkeit, desto höher ist die Proteinqualität des Lebensmittels.

Gerade für die Proteinzufuhr im Sport gilt: **Qualität anstatt Masse!**

18.8.1 Beispiele für eiweißreiche Lebensmittelkombinationen

- Kartoffeln mit Ei oder Milch/-produkten
  - Pellkartoffeln oder Kartoffelbrei mit einem Spiegelei
  - Pellkartoffeln mit Kräuterquark
  - Kartoffelgratin (Kartoffeln + Käse + Sahne/Crème fraîche)
- Milch/-produkte und Getreide
  - Müsli mit Milch, Dickmilch oder Joghurt
  - Milchreis, Grießbrei
  - Vollkornbrot mit Quark/Käse und ein Glas Milch
  - Nudelauflauf (Nudeln + Käse) und Joghurt oder Quark als Nachtisch
- Getreide und Hülsenfrüchte (Bohnen, Erbsen, Linsen, Sojabohnen oder Sojabohnenprodukte wie Tofu)
  - Linsen- oder Erbseneintopf mit Brot
  - Nudeln mit Soja-Bolognese
  - mexikanische Bohnen mit Brot oder Reis
  - Couscous mit Kichererbsen
- Getreide mit Eiern
  - Pfannkuchen
  - Waffeln
- Getreide und Fleisch
  - Vollkornnudeln/Reis mit Fleisch
- Weizen und Fisch
  - Spinat-Weizen-Pfannkuchen mit Fischfüllung
  - Nudeln mit Fisch
- Weizen und Hefe
  - Hefegebäck

Siehe [2], [4]

18.9 Literatur

[1] American College of Sports Medicine (ACSM), American Dietetic Association (ADA), and Dietitians of Canada (DC). Nutrition and athletic performance. Joint position statement. Med Sci Sports Exerc 2009; 709–731. www.acsm.org (18.12.2014)

[2] Elmadfa I, Aign W, Muskat E et al. Die große GU Nährwert Kalorien Tabelle. München: Gräfe und Unzer Verlag; 2001

[3] Goldspink G. Zelluläre und molekulare Aspekte der Trainingsadaptation des Skelettmuskels. In: Komi PV, Hrsg. Kraft und Schnellkraft im Sport. Eine Veröffentlichung des IOC in Zusammenarbeit mit der FIMS. Dt. Übers. u. Bearb. Rost G, Rost R. Band 3. Köln: Deutscher Ärzte-Verlag; 1994: 213–231

[4] Groot-Böhlhoff H. Ernährungswissenschaft. Ernährungslehre für die Sekundarstufe II. Europa-Lehrmittel, Nourney; 1990

[5] Kasper H. Ernährungsmedizin und Diätetik. München, Wien, Baltimore: Urban&Schwarzenberg; 1996

[6] Lemon PWR. Do athletes need more dietary protein and amino acids? Int J Sport Nutr 1995; 5: 39–61

[7] MacDougall JD. Hypertrophie und/oder Hyperplasie. In: Komi PV, Hrsg. Kraft und Schnellkraft im Sport. Eine Veröffentlichung des IOC in Zusammenarbeit mit der FIMS. Dt. Übers. u. Bearb. Rost G, Rost R. Band 3. Köln: Deutscher Ärzte-Verlag 1994: 232–239

[8] Maid-Kohnert U. Lexikon der Ernährung in 3 Bänden. Heidelberg: Spektrum Verlag; 2002

[9] Priscilla M, Clarkson PM. Nutritional supplements for weight gain. Gatorade Sports Science Institute: Sports Science Exchange 1998; 11 (1): 1–10

[10] Rehner G, Daniel H. Biochemie der Ernährung. Heidelberg: Spektrum Akademischer Verlag; 1999

[11] Schlieper CA. Grundfragen der Ernährung. Hamburg: Büchner/Verlag Handwerk&Technik; 1992

[12] Williams MH. Ernährung, Fitness und Sport. Dt. Ausg. Rost R, Hrsg. Berlin: Ullstein Mosby Verlag; 1997

19 Proteinpräparate – was können sie wirklich?

19.1 Proteinpulver vs. Lebensmittel

Die gezielte **isolierte** Aufnahme von Protein oder Aminosäuren als Supplement soll – glaubt man den Werbeversprechen – den Protein- bzw. Muskelaufbau besonders effektiv fördern. Basierend auf wissenschaftlichen Erkenntnissen zeigen sich zwei gravierende Nachteile der **hochgereinigten Supplemente** im Vergleich zum Lebensmittel:

- Die isolierte, aus dem Lebensmittel heraus gelöste Form von Eiweiß als Eiweißhydrolysat oder Aminosäuremischung wird rascher aus dem Verdauungstrakt ins Blut aufgenommen als ein intaktes Protein im Lebensmittel. Diese Supplemente führen somit zu einem starken Anstieg der Aminosäurekonzentration im Blut. Folge ist eine schnellere Verbrennung, d. h. der Körper nutzt die Aminosäuren zur Energiegewinnung anstatt zur Proteinsynthese. Damit kann gerade den isolierten Supplementen, im Vergleich zum eiweißreichen Lebensmittel, keine besondere Förderung des Muskelaufbaus zugesprochen werden [4].
- Der zweite Nachteil einer Zufuhr von überwiegend reinem Protein ist, dass es zu einem ungünstigen Hormonbild für den Proteinaufbau führt. Bei einer gemischten Mahlzeit kommt es hingegen wegen des Kohlenhydratgehalts zu einer Insulinausschüttung, die anabol wirkt und folglich auch die Proteinsynthese fördert [4].

Praxistipp

Wenn Proteinpulver, dann den Proteindrink zusammen mit beispielsweise einem kohlenhydratreichen Energieriegel, mit einer Banane oder Brezel zu sich nehmen.

Grundsätzlich gilt: Über das Protein in der Nahrung decken auch Hochleistungsathleten ihren Proteinbedarf normalerweise problemlos und können auf Proteinpräparate verzichten.

19.2 Sinnvoller Einsatz von Proteinsupplementen

Problematisch kann die ausreichende Proteinaufnahme bei Athleten sein, die bei gleichbleibendem Trainingsumfang eine **stark energiereduzierte Diät** durchführen, um den Körperfettanteil zu reduzieren [3]. Hier sollte der Essensplan nicht rigoros minimiert werden, sondern weitestgehend „normal“ weiter gegessen werden – mit der Einschränkung, grundsätzlich bei allen Lebensmitteln auf einen sehr niedrigen Fettgehalt zu achten. Bei Bedenken oder Feststellung eines Defizits durch ein Ernährungsprotokoll kann ein Proteinsupplement oder auch fettarmes Milchpulver (Kasein) verwendet werden. Aus den oben genannten Gründen sollte das Milchpulver (in Milchprodukten untergemischt) oder Supplement in Kombination mit kohlenhydratreichen Lebensmitteln aufgenommen werden (z. B. Magerquark + Brot, fettarme Milch oder Joghurt mit Müsli etc.).

Milchpulver enthält alle wichtigen Aminosäuren und ist weitaus preiswerter als Supplementen-Mischungen [3].

Vorteile von guten **Proteinsupplementen** sind der oft bessere Geschmack und die Anreicherung mit Vitamin B_6. Der wissenschaftliche Lebensmittelausschuss der Europäischen Kommission empfiehlt 0,02 mg Vitamin B_6 pro 1,0 g supplementiertes Protein [4].

Milchpulver enthält von sich aus nur knapp 0,01 mg Vitamin B_6 pro enthaltenes Gramm Protein (0,28 mg Vitamin B_6 pro 100 g Milchpulver). Das Defizit lässt sich jedoch auch in der Diätphase gut über Vitamin-B_6-reiche Lebensmittel wie Vollkornbrot, Vollkornnudeln oder mageres Hähnchenbrustfilet ausgleichen.

19.3 Aminosäurepräparate/ freie Aminosäuren

Neben dem klassischen Proteinpulver werden Sportlern auch isolierte, einzelne Aminosäuren oder bestimmte Kombinationen von Aminosäuren angepriesen, die selektive Wirkungen versprechen. Diese möglichen Wirkungen **isolierter Aminosäuregaben** sind noch unzureichend erforscht; sicher ist aber, dass der Sportler nach aktuellem Wissensstand ein potenzielles Gesundheitsrisiko eingeht.

Isolierte Aminosäuren kommen in der Ernährung so nicht vor und sollten bei einer Aufnahme in größeren Mengen wie ein Medikament eingestuft werden, das mögliche Nebenwirkungen hat. Wird eine Aminosäure im großen Maße zugeführt, kann diese die Aufnahme anderer wichtiger Aminosäuren blockieren und ein Ungleichgewicht entstehen lassen.

Die Aminosäure Arginin soll beispielsweise die Ausschüttung des Wachstumshormons (Human Growth Hormone, HGH) fördern und damit das Muskelwachstum verbessern. Methodisch gut durchgeführte Studien zeigen weder für **Arginin**, **Lysin** noch **Ornithin** einen Wachstumshormonanstieg. Wird das anabole Hormon HGH medikamentös vom Sportler eingenommen (= Doping!), obwohl kein vom Arzt attestiertes Defizit besteht, wird das hormonelle Gleichgewicht des Körpers gestört und damit die Gesundheit gefährdet. Von **Tryptophan** wird behauptet, dass es neben der HGH-Stimulation das Ermüdungsempfinden dämpfe. Hierzu gibt es zum einen keine Evidenz und zum anderen wird möglicherweise die Glukoneogenese (Glukoseneubildung aus Nichtkohlenhydraten) blockiert, was für Ausdauersportler nicht gerade leistungsfördernd ist. Gleichfalls keinen Nachweis gibt es für die semiessenzielle Aminosäure **Glycin**.

Weiterer Forschungsbedarf ist bei **verzweigtkettigen Aminosäuren** (Branched-Chain Amino Acids, BCAA: Leucin, Isoleucin und Valin) und **Glutamin** sowie **Aspartat** erforderlich. So könnten sich verzweigtkettige Aminosäuren alleine oder im Zusammenspiel mit Glutamin, das ein Brennstoff von Immunzellen ist, bei Athleten in einer intensiven Trainingsphase positiv auf deren Immunsystem auswirken.

Bei Leucin wurde auf den erhöhten Verbrauch durch Ausdauersport hingewiesen, der nach einem 2-Stunden-Lauf 850 mg dieser Aminosäure betrug. Hält man sich vor Augen, dass bereits in einem Glas Milch 950 mg Leucin enthalten sind und wir über eine normale Mischkost am Tag 5 000 mg zu uns nehmen, rückt dies die Bedeutung von Aminosäuresupplementen zurecht.

Diese Relation gilt auch für andere Aminosäuren und bestätigt, dass wir mit einem 12–15 %igen Proteinanteil der Gesamtkalorien im Rahmen einer ausgewogenen Ernährung (siehe auch Kap. 18.8) mit allen Aminosäuren sehr gut versorgt sind [5].

> **Merke** (M!)
>
> Wenn eine Supplementierung für den Muskelaufbau angebracht ist, sollte man zu Proteinpräparaten greifen und nicht selektiv einzelne Aminosäuren einnehmen.

19.4 Qualität der Proteinsupplemente

Zu bedenken ist, dass „Hightech"-Proteinsupplemente – häufig zusammengesetzt aus dem Hauptbestandteil Weizenprotein und allerlei Zusätzen wie Enzymen, die das Muskelwachstum noch besonders anregen sollen – zumeist wissenschaftlich nicht getestet wurden. Ihre Wirkung ist nicht belegt, wird aber von Herstellerseite beteuert [3]. Enzyme werden im Übrigen bereits im Magen-Darm-Bereich verdaut und sind damit unwirksam, bevor der Organismus sie überhaupt aufnehmen kann [5].

Des Weiteren fehlen Kontrollmechanismen in der Qualitätssicherung, sodass Wirkstoffschwankungen innerhalb der Produkte oder sogar Verunreinigungen mit dopingähnlichen Substanzen auftreten können. Dies wurde bei 15 % der Produkte, die überwiegend über das Internet vertrieben wurden (600 analysierte Nahrungsergänzungsmittel), nachgewiesen [1], [2]! Daher ist es ratsam, Eiweißprodukte bekannter und seriöser Hersteller auszuwählen (Sportgeschäft, etablierte Hersteller).

19.5 Proteinriegel – die bessere Wahl

Ein Proteinriegel (Beispiele: ▶ Tab. 19.1) ist insofern sinnvoller als ein Protein-Shake, weil der Kohlenhydratanteil beim Riegel höher ist. Über die Nahrung wird nach dem Sport problemlos genügend Protein aufgenommen. Während der Belastung ist die Proteinaufnahme jedoch überflüssig, denn hier benötigt der Körper primär Kohlenhydrate. Nach dem Sport eignet sich ein Proteinriegel bestenfalls als Ergänzung zur Kohlenhydrataufnahme.

Fazit: Proteinriegel sind nur für den Einsatz nach dem Sport geeignet.

Tab. 19.1 Proteinriegel: Beispiele. Produkte werden häufig umentwickelt, sodass die Nährwerte variieren können. Prüfen Sie daher Ihr Produkt nach der Nährwerttabelle auf dem aktuellen Produkt. Der hier dargestellte Vergleich soll als Beispiel und Orientierung dienen.

Riegel	Gehalt pro Riegel in Gramm (g) und Energieprozent*		
	Protein	**Fett**	**Kohlenhydrate**
Powerbar Protein Plus Caramel Vanille Crisp	16,7g **31 %**	6,4g 27 %	24,6g 45 %
Isostar High Protein Riegel Haselnuss (35g)	9,0g **27 %**	3,5g 24 %	16,6g 51 %
Isostar Recovery Riegel	10g **26 %**	3,7g 22 %	16,8g 51 %
Champ High Protein Bar Karamell-Cappuccino (45g)	20g **60 %**	2,8g 19 %	13 g 39 %
zum Vergleich: Proteinpulver			
Isostar High Protein Neutral 25 g (1 Portion) + 250 ml Magermilch	29,7g **68 %**	0,7g 3,6 %	13,1g 30 %

*Energieprozent sind gerundete Werte.

19.6 Fazit Proteinpräparate

- Bei strikten Diäten und/oder mäßiger Ernährungsweise kann die zusätzliche Aufnahme von Proteinpräparaten oder fettarmem Milchpulver nützlich sein.
- Keinerlei Vorteil bringt ein Mehr an Protein über die Empfehlungsobergrenze von 1,7 g Protein pro kg Körpergewicht (unter physiologischen Bedingungen).
- Proteinsupplemente sind bei einer ausgewogenen Ernährung überflüssig, denn über das Protein in der Nahrung wird eine optimale Versorgung problemlos erreicht.
- Proteinpräparate mit Vitamin-B_6-Zusatz auswählen. Empfehlung: 0,02 mg Vitamin B_6 pro 1,0 g Protein
- Proteinpräparate zusammen mit Kohlenhydraten aufnehmen, um den Muskelaufbau positiv zu beeinflussen (u. a. positiv für Hormonspiegel).
- Proteinriegel/-präparate den Aminosäuremischungen/isolierten Aminosäuren vorziehen
- Proteinpräparate etablierter Hersteller auswählen, da Gefahr der Verunreinigung mit dopingähnlichen Substanzen besteht.

19.7 Literatur

[1] Burke LM: Positive drug tests from supplements. Sportscience 2000; 4 (3): 1–5

[2] Corrigan B, Kazlauskas R. Medication use in athletes selected for doping control at the Sydney Olympics (2000). Clin Sports Med 2003; 13: 33–40

[3] Priscilla M, Clarkson PM. Nutritional supplements for weight gain. Gatorade Sports Science Institute: Sports Science Exchange 1998; 11: 1–10

[4] Scientific Committee on Food (SCF). Report of the Scientific Committee on Food on composition and specification of food intended to meet the expenditure of intense muscular effort, especially for sportsmen: Protein and protein components. 50 S. European Commission, ed. Health&Consumer Protection Directorate-General. Febr. 2001. http://ec.europa.eu/food/fs/sc/scf/out64_en.pdf (18.12.2014)

[5] Williams MH. Ernährung, Fitness und Sport. Dt. Ausg. Rost R, Hrsg. Berlin: Ullstein Mosby Verlag; 1997

20 Risiken durch zu viel Protein?

20.1 Wissenschaftliche Betrachtung von Nebenwirkungen

Die Diskussion um mögliche Nebenwirkungen durch eine dauerhaft zu hohe Proteinaufnahme wird kontrovers geführt. Die Datenlage zeigt derzeit noch Lücken auf, sodass eine klare gültige Fachmeinung bis dato nicht möglich ist. Die meisten Studien, die schädliche Wirkungen nachgewiesen haben, wurden an Patienten mit einer eingeschränkten Nierenfunktion oder im Tierversuch durchgeführt.

Sicher ist nach dem derzeitigen Kenntnisstand, dass eine tägliche Proteinaufnahme von unter 2,0 g pro kg Körpergewicht unbedenklich ist [2], [4]. Der Arbeitskreis Sport und Ernährung der DGE gibt zu bedenken, dass bei einer permanent zu hohen Zufuhr die Niere stärker belastet wird [1]. Durch die Evolution ist die Niere zwar in der Lage, große Mengen an Protein zu verarbeiten, allerdings ernähren wir uns in der heutigen Zeit (Industrieländer) anhaltend sehr proteinreich (ca. 100 g täglich). Die **Nierenfunktion** wird dadurch zur dauerhaften Hochleistung angeregt. Ob sich diese Mehrbelastung auch schädigend auf die Niere auswirkt, ist noch nicht erwiesen [5].

Wenn bei Sportarten in bestimmten Phasen (z. B. im Bodybuilding in der Vorwettkampfphase: Definitionsphase) zudem **sehr wenig getrunken** wird („Abkochen“, was grundsätzlich schon bedenklich ist), sollte die Eiweißaufnahme möglichst gesenkt werden.

Bei der isolierten Aufnahme von Eiweißpräparaten kann es zu vermehrtem **Kalzium- und Phosphatverlust** über den Urin kommen. Folge kann eine Abnahme der Knochendichte sein. Diese Gefahr besteht nicht, wenn Eiweiß im Rahmen einer vielseitigen Ernährung über natürliche Lebensmittel aufgenommen wird [5]. Gerade die eiweißreiche Lebensmittelgruppe der Milchprodukte (Milch, Käse etc.) liefert viel Kalzium. Phosphat lässt sich problemlos beispielsweise über Fleisch aufnehmen und wird durch unsere Ernährung eher zu viel zugeführt.

Ein weiteres Problem von Proteinpulvern ist, dass sie im Allgemeinen zu Verstopfungen im Darm führen. Halten diese **Verstopfungen** lange an, kann die Entstehung von Divertikeln (Ausstülpungen der Darmwand) begünstigt werden, die sich entzünden können und sich so zu einer Divertikulitis (Symptom: Schmerzen im linken Unterbauch) entwickeln [3]. Als Nachteil, aber nicht im Sinne eines Risikos, sei noch die **appetitanregende** und nicht sättigende Wirkung von Proteinpulvern genannt.

20.2 Empfehlung

Da eine Proteinaufnahme von über 2,0 g pro kg Körpergewicht ohnehin das Muskelwachstum nicht weiter fördert, sondern nur zur Energiegewinnung oder Speicherung in Form von Fett genutzt wird, sollte dem Körper nicht unnötig zu viel „zugemutet“ werden. Dies gilt besonders, da die wissenschaftliche Datenlage in Bezug auf mögliche Nebenwirkungen einer chronisch hohen Proteinaufnahme noch lückenhaft ist.

2,0 g Eiweiß pro kg Körpergewicht und Tag sollte als **Obergrenze** eingehalten werden! Bei Frauen entspricht dies im Durchschnitt 120 g und bei Männern etwa 140 g Eiweiß.

20.3 Literatur

[1] Deutsche Gesellschaft für Ernährung (DGE). Stellungnahme des DGE-Arbeitskreises „Sport und Ernährung“: Proteine und Kohlenhydrate im Breitensport. Forschung, Klinik und Praxis 01.05.2001 (18.12.2014)

[2] Lemon PWR. Do athletes need more dietary protein and amino acids? Int J Sport Nutr 1995; 5: 39–61

[3] Maid-Kohnert U. Lexikon der Ernährung in drei Bänden. Heidelberg: Spektrum Verlag; 2002

[4] Poortmans JR, Dellalieux O. Do regular high protein diets have potential health risks on kidney function in athletes? Int J Sport Nutr Exerc Metabol 2000; 10: 28–38

[5] Williams MH. Ernährung, Fitness und Sport. Dt. Ausg. Rost R, Hrsg. Berlin: Ullstein Mosby Verlag; 1997

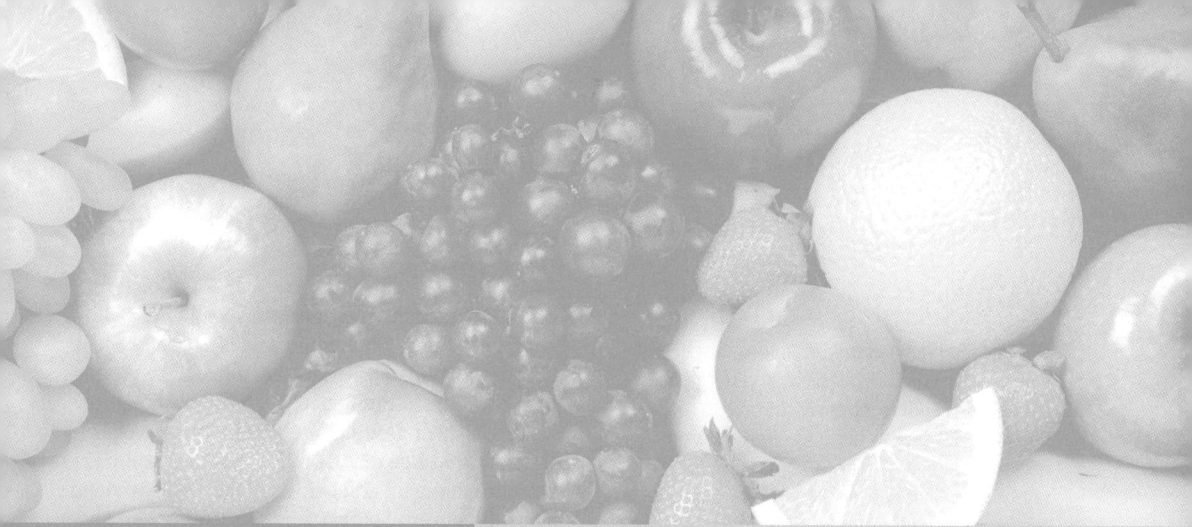

Teil VI

Vitamine und Mineralstoffe

21 Vitamine im Sport

21.1 Nomenklatur der Vitamine

M!

Merke

Unter **Vitaminen** versteht man organische Substanzen, die vom Körper nicht als Energieträger, sondern für andere lebenswichtige Funktionen (lat. vita: das Leben) benötigt werden. Vom menschlichen Organismus können sie größtenteils nicht selbst hergestellt werden. Daher müssen sie regelmäßig mit der Nahrung zugeführt werden. Manche Vitamine werden als Vorstufen (Provitamine) aufgenommen und erst im Körper in ihre eigentliche Wirkform umgewandelt. Ihre Aufgaben umfassen die Verstoffwechselung der Proteine, Kohlenhydrate und Fette sowie den Aufbau von Blutzellen, Enzymen etc. Einige Vitamine besitzen auch als Antioxidanzien Bedeutung für den Gewebs- und Zellschutz.

VI

Generell unterscheidet man vier fettlösliche Vitamine (A, D, E und K; „Eselsbrücke" EDEKA) sowie neun wasserlösliche Vitamine (C und B-Komplex).

Für einige Substanzen wurde früher einmal ein Vitaminstatus vermutet. Später zeigte sich allerdings, dass auf ihre Zufuhr verzichtet werden kann (z. B. Cholin, Inositol, Paraaminobenzoesäure, Vitamin B_{15} und Vitamin B_{17}).

Mangelernährung/Vitaminmangel führt zu einer suboptimalen Stoffwechselfunktion, was in der Folge eine gewisse Leistungseinschränkung bedeutet.

Hintergrundwissen

Leichtere Formen des Vitaminmangels werden als **Hypovitaminosen**, schwere dagegen als **Avitaminosen** bezeichnet. Klinische Ursachen sind häufig ungenügende Zufuhr bei Malnutrition (Fehl- oder Mangelernährung), aber auch die Zerstörung der Darmflora (z. B. durch Antibiotika) wie auch Resorptionsstörungen (etwa im Rahmen schwerer Durchfälle oder nach Darmresektionen).

21.2 Brauchen Sportler mehr Vitamine?

Unter Berücksichtigung des bei sportlicher Betätigung erhöhten Energieumsatzes besteht kein überproportionaler Bedarf an einzelnen Vitaminen, da der erhöhte Bedarf auch durch die gesteigerte Nahrungsaufnahme bei ausgewogener Mischkost weitgehend kompensiert sein sollte [2]. Einschränkungen ergeben sich hier selbstredend aufgrund der im Sport häufig anzutreffenden Spezialdiäten zur Gewichtskontrolle, aber auch durch Inaktivierung mancher Vitamine im Lagerungs- und Zubereitungsprozess der Lebensmittel (z. B. Lichteinwirkung etc.; vgl. ▸ Tab. 21.1).

Nur wenn zuvor eine Unterversorgung besteht, ist von einer zusätzlichen Vitamingabe eine Leistungsoptimierung zu erwarten. Das Fehlen eines Vitamins in der Ernährung ruft bereits nach 3–4 Wochen charakteristische Mangelerscheinungen und langfristig schwere Krankheiten hervor. Eine erhöhte Zufuhr von Vitamin D und A kann dagegen sogar zu Vergiftungserscheinungen führen.

Aus der Funktion der Vitamine im Metabolismus wurde abgeleitet, dass bei entsprechender Mehrbeanspruchung – wie durch Schwangerschaft, Wachstum, Krankheiten oder auch durch Sport – ein erhöhter Vitaminbedarf vorliegen müsste. Angenommen wird ein leicht erhöhter Bedarf an **Be-**

Tab. 21.1 Maximale Vitaminverluste durch Kochen und Lagerung (Sauerstoff, Licht); in absteigender Reihenfolge (Quelle: [6]).

Vitamin	Verlust (%)
C	bis zu 100
Folsäure	
B_1	80
B_2	75
Biotin	60
E	55
Pantothensäure	45
B_6	40
D	
A	
Niacin	30
B_{12}	10

ta-Carotin, **Vitamin C** und **Vitamin E**, da diese Vitamine **antioxidativ** wirken [13]. Durch intensiven Sport entstehen mehr **freie Radikale** (erhöhter Sauerstoffumsatz, Entzündungsreaktionen), die Gewebe schädigen und damit zur Muskelermüdung und -schädigung beitragen können. Fraglich ist, ob eine zusätzliche Vitaminaufnahme für intensiv trainierende Athleten tatsächlich nützlich ist [15].

Nach Baron u. Berg [2] werden für intensiv Sporttreibende in der Regel Vitamindosierungen im Bereich des Zwei- bis Dreifachen der Zufuhrempfehlungen für Normalpersonen angegeben. Keineswegs sollte daraus der Schluss gezogen werden, dass der Mehrbedarf supplementiert werden muss. Wie eingangs erwähnt, benötigen Sportler ohnehin mehr Energie und nehmen damit – eine ausgewogene Ernährung vorausgesetzt – automatisch mehr Mikronährstoffe (Vitamine und Mineralstoffe) auf [15].

Isolierte Gaben von Vitaminen haben zudem nicht die gleiche protektive Wirkung wie das Nahrungsmittel als Ganzes, das zusätzlich mit sekundären Pflanzenstoffen synergetisch wirkt [13]. Zusätzliche Vitamingaben sollten also nicht die erste Wahl sein, können aber sinnvoll werden, wenn sich der Sportler nicht gut ernährt bzw. ernähren kann.

Megadosen (mehr als das Zehnfache) sind hingegen konsequent abzulehnen, da hier die Grenze zur Toxizität [11] leicht überschritten werden kann (insbesondere bei den fettlöslichen **Vitaminen A** und **D**!) und schädigende, oxidationsfördernde Effekte auftreten können [13].

Exakte, einheitliche und bewiesene Zufuhrempfehlungen für Sportler gibt es derzeit nicht. Studien, die einen Vitaminmehrbedarf nach hoher Belastung belegen wollen, weisen oft statistische Mängel auf [15].

Der tägliche mittlere Vitaminbedarf sowie Funktion und Bedeutung der jeweiligen Vitamine für den Sportler sind in ▶ Tab. 21.2 zusammengestellt.

21.2.1 Tipps zur Vitaminsupplementation

Siehe auch [3]

- **Vitaminpräparate** sollten **nicht mehr als etwa 100 % der Tagesempfehlung** beinhalten. Hochdosierungen tragen nicht mehr zur Gesundheit oder Leistung bei, sondern können sich auch wiederum negativ auf den Körper auswirken (z. B. mehr freie Radikale).
- Ist die Ernährung insgesamt unausgewogen (Diät, zu wenig Zeit etc.), können **Multivitaminpräparate** sinnvoll sein und sind hochdosierten Einzelvitaminen vorzuziehen (vorausgesetzt, es liegt kein spezifischer Mangel vor).
- Möchte der Athlet antioxidativ wirkende Vitamine supplementieren, sollten diese kombiniert aufgenommen werden [6], z. B. Vitamin C 100 mg, Vitamin E 15 mg, Beta-Carotin 2–4 mg in Kombination.
- Bezeichnungen wie „natürliche Vitamine" suggerieren natürliche Quellen oder gar den gleichen Vitaminwert wie Obst oder Gemüse. Tatsächlich sind fast alle Vitamine in Supplementen synthetisch; die chemische Struktur der Vitamine ist ohnehin gleich.
- Beta-Carotin ist dem Vitamin A (fettlöslich) vorzuziehen. Aus dieser Vorstufe bildet der Körper bedarfsgerecht Vitamin A und schützt sich vor einer Überversorgung. Neuere Untersuchungen mit starken Rauchern warnen allerdings auch bei Beta-Carotin vor Megadosen [6].
- Vitaminsupplemente sollten zusammen oder nach einer Mahlzeit eingenommen werden, sie können so mit der Nahrung interagieren.
- Prüfen, welche Lebensmittel mit Vitaminzusätzen schon häufig gegessen werden (z. B. Cornflakes, Sportgetränke), dann erübrigt sich ggf. die zusätzliche Einnahme einer Tablette.
- Sportler, die sich hinsichtlich ihrer Vitaminversorgung unsicher sind, sollten die Ernährung mit ihrem Arzt oder einem qualifizierten Ernährungsberater (Schwerpunkt Sporternährung) besprechen. Optimal wäre es, einen 1-Wochen-Ernährungsplan zu führen (siehe Anhang). Diese Kosten sind unter Umständen besser investiert und günstiger als das ständige Kaufen von überflüssigen und fragwürdigen Präparaten.

21.2.2 Vitaminquelle Lebensmittel

Folgende Lebensmittel stellen die beste Vitaminquelle dar: frisches Obst, Gemüse, Salate und Vollkornprodukte! Sie liefern neben Vitaminen auch Ballaststoffe und eine Vielzahl an pflanzlichen Schutzstoffen (sekundäre Pflanzenstoffe) für den Körper. Aber auch mageres Fleisch, Fisch und pflanzliche Öle sind hervorragende Vitaminlieferanten.

Tab. 21.2 Täglicher mittlerer Vitaminbedarf, Funktion und Bedeutung für den Sportler (Empfehlungen; Quellen: [4], [6]).

Vitamin	Zufuhrempfehlungen	Hauptfunktion	besondere Bedeutung im Sport
fettlösliche Vitamine			
A Retinol	1,0 mg M 0,8 mg F > 3 mg/Tag nicht über längere Zeit einnehmen!	Schutzfunktion für Haut und Schleimhäute (Radikalfänger), „Augenvitamin“ (Dämmerungssehen)	Antioxidans → hochaktive Sportler
Beta-Carotin	2–4 mg		
D Calciferol	20 µg (800 I.E.) bei fehlender endogener Synthese (Schätzwert)	Regulation des Kalziumhaushaltes	Knochengesundheit
E Tocopherol	14 mg M 12 mg F	Radikalfänger, Antioxidans (verhindert Oxidation ungesättigter Fettsäuren)	Antioxidans → hochaktive Sportler: Vit. E hilft, belastungsbedingte Gewebeschäden zu reduzieren
K Phyllochinon	70 µg M 60 µg F (1 µg/kg KG)	Blutgerinnung, Beteiligung an Knochenbildung	
wasserlösliche Vitamine			
B_1 Thiamin	1,2 mg M 1,0 mg F 0,5 mg/1000 kcal (4,2MJ)	Kohlenhydratstoffwechsel	hohe Kohlenhydrataufnahme → Ausdauersport
B_2 Riboflavin	1,4 mg M 1,2 mg F 0,6 mg/1000 kcal (4,2MJ)	Energiestoffwechsel, insbes. Abbau von Fettsäuren	Athleten mit hoher Energieaufnahme/-verbrennung
B_6 Pyridoxin	1,5 mg M 1,2 mg F (20 µg/g Nahrungsprotein)	Eiweißstoffwechsel	höhere Eiweißaufnahme → Muskelaufbau
B_{12} Cobalamin	3,0 µg 0,3 mg/1000 kcal (4,2MJ)	Abbau von Fett- u. Aminosäuren, Folsäurestoffwechsel, Gefäßgesundheit	Athleten mit hoher Energieverbrennung
Pantothensäure (B_5)	6 mg	bedeutsam für den gesamten Stoffwechsel wie auch Energie	Athleten mit hoher Energieaufnahme/-verbrennung
Niacin	16 mg M 13 mg F	Energiestoffwechsel	Athleten mit hoher Energieaufnahme
Biotin	30–60 µg	Fettsäureverbrennung u. -synthese, Beteiligung am Aminosäureabbau, Glukoneogenese	Athleten mit hoher Energieverbrennung
Folsäure	400 µg	Zellwachstum/-teilung, Gefäßgesundheit	Regeneration
C Ascorbinsäure	100 mg	Radikalfänger, fördert die Eisenaufnahme aus Pflanzen	Immunsystem → intensive Trainingseinheiten, Radikalfänger → Schutz bei „oxidativem Stress“, positiv für Eisenaufnahme → Sportlerinnen (!), Höhenbergsteiger

M: Männer; F: Frauen; KG: Körpergewicht; MJ: Megajoule

21.3 Fettlösliche Vitamine

Diese Gruppe von Vitaminen wird nur in Anwesenheit von Fetten resorbiert, was sicherlich die Anreicherung von wässrigen Erfrischungsgetränken mit fettlöslichen Vitaminen nicht allzu sinnvoll erscheinen lässt.

21.3.1 Vitamin A – Retinol (Vorstufe: Beta-Carotin)

▶ **Hauptfunktionen.** Dämmerungssehen: Aufbau des Sehpurpurs (Dunkeladaptation, erhöhte Blendempfindlichkeit, Nachtblindheit), Schutzfunktion für Haut und Schleimhäute (Radikalfänger); Beeinflussung der Zellteilungsrate (Mitoserate).

Die Umwandlung von Provitamin A (Beta-Carotin) in Vitamin A ist begrenzt, sie richtet sich nach dem Bedarf des Körpers und kann bei einer Überversorgung (Supplemente) heruntergeregelt werden.

▶ **Mangelsymptome.** Nachtblindheit; Verhornungsstörungen der Epithelien (u. a. verdickte und trockene Bindehaut → Xerophthalmie) etc.

Eine längere Einnahme von über 15 mg/Tag (= 50 000 I.E.) Vitamin A führt zu einer schädlichen Überversorgung [8]. Schon im Mittelalter war bekannt, dass die Leber von Polarbären, die bis zu 60 mg Vitamin A pro Gramm enthält, toxisch ist und ihr Verzehr zu Kopfschmerzen, Erbrechen und Schwindel führt, bedingt durch gesteigerten Liquordruck [5]. Andere Überdosierungserscheinungen sind Schälreaktionen der Haut, Rötung und Juckreiz der Schleimhäute und Leberschwellung, Schlaf- und Appetitstörungen sowie Gewichtsverlust. Während der Schwangerschaft können Missbildungen des Kindes (Kopf, Urogenitalsystem, Herz) auftreten [2].

▶ **Vorkommen (Beispiele)**

- **Vitamin A** (nur in tierischen Lebensmitteln): Leber, Leberwurst, Thunfisch, Milchprodukte (Käse), Butter, Eigelb
- **Beta-Carotin** (Pflanzen): Karotten, Spinat, Salat, Paprika, Kürbis, Aprikosen: gelbe, orangefarbene und rote Gemüse und Früchte sowie auch grünes Gemüse

Praxistipp

Die Bioverfügbarkeit von Carotinoiden kann durch Zerkleinern (z. B. Karotten → Saft, Salat oder zusätzlich blanchiert als Beilage) und der Zugabe von Fett erheblich verbessert werden.

21.3.2 Vitamin D – Calciferol (antirachitisches Vitamin)

▶ **Hauptfunktionen.** Kalziumresorption, Kalziumphosphat-Stoffwechsel, Knochenaufbau.

Neben seiner Wirkung auf den Knochenstoffwechsel scheint Vitamin D nach neuen Studien auch die Immuntoleranz (Allergien) und kardiovaskuläre Krankheiten zu beeinflussen [10], [16].

Die Vitamin D-Zufuhr über die Nahrung trägt nur geringfügig zur Versorgung bei. Den Großteil an Vitamin D produziert der Körper aus einer Cholesterinvorstufe durch UV-B-Strahlung im **Sonnenlicht** über die **Haut** [6]! Durch häufiges, moderates Aufhalten in der Sonne (zeitliche Begrenzung! Vorsicht bei starker Mittagssonne, Unterschiede je nach Hauttyp), lässt sich der Bedarf erreichen [4], [7].

Fehlt diese endogene Synthese, muss die Versorgung durch die Zufuhr von **20 µg/Tag** (Schätzwert) über ein Vitamin-D-Präparat ersetzt werden. Das Risiko für einen niedrigen Vitamin-D-Spiegel ergibt sich also vor allem dadurch, dass zu wenig oder kaum bei Sonnenschein ins Freie gegangen wird (236). Im Hochleistungsbereich betrifft dies vor allem Athleten der Hallensportarten oder Sportler aus nördlichen Breitengraden [1].

Hinzu kommt, dass **Sonnenschutzmittel** auf der Haut die Vitamin-D-Bildung verringern. Ab welcher Lichtschutzfaktor-Stufe die Vitamin-Synthese gehemmt wird, ist noch strittig [16].

Praxistipp

- regelmäßig kurz in der Sonne aufhalten und ausreichende Körperpartien möglichst unbedeckt lassen (etwa 25 %, z. B. Gesicht, Hände und Unterarme; Sonnenbrand unbedingt vermeiden!) [16]
- Indoor-Sportarten: Einheiten wie Aufwärmläufe und Dehnungen möglichst ins Freie verlegen [10]

- Ernährung: Fett in der Nahrung unterstützt die Vitamin D-Aufnahme [4].
- positiv für die Knochengesundheit: neben einem ausreichenden Vitamin-D-Status auf eine gute Kalzium-Versorgung achten [4].
- Überprüfung des individuellen **Versorgungsstatus** über die 25-Hydroxyvitamin-D-Serumkonzentration: mind. 50 nmol/l ([16] nach [12] → U.S. Institute of Medicine, IOM). Nach den Wintermonaten liegen die Serumspiegel am niedrigsten und häufig reicht die Vitamin-D-Bildung über den Sommer nicht aus. Dann empfiehlt sich eine Supplementierung von Oktober bis April [14].
- Bei älteren Sportlern ist zu beachten, dass der Vitamin-D-Status mit zunehmendem Alter abnimmt.

► **Mangelsymptome.** Rachitis (gestörte Mineralisation der Grundsubstanz [Matrix] des wachsenden Knochens); Osteomalazie beim Erwachsenen (auch „Knochenerweichung", meist Becken, Thorax und Extremitäten).

Eine **Hypervitaminose** kann nur durch die Einnahme von hochdosierten Supplementen (> 4 000 I.E. pro Tag; zum Vergleich: Osteoporose-Präparate liegen bei > 400 I.E.) über einen längeren Zeitraum auftreten. Sie führt zu einer starken Kalzium-Mobilisation aus dem Skelett, bis hin zur Nierensteinbildung oder gar Nierenversagen [7].

► **Vorkommen (Beispiele).** Fettreiche Seefische (Aal, Hering, Lachs; beste Quelle!), Milch(produkte), Butter, Margarine (angereichert mit Vitamin D) und Eigelb.

21.3.3 Vitamin K – Phyllochinon

► **Hauptfunktionen.** Blutgerinnung („Koagulationsvitamin"), Beteiligung an Knochenbildung (Osteocalcin).

► **Mangelsymptome.** Hämorrhagie (Blutungsneigung), Blutgerinnungsstörungen.

► **Vorkommen (Beispiele).** Leber (Schwein, Rind), Ei, Spinat, alle Kohlarten (besonders Blumenkohl), (Soja-)Bohnen, Pflanzenöle, Kartoffeln, Tomaten, Erdbeeren. Bildung auch im Darm durch Bakterien.

21.3.4 Vitamin E – Tocopherol

► **Hauptfunktionen.** Radikalfänger, Antioxidans in Membranen (verhindert Oxidation von ungesättigten Fettsäuren), Bestandteil von Enzymsystemen in den Mitochondrien (Atmungskette, möglicher Einfluss auf die aerobe Leistungsfähigkeit, vor allem unter Höhenbedingungen), denkbarer Einfluss auf Fertilität und Alterungsvorgänge. Durch die antioxidative Wirkung ist Vitamin E für hochaktive Sportler besonders bedeutsam. Bei ihnen treten durch die Belastung Gewebeschäden auf, die Vitamin E zu reduzieren hilft [3].

► **Mangelsymptome.** Erhöhte Radikalbildung, die die Membranfunktion beeinträchtigen [4].

► **Überdosierung.** Berichte über schädigende Auswirkungen trotz längerer Einnahme von Überdosen (800 mg/Tag) liegen beim Menschen bislang nicht vor [2], [4]. Gefahr von Megadosen: Hemmung der Thrombozytenaggregation [4].

► **Vorkommen (Beispiele).** Pflanzliche Öle (Oliven-, Sonnenblumen-, Weizenkeimöl etc., insb. kaltgepresst), Getreidekörner, Weizenkeime, Eier, Nüsse, Sojabohnen.

21.4 Wasserlösliche Vitamine

21.4.1 Vitamin C – Ascorbinsäure

► **Hauptfunktionen.** Radikalfänger, Antioxidans, Mitwirkung am Bindegewebsaufbau, Schutzwirkung für die meisten Vitamine des B-Komplexes sowie E und A, Unterstützung der Immunabwehr durch antioxidatives Potenzial: Erkältungsdauer kann positiv beeinflusst werden (Infektanfälligkeit wird nicht reduziert [6]), Förderung von Eisenresorption und Eisenverwertung bei der Blutbildung, Aufbau von Steroidhormonen in der Nebennierenrinde.

► **Mangelsymptome.** Skorbut (u. a. Zahnausfall, Blutungen, Störungen im Bindegewebs- und Knochenwachstum), Müdigkeit, Schwäche, Infektanfälligkeit, Gelenkschwellungen.

► **Überdosierung.** Auch in höheren Dosen ist Vitamin C nicht toxisch, allerdings besteht die Gefahr der Oxalatsteinbildung in den ableitenden Harnwegen.

▸ **Vorkommen (Beispiele).** Zitrusfrüchte, Acerolasaft (z. B. in Smoothies), schwarze Johannisbeeren, Kiwi, Sanddorn, Paprika, Tomaten, Brokkoli, Petersilie, Kartoffeln, Kohl.

21.4.2 Vitamin-B-Komplex

Der auffällige Mehrbedarf für Sportler an Vitaminen der B-Gruppe ist durch den erhöhten **Energiestoffwechsel** begründet.

Vitamin B_1 – Thiamin

▸ **Hauptfunktionen.** Kohlenhydratstoffwechsel.

▸ **Mangelsymptome.** Muskelatrophie, Herzinsuffizienz, Polyneuropathie, Ödeme, Enzephalopathie, Darmatonie, Diarrhoe; Beri-Beri – früher als Thiaminmangelkrankheit in Südost- und Ostasien bei ausschließlicher Ernährung mit maschinell geschältem und poliertem Reis; in Europa selten bei ausschließlicher Ernährung mit weißem Mehl im Winter.

▸ **Vorkommen (Beispiele).** Weizenkeime, Hefe, Vollkornprodukte, Haferflocken, Milch, Fleisch (bes. Schwein), Hülsenfrüchte (Bohnen, Erbsen).

Vitamin B_2 – Riboflavin

▸ **Hauptfunktionen.** Bestandteil von Enzymen der Atmungskette, Beteiligung vor allem beim Abbau von Fettsäuren.

▸ **Vorkommen (Beispiele).** Milch, Käse, Leber, Eier, Weizenkeime, Getreide, Hefe.

Vitamin B_3 – Niacin (Nikotinamid)

▸ **Hauptfunktionen.** Beteiligung beim Auf- und Abbau von Kohlenhydraten, Fettsäuren und Aminosäuren (Energiegewinnung).

▸ **Vorkommen (Beispiele).** Fleisch, Hefe, Vollkornmehle, Kartoffeln, Bohnenkaffee (1–2 mg pro Tasse)

Vitamin B_6 – Pyridoxin

▸ **Hauptfunktionen.** Bestandteil von Enzymsystemen im Eiweißstoffwechsel, Beteiligung an Hämoglobinsynthese. Bei hoher Proteinaufnahme (Bodybuilder) steigt der Vitamin-B_6-Bedarf.

▸ **Vorkommen (Beispiele).** Fleisch, Leber, Fisch, Getreide (Vollkorn), Hefe, Körnerfrüchte, grünes Gemüse, Milch, Eigelb, Kartoffeln, Möhren.

▸ **Mangelsymptome.** Anämie und geschwächte Immunabwehr.

Vitamin B_{12} – Cobalamin

▸ **Hauptfunktionen.** Beteiligung an der Bildung der roten Blutkörperchen, hier Interaktion mit Folsäure (Atheroskleroseschutz → Gefäßgesundheit); Myelinisierung von Nervenscheiden, Hemmung von Nervenentzündungen, Mitwirkung beim Fettsäureabbau, Nukleinsäure- und Proteinaufbau.

▸ **Vorkommen (Beispiele).** Fleisch, Fisch, Milch (-produkte), gewöhnlich **kein** Cobalamin in Pflanzen!

Biotin (Vitamin H)

▸ **Hauptfunktionen.** Beteiligung am Aminosäureabbau sowie Fettsäure- und Glukoseaufbau.

▸ **Vorkommen (Beispiele).** Eigelb, Hefe, Nüsse, Haferflocken, Milch, Obst, Gemüse, Fleisch/Leber, Vollkorn, Reis, Sojabohnen. Aufbau auch durch Darmbakterien (Anteil und damit Bedeutung noch nicht geklärt).

Pantothensäure – Vitamin B_5

▸ **Hauptfunktionen.** Als Bestandteil von Coenzym A zentrale Stellung im Intermediärstoffwechsel; Beteiligung an Auf- und Abbauprozessen der Proteine, Kohlenhydrate und Fette sowie der Entgiftung.

▸ **Vorkommen (Beispiele).** Fleisch/Leber, Fisch, Eigelb, Hefe, Getreide, Weizenkleie, Hülsenfrüchte.

Folsäure

▸ **Hauptfunktionen.** Aufbau von DNA, Beteiligung bei Zellteilung (Neubildung) und Hämoglobinbildung, Homocysteinentgiftung (Atheroskleroseschutz → Minimierung von Gefäß- und Herzerkrankungen).

▸ **Vorkommen (Beispiele).** Grünes Blattgemüse (lat. folium: das Blatt), Weizenkeime, Fleisch, Käse, Milch, Hefe, Tomaten, Obst

▸ **Mangelsymptome.** Die Folsäure-Aufnahme in Deutschland liegt bei dem Großteil der Bevölkerung zu niedrig, auch unter Leistungssportlern, sodass auf Symptome geachtet werden sollte [14].

- Anämie und Immunschwäche (eingeschränkte Antikörpersynthese) → Möglichkeit einer Zunahme von Infektionskrankheiten und Einschränkung des Sauerstofftransports im Blut
- Risiko für Atherosklerose (z. B. Herzinfarkt) durch erhöhte Serum-Homocysteinspiegel in Diskussion

Der direkte und indirekte Einfluss von Vitaminen auf den Stoffwechsel ist in ▸ Abb. 21.1 dargestellt.

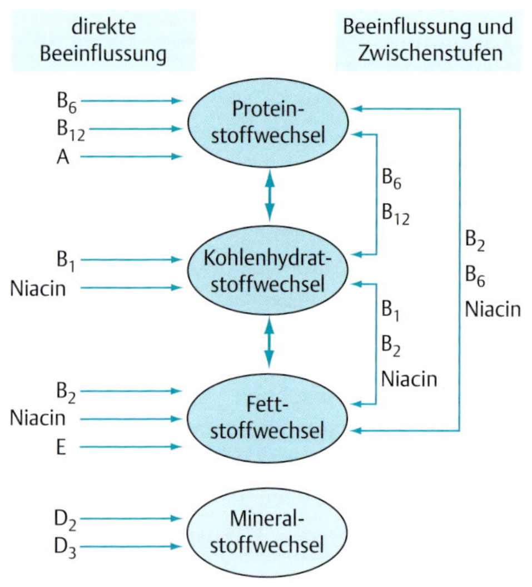

Abb. 21.1 Direkte und indirekte Beeinflussung des Stoffwechsels durch die Vitamine (Quelle: [9]).

21.5 Antioxidative Vitamine im Leistungssport

Während intensiver körperlicher Belastung ist der Sauerstoffumsatz in der Atmungskette erhöht und Entzündungsreaktionen können auftreten. Dadurch entstehen im Organismus unter oxidativem Stress verstärkt **freie Radikale** (▸ Abb. 21.2). Diese freien Radikale werden durch körpereigene Radikalfänger (antioxidatives Enzymsystem) bekämpft. Antioxidative Vitamine können dabei behilflich sein. Durch den schädigenden Einfluss freier Radikale auf biologische Strukturen kann letztlich die körperliche Leistungsfähigkeit kompromittiert werden [2]. Regelmäßiges Training verbessert aber zugleich die körpereigenen Schutzsysteme gegenüber sportbedingtem oxidativem Stress (siehe auch Kap. 25). Hierbei fungieren reaktive Sauerstoffverbindungen (freie Radikale) sogar als Signalgeber für die Anpassung des körpereigenen Enzymsystems im Muskel. Eine völlige Neutralisation etwa durch die Gabe von Vitamin-Megadosen wäre schon allein aus diesem Grunde kontraindiziert [14].

Hintergrundwissen

Unter **freien Radikalen** versteht man Atome oder Moleküle, die ein freies ungepaartes Elektron besitzen, meist eines zu wenig, seltener eines zu viel. Dies macht sie relativ instabil, sodass ihre Halbwertszeit nur einige Mikro- bzw. Millisekunden beträgt. In dieser kurzen Zeitspanne reagieren sie mit ihrer Umgebung in Form einer Kettenreaktion mit konsekutiver Bildung weiterer freier

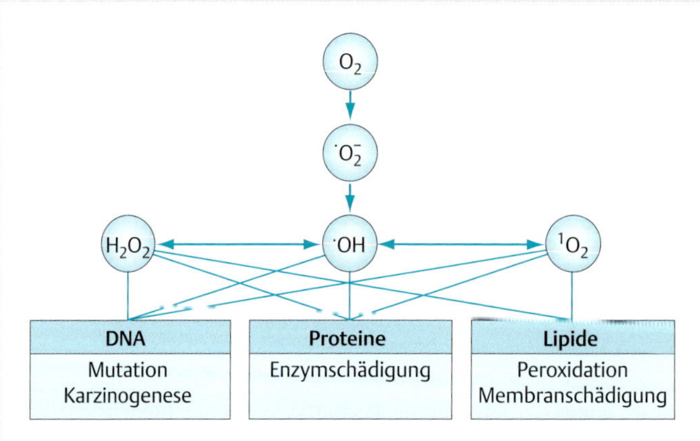

Abb. 21.2 Häufige freie Sauerstoffradikale wie Superoxidanionenradikale [$^{\cdot}O_2^{-}$] und Hydroxylradikal $^{\cdot}OH$, bzw. Vorstufen wie Wasserstoffperoxid H_2O_2 und Singulettsauerstoff $^1O_2$ und die Schädigungen von DNA, Proteinen und Lipiden (Quelle: [9]).

Radikale, die auf diese Art und Weise bedeutsame Zellstrukturen, Proteine und Nukleinsäuren schädigen können [9].

Ob durch die prophylaktische Gabe der **antioxidativen Vitamine A, C und E** aber dieser Effekt kompensiert werden kann, ist zurzeit noch nicht wissenschaftlich abgesichert [15]. Nach den Empfehlungen der Konsensuskonferenz über den Einsatz antioxidativer Vitamine in der Prävention wird die Zufuhr von 4 mg Beta-Carotin (Vorstufe von Vitamin A), 100 mg Vitamin C sowie 23–100 mg Vitamin E empfohlen [2].

21.6 Literatur

[1] American College of Sports Medicine (ACSM), American Dietetic Association (ADA), and Dietitians of Canada (DC). Nutrition and athletic performance. Joint Position Statement. Med Sci Sports Exerc 2009; 709–731. www.acsm.org (18.12.2014)

[2] Baron DK, Berg A. Optimale Ernährung des Sportlers. Stuttgart, Leipzig: S. Hirzel Verlag; 2005

[3] Clark N. Eating for vitamins: do you need supplements? The Physician and Sportsmedicine 1997; 25 (7)

[4] Deutsche Gesellschaft für Ernährung (DGE), Österreichische Gesellschaft für Ernährung (ÖGE), Schweizerische Gesellschaft für Ernährungsforschung (SGE), Schweizerische Vereinigung für Ernährung (SVE): Referenzwerte für die Nährstoffzufuhr (nach D-A-CH). Frankfurt a. M.: Umschau Braus; 2013

[5] Elmadfa I, Leitzmann C. Ernährung des Menschen. Stuttgart: Verlag Eugen Ulmer; 1990

[6] Hahn A, Ströhle A, Wolters M. Ernährung. Stuttgart: Wissenschaftliche Verlagsgesellschaft mbH; 2006

[7] Heseker H, Stahl A, Strohm D. Vitamin D. Physiologie, Funktionen, Vorkommen, Referenzwerte und Versorgung in Deutschland. Ernährungs-Umsch 2012; 4: 232–239

[8] Heseker H, Stahl A. Vitamin A: Physiologie, Funktionen, Vorkommen, Referenzwerte und Versorgung in Deutschland. Ernährungs-Umsch 2010; 9: 481–489

[9] Konopka P. Sporternährung. Leistungsförderung durch vollwertige und bedarfsangepasste Ernährung. München, Wien, Zürich: BLV Verlagsgesellschaft mbH; 2002

[10] Peeling P, Fulton SK et al. Training environment and Vitamin D status in athletes. Int J Sports Med 2013; 34: 248–252

[11] Rokitzki L, Keul J. Vitaminbedarf und Vitaminversorgung-im Sport unbekannte Größen? Dt Z Sportmed 1992; 43: 524–527

[12] Rosen CJ, Abram SA, Aloia JF et al. IOM Committee Members respond to Endocrine Society vitamin D guidelines. J Clin Endocrinol Metab 2012; 97: 1146–1152

[13] Schek A. Die Ernährung des Sportlers. Empfehlungen für die leistungsorientierte Trainingspraxis. Ernährungs-Umsch 2008; 6: 362–370

[14] Schek A. Ernährung im Top-Sport. Wiesbaden: Umschau Zeitschriftenverlag; 2013

[15] Scientific Committee on Food (SCF). Report of the Scientific Committee on Food on composition and specification of food intended to meet the expenditure of intense muscular effort, especially for sportsmen. European Commission 2001. Febr. 2001. http://ec.europa.eu/food/fs/sc/scf/out64_en.pdf (18.12.2012)

[16] Stangl GI. Vitamin D: Ursachen einer inadäquaten Versorgung und Krankheitsrisiko für vaskuläre Kalzifizierung und Allergien? Aktuel Ernährungsmed 2013; 38: 118–126

22 Mineralstoffe: Mengen- und Spurenelemente im Sport

22.1 Nomenklatur der Mineralstoffe

M!

Merke

Zur Gruppe der **Mineralstoffe** gehören Mengenelemente (z. B. Kalzium, Magnesium) und Spurenelemente (z. B. Eisen, Jod). In der Praxis wird der Begriff „Mineralstoff“ häufig nur für die in größeren Mengen im Körper vorkommenden Mengenelemente gebraucht, was laut Definition nicht ganz korrekt ist.

Spurenelemente werden vom Körper nur in sehr geringen Mengen benötigt; definitionsgemäß liegen sie unterhalb von 50 mg/kg Körpergewicht. Bei einer Konzentration von mehr als 50 mg/kg Körpergewicht werden sie den **Mengenelementen** zugeordnet [8]. **Eisen** stellt hier eine gewisse Ausnahme dar, da seine Konzentration [5] bei 60 mg/kg Körpergewicht liegt – streng genommen darf es also nicht mehr zu den Spurenelementen gerechnet werden.

Sowohl Mengen- als auch Spurenelemente sind anorganische Stoffe, die vom menschlichen Organismus weder hergestellt noch verbraucht werden. Sie sind für den Erhalt der körperlichen Funktionen unverzichtbar.

Im Laufe der Evolution von mehr als zwei Milliarden Jahren wurden von den Urlebewesen, die sich anfangs in der Salzlösung des Urmeeres befanden, über 22 anorganische Elemente in den Stoffwechsel integriert. Aufgrund ihrer Bedeutung werden die Mineralstoffe auch als die anorganischen Regulatoren bezeichnet [15].

Beim Sportler können während der Belastung größere Mengen mit dem Schweiß und nach der Belastung über den Urin verloren gehen. Zehn Spurenelemente weisen einen essenziellen Charakter auf, bei den übrigen anorganischen Verbindungen ist dieser nicht eindeutig nachgewiesen [8].

VI

22.2 Mengenelemente: Hauptfunktionen und Vorkommen

Zu den Mengenelementen werden die Metalle Natrium (Na^+), Kalium (K^+), Kalzium (Ca^{2+}) und Magnesium (Mg^{2+}) gerechnet sowie die Nichtmetalle Schwefel (SO_4^{2-}), Phosphor (HPO_4^{2-}) und Chlor (Cl^-). Da sie in wässriger Lösung eine elektrische Ladung tragen, bezeichnet man sie als **Elektrolyte** und unterscheidet zwischen Kationen mit einer positiven Ladung (Na^+, K^+ etc.) und Anionen mit einer negativen Ladung.

An folgenden allgemeinen **Funktionen** sind Mengenelemente bzw. Elektrolyte beteiligt [2], [8]:

- Steuerung von Stoffwechselvorgängen als Enzymbestandteile
- Beteiligung am Puffersystem gegenüber Säuren und Basen
- Flüssigkeitshaushalt
- Aufrechterhaltung der Neutralität an den Zellgrenzflächen
- Beteiligung an Reizbildung, Reizantwort und Muskelkontraktion (K^+, Mg^{2+}, Ca^{2+})
- Aufbau von Knochensubstanz (Ca^{2+}, HPO_4^{2-})
- Beteiligung an der Blutgerinnung

22.2.1 Kalzium

► **Hauptfunktionen.** Skelett- und Zahnbildung (Knochenstabilität!), Muskelkontraktionsvorgang, Herzfunktion, neuromuskuläre Erregbarkeit, Blutgerinnung, Zellmembranpermeabilität, Enzymaktivierung (z. B. ATPase).

► **Mangelsymptome.** Osteoporose ist eine primäre Kalzium- und Knochenstoffwechselstörung. Allerdings kann durch Kalziumgabe keine Reossifizierung des osteoporotischen Knochens nachgewiesen werden [11]. Zudem kann Kalziummangel auch eine erhöhte Metalltoxizität (z. B. erhöhte Blei- und Kadmiumabsorption) verursachen [5].

► **Vorkommen (Beispiele).** Milch (120 mg/100g) und Milchprodukte (insbes. Hartkäsesorten: Parmesan: 1180 mg/100 g, Emmentaler 1100 mg/100g), einige Gemüse (Brokkoli: 105 mg/100 g, Fenchel, Grünkohl), Nüsse (Mandel-, Hasel- und

Paranüsse), manche Mineral- (Etikett studieren) und Trinkwasser (je nach Härtegrad).

Hintergrundwissen

Kalziumversorgung beim Sportler

Die Hauptfunktion von Kalzium sind der Aufbau und die **Festigung der Knochenstruktur**. Zwischen dem 25. und 35. Lebensjahr hat der Knochen die höchste Dichte, die dann mit dem Alter stetig abnimmt.

Bei einem Mangel stehen für den Körper Funktionen wie die Reizübertragung im Nerven- und Muskelsystem, die Herzfunktion oder die Blutgerinnung gegenüber der Knochenstabilität im Vordergrund, weshalb er auf die Reserven im Knochen zurückgreift. Ein lang anhaltender Kalziummangel führt zu einem frühzeitigen Abbau der Knochensubstanz und erhöht deshalb das Risiko der **Osteoporose**.

Bedeutsam für den Sportler ist Kalzium, weil es durch Sport zu einem erhöhten Verlust über den Schweiß kommt und die Versorgung mit Kalzium über alle Altersgruppen hinweg in Deutschland unzureichend ist [8]. Häufig liegt gerade bei Frauen die Kalziumaufnahme deutlich zu niedrig. Bei Athleten, die sich längerfristig energiereduziert ernähren (niedriges Körpergewicht, geringer Östrogenspiegel) und wenige Milchprodukte verzehren, muss besonders darauf geachtet werden, dass sich keine **„athletische Osteoporose“** entwickelt [14].

Förderlich für die Aufnahme von Kalzium aus Lebensmitteln sind **Vitamin D**, **Laktose** und **Eiweiß**. Weiterhin unterstützt körperliche Aktivität (Laufen, Liegestütze) den Einbau von Kalzium in die Knochen [15].

Als „Kalkräuber“ gelten große Mengen von Eiweiß (z. B. über Proteinpulver) in der Sportlerkost [2].

Praxistipp

Die richtige Wahl eines kalziumreichen Mineralwassers, Bevorzugung von Hartkäse gegenüber Wurst, Parmesan (sehr fettarm und kalziumreich) zu Nudeln und fettarme Milch (mit knapp 300 ml Milch ist ein Drittel des täglichen Kalziumbedarfs gedeckt) verbessern die Kalziumversorgung merklich.

▸ **Supplementierung.** Vor einer Supplementierung sollte geprüft werden, ob die Kalziumversorgung nicht mit dem Verzehr von Milchprodukten erzielt werden kann.

Das Australian Institute of Sport [1] empfiehlt für Personen, die über die Nahrung Kalzium unzureichend aufnehmen, folgende Einnahme eines Supplements unter ärztlicher Beratung:

Kalzium-Supplement mit 600 mg/Tag

- Einnahme-Empfehlung: verteilt über den Tag (à 200 mg) zu den Mahlzeiten
- Gefahr bei Überdosierung: Herzrhythmusstörungen, Darmverstopfungen, verschlechterte Aufnahme von Eisen und Zink [15]

22.2.2 Magnesium

▸ **Hauptfunktionen.** Muskel- und Nervenerregbarkeit, Bestandteil von Skelett und Zähnen, Beteiligung an Kohlenhydrat- und Proteinstoffwechsel (Enzymaktivierung, Bestandteil von über 300 Enzymen; [15]). Ausgeglichene Magnesiumspeicher können das Risiko von Muskelkrämpfen senken, nicht aber vor Muskelkater schützen [2].

▸ **Überdosierung.** Als mögliche Zeichen der Überdosierung bei kontinuierlicher Selbstmedikation werden Durchfall, verzögerte Muskelaktionen sowie weiche und müde Muskulatur genannt [2].

▸ **Vorkommen (Beispiele).** Nüsse, Haferflocken, Weizenkeime, Hirse, Bananen, Schokolade (bes. dunkle), Hülsenfrüchte (Erbsen, Bohnen!), Gemüse (Fenchel, Tomaten), Fisch.

Hintergrundwissen

Magnesiumversorgung beim Sportler

Mit einem optimierten Trainingszustand wird der Schweiß der Sportler zwar dünner (hypotoner) mit einer niedrigeren Mineralstoffkonzentration im Vergleich zum Blut, was aber nicht für Kalium und Magnesium zutrifft [2]. Aufgrund der erhöhten Magnesiumausscheidung über Schweiß und Urin wird für Leistungssportler eine zusätzliche Zufuhr über die regulär empfohlenen 350 mg pro Tag hinaus diskutiert. Berücksichtigt werden sollte auch, dass nach Alkoholkonsum verstärkt Magnesium ausgeschieden wird [2]. Bei Kraftsportlern ist aufgrund der hohen Proteinzufuhr mit einem vermehrten Magnesiumbedarf zu rechnen [6]. Mangelerscheinungen reichen von Muskelzuckungen und Muskelkrämpfen bis hin zu Krampfanfällen (normokalzämische Tetanie) und Händezittern [10].

Muskelkrämpfe und Magnesium

Ein Magnesiummangel zeigt sich beim Sporttreiben durch schnelles Ermüden und das Auftreten von Muskelkrämpfen. Außer Acht gelassen werden darf nicht, dass Muskelkrämpfe meist durch Über- oder Fehlbelastungen örtlich auftreten und nicht zwangsläufig auf einen Elektrolytmangel (NaCl, Mg) zurückzuführen sind. Die Feststellung des Magnesiumstatus ist schwierig, da eine reguläre Blutanalyse nur massive Mangelzustände erkennt. Aussagefähig sind hingegen intravenöse Magnesiumbelastungstests. Diese differenziertere Diagnostik zeigt, dass Sportler häufiger unzureichend mit Magnesium versorgt sind als Nichtsportler [2].

VI

Praxistipp

Eine gute Magnesiumversorgung wird folgendermaßen sichergestellt [2]:

- Ernährung reich an Obst, Gemüse und Getreideprodukten
- Körperspeicher frühzeitig mit Magnesium auffüllen (4–10 Tage), besonders vor intensiven Belastungsphasen (z. B. Wettkampf)
- Bevor Magnesiumpräparate zum Einsatz kommen, sollte die Ernährung überprüft werden.

22.2.3 Kalium

▸ **Hauptfunktionen.** Osmotischer Druck in der Zelle, Enzymaktivierung (Glykogenbildung, Proteinsynthese), bioelektrisches Zellverhalten.

▸ **Mangelsymptome.** Das Kaliummangelsyndrom umfasst Muskelschwäche, manchmal sogar Lähmungserscheinungen sowie allgemeine Unlust, Apathie und Schläfrigkeit [10].

▸ **Vorkommen (Beispiele).** Obst, vor allem Bananen, Aprikosen, Orangen, Tomaten, Trockenfrüchte (z. B. getrocknete Sultaninen, Aprikosen), Fruchtsäfte, Fisch, Fleisch.

Zu beachten ist, dass Kalium beim Kochen oder durch längeres Wässern in das Wasser übergeht. → **Tipp:** Kochwasser für Soßen oder Suppen verwenden.

Hintergrundwissen

Kaliummangel beim Sportler

Kalium besitzt wie Magnesium im Schweiß eine ähnliche Konzentration wie im Blut, unabhängig vom Trainingszustand. Dies kann Kaliummangelzustände induzieren. Eine weitere Beeinträchtigung resultiert aus der gemeinsamen Einlagerung des Kaliums mit Glykogen in die Muskelzelle. Ein Gramm Glykogen bindet 19,5 mg Kalium, 400–750 g Glykogen binden ca. 8–15 g Kalium [10].

22.2.4 Natrium

▸ **Hauptfunktionen.** Osmotischer Druck (extrazellulär), Wasserbilanz (ohne Salz kann der Körper kein Wasser aufnehmen), Informationsaustausch/Funktionsfähigkeit zwischen den Zellen, Enzymaktivierung.

▸ **Vorkommen (Beispiele).** Kochsalz (Jodsalz verwenden!), gesalzene (geräucherte) Produkte, Mineralwasser.

Natriumversorgung beim Sportler

Natrium ist das wichtigste Elektrolyt, das ausgeschwitzt wird. Unter schweißtreibender, mehrstündiger Anstrengung nimmt Natrium durchaus die Stellung eines kritischen Nährstoffs ein (siehe Kap. 14.1, Kap. 15.3). Ein deutlich zu niedriger Plasma-Natriumspiegel zeigt sich in **Muskelkrämpfen** (nervliche Reizweiterleitung) und Schwäche sowie einem **gestörten Wasserhaushalt.** Der Verlust kann zügig über eine Natriumzufuhr von 400–1100 mg/l mit natriumreichen Mineralwässern (> 400 mg/l), Saft + Mineralwasser oder Isogetränken ersetzt werden (siehe Kap. 15.4.3).

22.2.5 Chlor

▸ **Hauptfunktionen.** Osmotischer Druck (extrazellulär), Magensalzsäurebildung.

▸ **Vorkommen (Beispiele).** Kochsalz, gesalzene (geräucherte) Produkte, Mineralwasser.

22.2.6 Phosphor

▸ **Hauptfunktionen.** Skelettaufbau, Bestandteil energiereicher Phosphate (ATP, ADP), Membrantransport.

▸ **Vorkommen (Beispiele).** Fleisch-, Fisch- und Milchprodukte, Eier, Getreideprodukte.

22.3 Spurenelemente: Hauptfunktionen und Vorkommen

Die Spurenelemente umfassen Zink, Eisen (mit Einschränkung, s. o.), Mangan, Kupfer, Jod, Fluor und Selen. Des Weiteren zählen dazu Kobalt, Chrom, Molybdän, Nickel, Silizium, Vanadium und Zinn [2].

Die folgenden Informationen zu den Spurenelementen sind zusammengestellt nach Elmadfa u. Leitzmann [5], Friedrich [6], Konopka [10] und Williams [15].

22.3.1 Eisen

▸ **Hauptfunktionen.** Enzymbaustein, Hämoglobin- und Myoglobinbestandteil, Widerstandsfähigkeit gegenüber Infekten, Thermoregulation, beteiligt an Enzymen der Atmungskette.

▸ **Vorkommen (Beispiele).** Fleisch (gute Verfügbarkeit!), Austern, Weizenkeime, Vollkornprodukte, Hirse, Bierhefe, Gemüse (Fenchel, Feldsalat), Hülsenfrüchte, Petersilie, Nüsse, Aprikosen.

Eisenversorgung beim Sportler

Eisenmangelsymptome im Sport treten vor allem bei **weiblichen** Ausdauersportlern auf und zeigen sich durch Müdigkeit, Kältegefühl, verminderte Leistungsbereitschaft und Leistungsfähigkeit bis hin zur Anämie (Blutarmut).

Von einem latenten Eisenmangel sind insbesondere Ausdauersportler bedroht, die zudem auf **Fleisch verzichten**, da die Resorptionsquote pflanzlichen Eisens niedriger ist als die tierischen Hämeisens. Athleten in **harten Trainingsphasen** müssen grundsätzlich mit höheren Eisenverlusten rechnen. Der Schweißverlust steigt hier auf über 1 mg Eisen pro Liter an (Männer 1,2 mg und Frauen 1,6 mg Eisen) [2].

Das Europäische Wissenschaftskomitee warnt vor unkontrollierten Eiseneinnahmen aufgrund der möglichen Nebenwirkungen (z. B. Magenbeschwerden, Störung der Aufnahme anderer Spurenelemente wie Zink, Schwächung des Immunsystems [7]). Eine Eisenaufnahme sollte deshalb unter ärztlicher Beratung stehen [14] und auf einer Untersuchung des Ferritinwertes im Plasma basieren. Liegt dieser zu niedrig, muss Eisen gezielt eingenommen werden, wobei man sich mit einer einheitlich fixierten Grenze aufgrund der Individualität des Athleten schwer tut [1].

Förderlich für die Aufnahme von Eisen aus der Nahrung sind Fleisch (kleine Mengen reichen) und Vitamin-C-haltige Früchte [2].

Hintergrundwissen

Eisenmangel beim Sportler

In der Nahrungszufuhr müssen 10 mg für Männer und 15 mg Eisen für Frauen pro Tag enthalten sein [4].

Ein **erhöhter Eisenbedarf** liegt bei Athleten aus vier Gründen vor [3]:

- Eisenverlust über den Schweiß von ca. 0,3–0,4 mg/l Schweiß. Nach Baron u. Berg [2] liegt ein Schweißverlust in Abhängigkeit von Trainingszustand und Geschlecht bei Männern bei 1,15 mg Eisen/l Schweiß und bei Frauen bei 1,61 mg Eisen/l Schweiß vor. Bei intensiver Belastung kann es zu einem Verlust von 5 mg Eisen pro Stunde kommen.
- Die höhere Gesamtblutmenge des Sportlers mit mehr Erythrozyten und Hämoglobin und somit einem höheren Eisenblutanteil sowie erhöhtem Eisenumsatz erfordert [3] einen erhöhten Eisenbedarf von ca. 1 mg Eisen pro Tag. Der Eisenumsatz liegt beim Sportler wegen des kontinuierlichen Abbaus überalterter roter Blutkörperchen höher, sodass die Blutneubildungsrate permanent verstärkt gefordert ist.

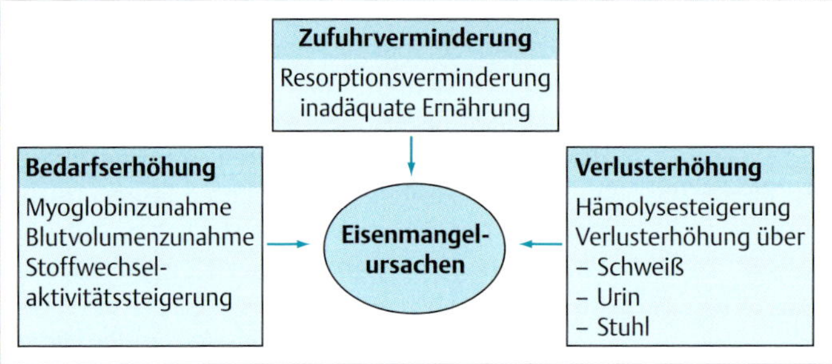

Abb. 22.1 Eisenmangel beim Sportler: Ursachen (Quelle: [2]).

- Die mechanische Zertrümmerung roter Blutkörperchen in den Gefäßen der Ferse und des weiteren Fußsohlenbereichs beim Laufen bzw. Sport auf hartem Untergrund erfordert eine erhöhte Neubildung von Erythrozyten [3]. Die diesbezüglich erforderliche zusätzliche Nahrungseisenmenge ist bisher jedoch noch nicht quantifiziert. Als **Marsch-Hämoglobinurie** [11] bezeichnet man die im Jahre 1881 erstmals beschriebene, nach ca. 1–3 Stunden Laufen auftretende Hämoglobinurie (Ausscheidung von gelöstem Blutfarbstoff aus dem Harn).
- Bei Sportlerinnen kommt noch ein Eisenverlust von ca. 10–20 mg pro Menstruation hinzu, weshalb die Tagesbedarfswerte für die Frauen höher liegen als beim Mann [3]. Demzufolge sollen 15 % der männlichen sowie 25 % der weiblichen nordamerikanischen und skandinavischen Hochleistungssportler von einem Eisenmangel betroffen sein.

Weitere Ursachen für den erhöhten Eisenbedarf beim Sportler [2] (▸ Abb. 22.1):

- negative Eisenbilanz bei erhöhtem Muskelaufbau, bedingt durch die Zunahme von Myoglobin und eisenhaltigen Enzymen
- erhöhte Eisenverluste über den Urin infolge Hämolyse nach Prellungen, Stauchungen und sportinduzierter höherer Körpertemperatur
- vermehrte Eisenverluste über den Stuhl infolge stressbedingter gastrointestinaler Blutungen
- erhöhte osmotische und mechanische Fragilität der roten Blutkörperchen infolge der belastungsinduzierten Azidose (Übersäuerung) und erhöhter Katecholaminspiegel

Die **Folgen eines Eisenmangels** beim Sportler zeigt ▸ Abb. 22.2.

Eisenmangelfolgen beim Sportler		
mit Anämie	Müdigkeit	**ohne Anämie**
Arbeitsleistungsminderung	Appetitlosigkeit	Reduktion der aeroben Kapazität
vorzeitige Laktatazidose	vasomotorische Störungen	Ausdauerreduktion
	Muskelkrämpfe	verstärkte Laktatazidose

Abb. 22.2 Eisenmangel beim Sportler: Folgen (Quelle: [2]).

22.3.2 Zink

▸ **Hauptfunktionen.** Enzymaktivierung, Bestandteil antioxidativer Enzyme, Stressverarbeitung, Wundheilung, Immunfunktion.

▸ **Vorkommen (Beispiele).** Käse, Eigelb, Haferflocken, Hirse, Weizenkeime, Leber, Fleisch, Austern, Garnelen.

Hintergrundwissen

Zinkversorgung beim Sportler

Die klassischen Zinkmangelsymptome wie Inappetenz, Geschmacks- und Wundheilungsstörungen sowie Immunschwäche können leicht mit Zeichen eines Übertrainingssyndroms verwechselt werden. Unter intensiver Belastung können pro Liter Schweiß 0,5–1,0 mg Zink verloren gehen. Zudem ist die Zinkausscheidung im Urin erhöht. Dies kann bei Ausdauerleistungssportlern mit Trainingsumfängen von über 18 Stunden pro Woche einen Verlust von 1,5–2 mg Zink über den Harn innerhalb von 14 Stunden ausmachen. Der tägliche Gesamtverlust im Sport wird mit 3,5 mg Zink kalkuliert. Sportler in intensiven Trainingsphasen müssen deshalb bewusst auf eine zinkreiche Ernährung achten [2] (▸ Tab. 22.1).

Tab. 22.1 Täglicher mittlerer Spurenelementbedarf von Eisen und Zink (Quelle: [4], [10]).

Spurenelement	Nichtsportler (D-A-CH)	Ausdauersportler	(Schnell-)Kraftsportler
Eisen	10 mg (M), 15 mg (F)	30–40 mg	
Zink	10 mg (M), 7 mg (F)	15–20 mg	20–30 mg

M: Männer; F: Frauen; D-A-CH: D-A-CH-Referenzwerte [245]

22.3.3 Jod

▸ **Hauptfunktionen.** Schilddrüsenhormonbildung (Thyroxin): Schilddrüsenhormone beeinflussen den Energiestoffwechsel und das Zellwachstum sowie die Zelldifferenzierung.

- Schilddrüsenüberfunktion: Grundumsatz erhöht
- Schilddrüsenunterfunktion (Folge eines starken Jodmangels): Grundumsatz erniedrigt → Müdigkeit, Leistungsfähigkeit vermindert, leichtes Frieren (Thermogenese), Verstopfung

▸ **Vorkommen (Beispiele).** Jodiertes Speisesalz (!), Seefische, Muscheln.

Hintergrundwissen

Jodversorgung beim Sportler

Der tägliche Jodbedarf des gesunden Erwachsenen liegt bei 200 µg [4] und ist abhängig vom Alter, der Körperoberfläche sowie den wechselnden Stoffwechselanforderungen und der Stoffwechselaktivität.

Jodmangel zeigt sich u. a. durch Müdigkeit, Kältegefühl und trockene Haut. Sportler mit Jodmangel oder Hypothyreose (Schilddrüsenunterfunktion) können demzufolge einen erheblichen Leistungsknick erleiden. Zudem kann eine sich bereits entwickelte Struma am Hals (Kropf) durch eine Luftröhreneinengung zu einer deutlichen Atmungsbehinderung führen [2].

22.3.4 Weitere Spurenelemente

In ▸ Tab. 22.2 sind weitere Spurenelemente aufgelistet.

22.4 Mineralstoffbedarf für Sportler

Die wichtigsten Mineralstoffe für die Muskelfunktion sind **Kalium**, **Magnesium** und **Kalzium**. Durch sportliche Belastung gehen beispielsweise Kalium, Magnesium und Zink vermehrt über den Urin verloren. Hinzu kommen noch die Verluste über den Schweiß (Tab. 20.2). Für die Sauerstoffversorgung des Körpers ist Eisen unerlässlich, da bei Athleten durch den erhöhten Sauerstoffumsatz vermehrt Eisen benötigt wird [8].

Weil der Sportler durch seine körperliche Aktivität aber auch mehr Energie aufnimmt, wird der erhöhte Bedarf mit einer gesunden Ernährung automatisch abgedeckt. Mit einer vernünftigen Ernährung (abwechslungsreich mit Getreideprodukten, Gemüse, Milchprodukten und Fleisch) muss also auch ein Sportler keinen Mineralstoffmangel befürchten [14].

Ist die Ernährung jedoch einseitig oder unterkalorisch (Gewichtsreduktion), sind **Vitamin-Mineralstoffpräparate** mit **maximal 50–100 %** der empfohlenen Tagesaufnahme durchaus sinnvoll. Mit dieser Dosierung besteht keine Gefahr der Überdosierung, die schädlich für den Körper sein kann (toxische Wirkungen z. B. bei Eisen und Zink) und der Sportler profitiert gesundheitlich von der Einnahme [15]. Von hochdosierten, vorsorglich eingenommenen Präparaten (Werte über dem D-A-CH-Referenzwert) ist unbedingt abzuraten [12].

Mit zunehmender **Belastungsdauer** „haushaltet" der Körper mit dem Schweißverlust an wasserlöslichen Mineralstoffen und Vitaminen. Nur bei **Natrium** und **Chlorid** nimmt die Konzentration im Schweiß hingegen nicht ab [13], weshalb die Kochsalzzufuhr im Sport so wichtig ist.

Eine weitere Einflussgröße ist der **Trainingszustand**: Der Körper eines Trainierten geht sparsamer mit den Elektrolytverlusten um als der eines Untrainierten. Die Schweißzellen des Sportlers resorbieren mehr Elektrolyte zurück und so sinkt bei ihm auch der Kochsalzgehalt des Schweißes. Diese Einsparung erfolgt jedoch nicht bei Kalium und Magnesium [2].

Tab. 22.2 Weitere Spurenelemente.

Spurenelement	Hauptfunktion	Vorkommen
Fluor	Zahnschmelzbildung (Widerstandsfähigkeit), Kariesprophylaxe, Enzymhemmung	Fisch (5–10 mg/kg), schwarzer Tee, manche Mineralwässer
Selen	Zusammenwirken mit Vitamin E, Bestandteil antioxidativer Enzyme	Muskelfleisch, Eier, Nüsse, Pilze, Fisch, Vollkornprodukte, Weizenkeime, Sesam
Mangan	Enzymaktivierung, Bestandteil antioxidativer Enzyme, Harnstoffbildung, Proteinmetabolismus, Fettsäuresynthese, Glukosestoffwechsel	Getreideprodukte, Spinat, Beeren, Hülsenfrüchte, Tee
Kupfer	Enzymbaustein, Blutbildung, Bindegewebsbildung, Knochenbildung	Hülsenfrüchte, Nüsse, Vollkorngetreide, Leber
Kobalt	Bestandteil von Vitamin B_{12}, Bildung roter Blutkörperchen	meist tierische Lebensmittel: Fleisch und Milchprodukte
Chrom	Glukosemetabolismus	Bierhefe, Kalbsleber, Weizenkeime, Honig, Edamer, Gouda, Emmentaler, Pilze
Molybdän	Enzymbestandteil (Purinabbau)	Innereien, Hülsenfrüchte, Milchprodukte, Getreide

Tab. 22.3 Täglicher mittlerer Mineralstoffbedarf und Hauptfunktion für Nichtsportler und Sportler (Quelle: [2], [4], [13]).

Mineralstoff	Nichtsportler: Bedarf pro Tag	Verluste pro Liter Schweiß	Sportler (intensiv): Bedarf pro Tag bei 3 Liter Schweißbildung + Bedarf Nichtsportler	Hauptfunktion
Kochsalz (NaCl)	6 g	2–3 g (700–1500 mg Na)	ca. 12 g	Wasser- (!) und Säure-Basen-Haushalt, nervale Reizleitung (Mangel: Muskelkrämpfe, Hyponatriämie)
Kalium	2000 mg	200–400 mg	ca. 3 g	intrazellulärer osmotischer Druck (Antagonist zu Na), Membranpotenzial
Magnesium	350 mg (M), 300 mg (F)	2–10 mg	ca. 370 mg	Muskel- und Nervenerregbarkeit (Mangel: Muskelkrämpfe u. Ermüdung), Enzymaktivierung beim Energiestoffwechsel
Kalzium	1000 mg	20–40 mg	ca. 2000 mg	Knochenbildung, Muskelkontraktion, Nervenleitung, Herzfunktion
Eisen	10 mg (M), 15 mg (F)	0,3–0,6 mg	ca. 16 mg	Sauerstofftransport (Hämo- u. Myoglobin), Bestandteil von Enzymen, Thermoregulation, Immunfunktion
Zink	10 mg (M), 7 mg (F)	0,5–1,0 mg	ca. 12 mg	Enzymaktivierung, Wundheilung, Immunfunktion

M: Männer; F: Frauen

22.5 Vitamin- oder Mineralstoff-Supplementierung

22.5.1 Für welche Sportler ist sie sinnvoll?

Hintergrundwissen

Supplementierung beim Sportler

Unter Supplementierung versteht man nach Friedrich [6] eine Zufuhr über den eigentlichen Bedarf hinaus, da ein Mangel an Spurenelementen oder Elektrolyten die sportliche Leistungsfähigkeit minimieren kann.

Eine Supplementierung kann vor allem für folgenden Personenkreis vorteilhaft sein [6]:

- vegetarisch lebende Athleten
- Sportler mit wenig Zeit zur Aufnahme großer Nahrungsvolumina
- Sportler unter einer länger andauernden Reduktionsdiät
- Athleten aus gewichtsklassenbezogenen Sportarten und -disziplinen
- Sportler auf häufigen Reisen
- Sportler mit starker Schweißneigung

22.6 Kritische Mikronährstoffe – Zusammenfassung

22

Kritische Mikronährstoffe (▸ Tab. 22.4) müssen nicht zwangsläufig supplementiert werden, denn mit der erhöhten Energiezufuhr kann der proportional ansteigende Bedarf abgedeckt werden. Voraussetzung sind allerdings eine ausgewogene Ernährung und adäquate Energiezufuhr. Ist dies nicht gegeben, können Vitamin-Mineralstoffpräparate mit **maximal 50–100 %** der empfohlenen Tagesaufnahme sinnvoll sein (siehe Kap. 26).

Der sportbedingte Mehrbedarf resultiert vor allem aus einer belastungsinduziert verstärkten Ra-

Tab. 22.4 Kritische Mikronährstoffe bei Sportlern (Quellen: [2], [9], [13].

Mikronährstoff	krit. Versorgungslage bes. bei/Ursachen	Mangel	Lebensmittelquellen (Beispiele)
Vitamine			
Vitamin A (Retinol)	hochaktive Sportler (Antioxidanzien fangen freie Radikale ab, die Gewebe (Membranen) und große Moleküle schädigen)	Nachtblindheit, Schleimhautschutz eingeschränkt	Provitamin A (Beta-Carotin): gelbe, orange oder rote Früchte und Gemüse Vit. A: Fisch, Milch, Ei
Vitamin C (Ascorbinsäure)		Müdigkeit, Infektanfälligkeit, Zellschädigung, Wundheilung nicht optimal	Zitrusfrüchte, Beeren, Tomaten, Paprika, Brokkoli, Kartoffeln
Vitamin E (Tocopherol)	hochaktive Sportler (Antioxidans, hilft bei belastungsbedingten Gewebeschäden)	zusammen mit Vit. C: Schutz der Zellmembranen → Anfälligkeit für Gewebeschäden	pflanzliche Öle, Getreidekörner, Nüsse, Avocado
Vitamin B_6 (Pyridoxin)	kritisch nur bei Athleten mit restriktiver Energiezufuhr oder ggf. bei hoher Eiweißzufuhr	Infektanfälligkeit	Fleisch, Vollkorngetreide, Eigelb, Hefe
Folsäure	Versorgung häufig unzureichend (Allgemeinbevölkerung)	Infektanfälligkeit	grünes Gemüse, Salat
Mineralstoffe			
Magnesium	keine elektrolytsparende Regulierung der Schweißdrüsen durch Training bei Mg, bes. Beachtung in intensiven Trainings-/Wettkampfphasen u. bei einseitiger Ernährung	Muskelkrämpfe, Ermüdung, Herzrasen	Haferflocken, Nüsse, Bananen, Weizenkeime, Vollkornprodukte, Hülsenfrüchte

VI

Tab. 22.4 Fortsetzung

Mikronährstoff	krit. Versorgungslage bes. bei/Ursachen	Mangel	Lebensmittelquellen (Beispiele)
Kalzium	Versorgung insgesamt suboptimal (bes. Läuferinnen), Sportler: Schweißverluste, restriktive Energiezufuhr, wenig Konsum von Milchprodukten. „Kalkräuber“: zu viel Eiweiß	verminderte Knochenstabilität (Osteoporose)	Milch- u. Milchprodukte (Hartkäse!), kalziumreiche Mineralwässer
Eisen	Sportlerinnen, Vegetarier, Laufsportler	Müdigkeit, verminderte Leistungsfähigkeit (Sauerstoff-Transportkapazität sinkt). Ferritinwert beim Arzt untersuchen lassen! Keine prophylaktische Substitution	Fleisch, Hülsenfrüchte, grüner Salat (pflanzliche Quellen: Vit. C fördert Resorption)
Zink	intensive Trainingsphasen mit hohen Ausdaueranteilen	Wundheilungsstörung, Infektanfälligkeit	Fleisch, Käse, Hirse, Weizenkeime, Haferflocken
Jod	Zufuhr allgemein unzureichend	Müdigkeit, verminderte Leistungsfähigkeit, Frieren (Schilddrüsenunterfunktion)	Seefisch und Jodsalz (!)
NaCl (Salz)	**während** schweißtreibender, langer (> 3–4h) Belastung; Natriumgehalt bei üblicher Ernährung ist eher zu hoch	Muskelkrämpfe, Schwäche, gestörter Wasserhaushalt	Salz, salzhaltige Lebensmittel u. Sportlerprodukte, Mineralwasser

*Antioxidanzien fangen freie Radikale ab, die Gewebe (Membranen) und große Moleküle schädigen.

dikalbildung (antioxidative Vitamine: **„ACE“**), Schweißverlusten (**Mg, Ca, Zn, Eisen**) und einem erhöhten Nährstoffumsatz (Eiweißstoffwechsel → **Vitamin B_6**).

22.7 Literatur

[1] Australian Institute of Sport (AIS). Fact sheets: Calcium supplements. 01.03.2007 (18.12.2014)

[2] Baron DK, Berg A. Optimale Ernährung des Sportlers. Stuttgart, Leipzig: S. Hirzel Verlag; 2005

[3] de Marées H. Sportphysiologie. Köln: Sport&Buch Strauß; 2002

[4] Deutsche Gesellschaft für Ernährung (DGE), Österreichische Gesellschaft für Ernährung (ÖGE), Schweizerische Gesellschaft für Ernährungsforschung (SGE), Schweizerische Vereinigung für Ernährung (SVE). Referenzwerte für die Nährstoffzufuhr (nach D-A-CH). Frankfurt a. M.: Umschau Braus; 2013.

[5] Elmadfa I, Leitzmann C. Ernährung des Menschen. Stuttgart: Verlag Eugen Ulmer; 1990

[6] Friedrich W. Optimale Sporternährung. Grundlagen für Leistung und Fitness im Sport. 2. Aufl. Balingen: Spitta Verlag; 2008

[7] Gleeson M, Bishop NC. Elite athlete immunology: Importance of nutrition. Int J Sports Med 2000; 21, (Suppl. 1): S 44–S 50

[8] Hahn A, Ströhle A, Wolters M. Ernährung. Stuttgart: Wissenschaftliche Verlagsgesellschaft mbH; 2006

[9] Hawley JA, Dennis SC, Lindsay FH et al. Nutritional practices of athletes: Are they sub-optimal? J Sports Sci 1995; 13: 75–87

[10] Konopka, P. Sporternährung. Leistungsförderung durch vollwertige und bedarfsangepasste Ernährung. München, Wien, Zürich: BLV Verlagsgesellschaft mbH; 2002

[11] Pschyrembel. Klinisches Wörterbuch. Berlin, New York: Walter de Gruyter; 2011

[12] Schek A. Die Ernährung des Sportlers. Empfehlungen für die leistungsorientierte Trainingspraxis. Ernährungs-Umschau 2008; 6: 362–370

[13] Schek A. Top-Leistung im Sport durch bedürfnisgerechte Ernährung. Trainer Bibliothek 36. Deutscher Sportbund. Münster: Philippka-Sportverlag; 2002

[14] Scientific Committee on Food (SCF): Report of the Scientific Committee on Food on composition and specification of food intended to meet the expenditure of intense muscular effort, especially for sportsmen: Protein and protein components. 50 S. European Commission: Health&Consumer Protection Directorate-General. Febr. 2001. http://europa.eu.int/comm/food/fs/sc/scf/out64_en.pdf (18.12.2014)

[15] Williams MH. Ernährung, Fitness und Sport, Dt. Ausg. Rost R, Hrsg. Berlin: Ullstein Mosby Verlag; 1997

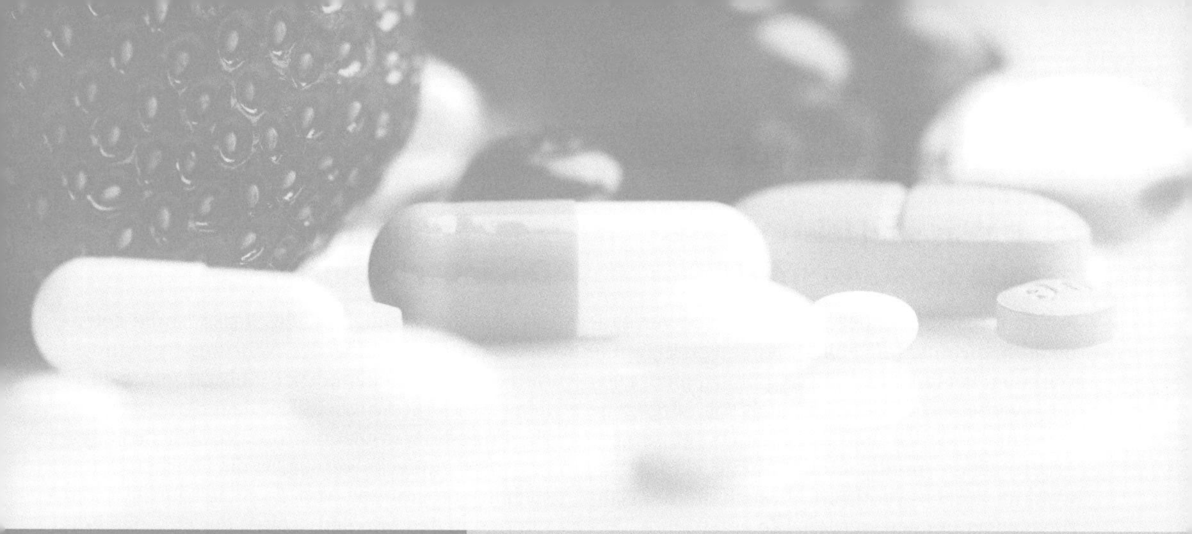

Teil VII

Leistungssteigernde Substanzen

23 Wissenswertes

23.1 Was sind leistungssteigernde Substanzen?

Auf dem Markt befindet sich eine Reihe von Präparaten, die eine (angeblich) leistungssteigernde Wirkung versprechen. Diese potenziellen Leistungsverbesserer werden auch als sog. „**ergogene** Substanzen/Wirkstoffe" bezeichnet (gr. ergon: Arbeit, genan: produzieren) [5]. Sie können sowohl im Körper produziert als auch mit der Nahrung aufgenommen werden. Die ergänzende Verabreichung von Substanzen wird Supplementation genannt. Beispiele für ergogene Wirkstoffe sind L-Carnitin, Koffein, Taurin und Kreatin.

23.2 Sinn und Unsinn von Supplementen

Hinsichtlich des Einsatzes von Supplementen muss jeder Sportler seine eigene Individualität im Auge behalten und ggf. mit dem Arzt und/oder Ernährungsberater Rücksprache halten.

Häufig wird jedoch unkontrolliert und ohne ärztliche oder ernährungswissenschaftliche Beratung zu Nahrungsergänzungsmitteln gegriffen. Selbst im Hochleistungssportbereich werden Informationen zumeist von fachfremder Seite (Trainer, Trainingspartner) anstatt von Sportmedizinern oder Ernährungswissenschaftlern eingeholt bzw. abgegeben [7], [9]. Dabei beraten viele Trainer ihre Sportler ohne das fachlich notwendige Wissen zur Substitution [7].

Hinzu kommt, dass manche Athleten ihr Ernährungsverständnis überschätzen [8] oder schlichtweg einen inkorrekten Wissensstand aufweisen [2]. Damit steigt die Gefahr der Fehl- oder Überdosierung. Studien belegen, dass häufig mit Megadosen und ohne Beachtung von Interaktionseffekten substituiert wird. Beispielsweise kann im Übermaß aufgenommenes Eisen auf das Immunsystem eine schädigende Wirkung ausüben und das Bakterienwachstum fördern [10].

23.3 Supplemente und Dopingsubstanzen

Als neues ernstzunehmendes Risiko ist die potenzielle **Verunreinigung der Nahrungsergänzungsmittel** mit dopingähnlichen Substanzen anzusehen [1], [2]. Die Schwierigkeit liegt darin, dass solche Cross-Kontaminationen „...zur Zeit nicht systematisch entdeckt werden, da die üblichen Untersuchungsprogramme von Qualitätskontroll-Laboratorien in den Mitgliedsstaaten der EU keine Prüfung auf Doping-Substanzen vornehmen" [3]. Nach einer Studie des IOC [4] enthalten von über 600 analysierten Nahrungsergänzungsmitteln – die überwiegend aus dem Internet bezogen wurden – 15 % Substanzen, die nicht auf dem Etikett deklariert sind und ein positives Dopingergebnis nach sich ziehen könnten. Die Nationale Antidoping Agentur (NADA [6]) warnt deshalb grundsätzlich vor der Einnahme von Nahrungsergänzungsmitteln. Das Risiko trägt der Sportler.

Praxistipp

- Sicherer ist es, Supplemente von bekannten und namhaften Herstellern zu verwenden.
- Über die Doping-Seite der Deutschen Sporthochschule Köln www.dopinginfo.de und des Schweizer Pendants www.dopinginfo.ch werden immer wieder aktuelle Informationen zu kontaminierten Nahrungsergänzungsmitteln veröffentlicht.

23.4 Literatur

[1] Burke LM. Positive drug tests from supplements. Sportscience 2000; 4 (3): 1–5

[2] Corrigan B, Kazlauskas R. Medication use in athletes selected for doping control at the Sydney Olympics (2000). Clin Sports Med 2003; 13: 33–40

[3] European Community. Dopingbekämpfung in kommerziell geführten Fitnessstudios. 106 S., 2001. ec.europa.eu/sport/library/doc/c2/doc362_en.pdf (18.12.2014)

[4] IOC (International Olympic Committee). IOC nutritional supplements study points to need for greater quality control. Official International Olympic Committee press release, 04.04.2002. www.olympic.org

[5] Maid-Kohnert U. Lexikon der Ernährung in drei Bänden. Heidelberg: Spektrum Verlag; 2002

[6] Nationale Antidoping Agentur (NADA). www.nada-bonn.de/ (18.12.2014)

[7] Rockwell MS, Nickols-Richardson SM, Thye FW. Nutrition knowledge, opinions, and practices of coaches and athletic trainers at a division I University. Int J Sport Nutr Exerc Metabol 2001; 11: 174–185

[8] Shifflett B, Timm C, Kahanov L. Understanding of athletes' nutritional needs among athletes, coaches, and athletic trainers. Res Q Exerc Sport 2002; 73 (3): 357–362

[9] Sundgot-Borgen J, Berglund B, Torstveit MK. Nutritional supplements in Norwegian elite athletes – impact of international ranking and advisors. Scand J Med Sci Sports 2003; 13: 138–144

[10] Venkatraman JT, Pendergast DR. Effect of dietary intake on immune function in athletes. Sports Med 2002; 32 (5): 323–337

24 Überblick zu potenziell leistungssteigernden Substanzen

24.1 Supplemente in der Übersicht

Nur für wenige Stoffe gibt es deutliche Hinweise für eine Leistungssteigerung. ▶ Tab. 24.1 gibt eine Übersicht zur wissenschaftlichen Studienlage, wobei sich die Beurteilung an fachlich seriösen kontrollierten Doppelblindstudien, Expertenmeinungen aus der Sportlerernährung oder Empfehlungen von Fachgesellschaften orientiert (z. B. DGE, ACSM, AIS).

Bei einigen potenziell leistungssteigernden Substanzen existiert aktuell kein Wirknachweis und weitere wissenschaftliche Untersuchungen müssen beobachtet werden, denn:

„The Absence of Evidence is not Evidence of Absence".

Das **Australian Institute of Sport** (AIS) klassifiziert Supplemente (▶ Tab. 24.2) nach ihrer Wirkung und Sicherheit für Sportler und ermöglicht damit eine schnelle Orientierung. Dabei nimmt die Bedeutung und Sicherheit der Substanz von A (gebilligt) nach D (nicht gebilligt/verboten) ab.

Tab. 24.1 Supplementen-Übersicht.

Substanz	potenzielle Wirkung und Nutzen für Belastungsart	Beurteilung (für empfohlene Dosierung)
wirksam für spezielle Belastungen		
Kohlenhydrate + Protein	**Regenerationssupplementation:** Kohlenhydrat-Protein-Mischung (Verhältnis 3:1) • positiv für eine anabole Stoffwechsellage (Eiweißaufbau) direkt nach der Belastung → **Kraftbelastungen** • schnelleres Wiederauffüllen der Kohlenhydratspeicher im Muskel → **Ausdauerbelastungen** mit begrenzter Regenerationszeit	wirksam und sicher
Multivitamine und Mineralstoffe	bei Ausgleich eines Mangels: Basis für optimale Leistungsfähigkeit des Körpers → Effekt bei einseitiger Ernährung/ Energierestriktion	wirksam und sicher
Koffein	• anregend (Wachheitsgrad) → geistige Leistungsfähigkeit/ psychomotorisch • Fettoxidation gefördert, positiv für trainierte Ausdauerathleten • kurzzeitige, hochintensive Belastungen von ca. 5 min: mögliche Leistungsverbesserung, indem die Ermüdung verzögert eintritt	wirksam und sicher
Antioxidanzien	Minimierung von belastungsbedingten Muskelschäden → verbesserte Trainingsfähigkeit	vielversprechend und bedeutsam für Trainierte, aber weiterer Studienbedarf
Kreatin	• **Kraft- und Schnellkraftleistungen:** bei kurzzeitigen, intensiven Belastungen bis zu 30 s, mit wiederholenden Einheiten. Verbesserte ATP-Regeneration → positiv für maximale Kraftleistung und Hinauszögerung der Ermüdung • **Bodybuilding:** Muskelmasse erscheint durch die Wassereinlagerung kurzfristig vergrößert	Wirksamkeit möglich: Responder und Nonresponder, Nebenwirkungen unwahrscheinlich, aber Forschungsbedarf besteht
Natriumbicarbonat/ -citrat (Alkalisalze)	hochintensive, kurze Belastungen (ca. 1–7 min) mit Laktatanhäufung: Leistungssteigerung durch Neutralisation von Laktat im Blut	Wirkung subjektiv unterschiedlich

Tab. 24.1 Fortsetzung

Substanz	potenzielle Wirkung und Nutzen für Belastungsart	Beurteilung (für empfohlene Dosierung)
nicht wirksam oder nicht nachweisbar		
Glutamin (Aminosäure)	positiv für das Immunsystem → bes. für Ausdauerathleten oder Athleten in intensiven Trainingsphasen	Wirksamkeit nicht belegt, weitere Studien sind notwendig
HMB (Beta-hydroxy-beta-Methylbutyrat)	Muskelschäden nach langen Belastungen werden reduziert → Untrainierte, die mit dem Training beginnen	Wirksamkeit vermutet, weitere Studien sind notwendig
Carnitin	• erhöhte Fettoxidation → Ausdauersportler (bes. Langzeitausdauer) • Gewichtsverlust	nicht wirksam
Coenzym Q_{10}	aerobe Ausdauerleistungsfähigkeit: verbesserte Nährstoffverbrennung als Bestandteil der Atmungskette	nicht wirksam
Inosin	Kraftleistung und Ausdauer	
Taurin (Abbauprodukt von 2 Aminosäuren)	körperliche und geistige Leistungsfähigkeit	
verzweigtkettige Aminosäuren (Branched-Chain Amino Acids, BCAA: Leucin, Isoleucin und Valin)	• positiv für das Immunsystem (evtl. zusammen mit Glutamin) für Athleten in einer intensiven Trainingsphase • Wirkung gegen vorzeitige Ermüdung (Gegenspieler von Tryptophan beim Eintritt ins Gehirn, dieses regt die Serotoninbildung an, das wiederum zur Ermüdung beiträgt)	Wirksamkeit nicht belegt, weitere Studien sind notwendig

Tab. 24.2 Klassifizierung von Supplementen nach dem Australian Institute of Sport für Sportler (Quelle: [8], gekürzt).

AIS Gruppen-Klassifizierung	Substanzen
A Einnahme kann für spezielle sportliche Belastungen und besondere Situationen empfohlen werden. Supplement zeigte sich für diese Situationen in wissenschaftlichen Studien als wirkungsvoll.	• Sportlerriegel, -getränke, -gels • Elektrolyte • Molkenprotein • Flüssignahrung (z. B. Pulver zum Anrühren mit hohem Kohlenhydrat-, moderatem Proteingehalt, fettarm + Mineralstoffe u. Vitamine in moderater Dosierung) • Multivitamin-Mineralstoffpräparate • Kalzium, Vitamin D • Probiotika (Magen-Darm-Schutz, Immunsystem) • Eisen • Bicarbonate und Citrate • Koffein • Kreatin
B wissenschaftliche Anhaltspunkte, aber kein Beleg; AIS billigt die Einnahme unter Studienbeobachtung.	• antioxidative Vitamine C und E • Carnitin • Glutamin • Glucosamin • HMB (Beta-hydroxy-beta-Methylbutyrat)
C Supplemente, für deren Wirkung Beweise fehlten	• verzweigtkettige Aminosäuren u. andere freie Aminosäuren • Coenzym Q_{10} • Cytochrom C (Enzym) • Ginseng • Inosin • Pyruvat • mit Sauerstoff angereichertes Wasser etc.
D Supplemente, die nicht eingenommen werden dürfen (Doping-Liste, giftig)	z. B. Androstendion, Strychnin, pflanzliche Testosteron-Supplemente etc.

24.2 Carnitin

24.2.1 Wirkung

Der körpereigene Wirkstoff L-Carnitin (Hydroxycarbonsäure) ist an der Fettoxidation im Muskel beteiligt, indem er langkettige Fettsäuren in die Mitochondrien transportiert. Nach der β-Oxidation der Fettsäuren steht L-Carnitin erneut dem Transportzyklus zur Verfügung. In der Zelle liegt L-Carnitin mit etwa 95 % seiner Gesamtmenge vor [18].

Aus dieser Funktion heraus wird L-Carnitin als **„Fat Burner"** beworben, der durch eine erhöhte Transportkapazität die Fettverbrennung ankurbeln soll. Dies wäre für Ausdauerathleten zur Kohlenhydrateinsparung nützlich und für Personen, die Gewicht (Fett) abnehmen wollen (z. B. Übergewichtige, Bodybuilder), ein Segen. Fundierte Studien sprechen jedoch gegen diese Wirkung [11], [17], [33].

Wissenschaftliche Argumente, die **gegen** Carnitin als „Fat Burner" sprechen:

- Entscheidend bei der Energiegewinnung aus Fett sind die Kapazität des aeroben Enzymsystems und die Verfügbarkeit von Sauerstoff. Beides lässt sich durch gezieltes Ausdauertraining steigern, aber nicht durch Zufuhr von Carnitin [29].
- Die Geschwindigkeit des carnitinabhängigen Fettsäuretransports lässt sich nicht steigern, sie ist eine relativ feste Konstante bzw. läuft ohnehin maximal schnell ab [11], [33].
- L-Carnitin wird bei seiner Fettsäuretransportfunktion nicht verbraucht, sondern regeneriert und steht damit dem Transportzyklus wieder zur Verfügung [16], [17], [18]. Eine Mehraufnahme ist daher überflüssig.
- Hohe Zufuhr erhöht den Carnitinspiegel im Blut. Unverändert bleibt jedoch die Gesamt-Carnitinkonzentration im Skelettmuskel [11].

Da Carnitin nicht der limitierende Schritt in der Fettverbrennung ist, lassen sich auch keine seriösen Belege für Leistungsparameter wie beispielsweise eine erhöhte maximale Sauerstoffaufnahme (durch die Senkung der Fette im Blut) oder gar erniedrigte Laktatspiegel nachweisen [11], [18], [26]. Ein niedriger Laktatspiegel im Blut würde eine höhere Belastungsintensität ermöglichen.

24.2.2 Vorkommen und Eigensynthese

Gute Carnitinquellen sind vor allem Fleisch (besonders Rindfleisch: 80 mg/100g), Fisch und mit relativ geringen Mengen Milchprodukte (ca. 4 mg/100 ml Vollmilch). In Pflanzen ist der Gehalt sehr gering, sodass Vegetarier niedrigere Plasma-Carnitinspiegel aufweisen.

Der Körper ist aber in der Lage, aus den Aminosäuren Methionin und Lysin seinen gesamten Bedarf (16 mg pro Tag) selbst herzustellen. Es ist entsprechend nicht essenziell. Diese Biosynthese wird bei geringer Zufuhr über die Nahrung hochgefahren und wirkt damit ausgleichend [18].

24.2.3 Supplementierung

L-Carnitin-Supplemente (Kapseln, Sirup, Pulver) werden in der Regel mit 1–2 g pro Tagesportion angeboten. Bei dieser Menge und einer Aufnahme über maximal vier Wochen ist mit keinen Nebenwirkungen zu rechnen [18], [38]. Bei einer dauerhaft hohen Zufuhr besteht jedoch die Gefahr, dass der Körper die Eigensynthese einstellt oder drosselt, weswegen davon abzuraten ist [15].

Zu bedenken ist stets, dass der Körper nur in einer Mangelsituation von einer Einnahme profitiert und diese bei Carnitin extrem selten vorkommt. Bei intensiven sportlichen Belastungen ist es zwar möglich, dass der Muskel-Carnitinwert abnimmt, der Gehalt im Muskel lässt sich aber wiederum nicht durch Supplementierung beeinflussen. Nur der Wert im Blut steigt an. Ein Überschuss an Carnitin im Plasma wird dann über die Niere ausgeschieden [11].

Da die Funktion als Leistungsförderer und „Fat Burner" („Schlankheitsmittel" [34]) nach aktueller wissenschaftlicher Studienlage bislang nicht belegt ist, kann durch eine Supplementierung kein Nutzen für die sportliche Leistung erwartet werden [16].

24.2.4 Fazit

L-Carnitin dient als Carrier für den Transport von langkettigen Fettsäuren bei der Fettverbrennung. Sport verursacht aber keinen Mehrbedarf, da Carnitin nicht verbraucht wird und der Körper über eine bedarfsgerichtete Eigensynthese verfügt. Publikationen zeigen, dass eine zusätzliche Zufuhr der körpereigenen Substanz Carnitin keine verbesserte Fettverbrennung und Ausdauerleistung bewirkt.

24.3 Coenzym Q_{10} (Ubichinon)

Coenzym Q_{10} ist ein Fett, das von seiner Struktur dem Vitamin K ähnlich ist. Bekannt in Sportlerkreisen wurde es, da ihm fördernde Wirkung für die **aerobe Ausdauerleistungsfähigkeit** zugesprochen wurde. Da Coenzym Q_{10} im Energiestoffwechsel in der Atmungskette mitwirkt, erhoffte man sich eine erhöhte aerobe Kapazität und damit eine leistungssteigernde Wirkung. Ein wissenschaftlich fundierter Nachweis bleibt bisher aus [36], [38].

Eine weitere Funktion von Coenzym Q_{10} ist seine Beteiligung am **Zellschutz**. Durch hochintensive sportliche Belastungen entstehen freie Radikale, die die Muskelzellen angreifen [38]. Wäre die Substanz als schützendes Antioxidans für den Körper nutzbar, könnte diese oxidative Muskelschädigung bekämpft werden. Das Gegenteil ist jedoch der Fall: Studien zeigen durch Gaben von Coenzym Q_{10} eine verstärkte Oxidation, d. h. eine „pro-oxidative" Wirkung. Es stieg durch die Supplementierung der Gehalt im Blut, nicht jedoch im Muskel an. Nach aktuellem Stand kann für intensiv trainierende Sportler nicht zu einer Supplementation geraten werden [11].

24.4 Koffein

24.4.1 Wirkung

Koffein wirkt nach 30–60 Minuten auf psychologischer und physiologischer Ebene:

- Zum einen stimuliert Koffein das zentrale Nervensystem sowie das Herz-Kreislauf-System und steigert damit **Wachheitsgrad** und **Aufmerksamkeit**. Dies wirkt sich positiv auf die psychomotorische Leistungsfähigkeit aus, d. h. die Reaktion, Koordination und Konzentration sind verbessert. Verstärkend kommt zugleich die vermehrte Adrenalinausschüttung hinzu [4], [38]. Diskutiert wird auch, ob das Eintreten von Ermüdung subjektiv verzögert wahrgenommen wird.
- Die zweite mögliche leistungssteigernde Wirkung ergibt sich für **Ausdauersportler**, bei denen die Kohlenhydratverfügbarkeit die Leistung begrenzt: Adrenalin und Koffein kurbeln die Fettverbrennung an, sodass die „wertvollen" Kohlenhydrate eingespart werden können [31]. Dieser **glykogensparende Effekt** wurde zumindest an Leistungssportlern unter Laborbedingungen beobachtet, die eine Stunde vor der Belastung 3–9 mg Koffein/kg Körpergewicht aufgenommen hatten. Dies entspricht 2–6 regulären Tassen Kaffee [1], [32]. Neue Studienergebnisse zeigen jedoch, dass nur als Supplement eingenommenes reines Koffein den Fettsäurespiegel ansteigen lässt. Die fehlende Wirkung auf den Fettstoffwechsel durch Kaffee könnte in der Wirkung der Begleitsubstanzen begründet sein. Weiterhin reagiert der Stoffwechsel der Sportler unterschiedlich stark, was einem Gewöhnungseffekt auf Koffein zuzuschreiben ist [4]. Bei Untrainierten ist kein Glykogenspareffekt zu erwarten, da ihre Muskeln nicht in der Lage sind, die vermehrt freigesetzten Fettsäuren zu nutzen.

Studien zeigen auch bei kurzzeitigen, hochintensiven Belastungen von etwa fünf Minuten eine Leistungsverbesserung, indem die Ermüdung verzögert eintritt. Das Koffein wirkt hier unterstützend – entweder aufgrund seiner anregenden Wirkung oder durch eine noch nicht verstandene direkte Wirkung auf die Muskulatur bei der anaeroben Energiebereitstellung und Kontraktion. Bei Sprints (max. 90 Sekunden) scheint Koffein hingegen nicht hilfreich zu sein [1], [32].

Letztlich stellt sich noch die Frage, ob bei Koffein ein **Gewöhnungseffekt** eintritt. Dies ist der Fall bei der Wirkung auf das zentrale Nervensystem: Die Adrenalinausschüttung nach Koffeinaufnahme nimmt ab. Demgegenüber bleibt der Effekt auf den Stoffwechsel (Anstieg der freien Fettsäuren) unbeeinflusst [32].

24.4.2 Anwendung, Dosierung und Doping

Im Jahre 2004 hat die Welt Anti-Doping Agentur (WADA) Koffein von der Doping-Liste genommen. Um die Koffeineinnahme weiter beobachten zu können, werden die Koffeinspiegel im Urin zwar noch mitgemessen, der Grenzwert ist aber abgeschafft und damit erfolgt zum jetzigen Zeitpunkt auch keinerlei Ahndung [4], [38].

Das American College of Sports Medicine empfiehlt als optimale Dosierung eine Stunde vor der Belastung **3 bis max. 6 mg Koffein pro kg Körpergewicht** (entspricht bei 3 mg zwei regulären Tassen Kaffee). Damit sind mögliche Nebenwirkungen

24

Tab. 24.3 Koffeingehalt in Getränken/Lebensmitteln (Quellen: [7], [24]).

Getränk/Lebensmittel	Portion	Koffeingehalt pro Portion
Instant-Kaffee	1 Tasse (150 ml)	80–100 mg
gebrühter Kaffee	1 Tasse (150 ml)	100–120 mg
schwarzer Tee	1 Tasse (150 ml)	15–30 mg
Coca Cola	250 ml (Dose)	40 mg (160 mg/l)
Energy Drinks	250 ml (Dose	bis zu 80 mg, variabel! (z. B. Red Bull 320 mg/l)
Schokolade	20g	bis zu 20 mg

(z. B. Magen-Darm-Probleme, Muskelzittern, Herzrasen) minimiert [1].

▸ Tab. 24.3 stellt den Koffeingehalt einiger Getränke und von Schokolade dar.

24.4.3 Nebenwirkungen

Das Auftreten von koffeinbedingten Begleiterscheinungen ist individuell sehr unterschiedlich. In der Regel sind Symptome wie ein unruhiger Magen und Verdauungsstörungen, Kopfschmerzen, Schlaflosigkeit, Zittern oder Nervosität nicht zu erwarten, wenn die Menge von 3–6 mg Koffein/kg Körpergewicht (3 mg bei einer 70 kg schweren Person: 210 mg Koffein, d. h. zwei reguläre Tassen Kaffee) vor dem Sport nicht überschritten wird. Bei höheren Dosen (10–15 mg Koffein/kg Körpergewicht), wie sie schnell durch Koffeintabletten erreicht werden, können diese jedoch auftreten, bis hin zu gefährlichen Folgen wie Herzrhythmusstörungen und leichten Halluzinationen [1] – für Sportler fatal.

Wechselwirkungen

Koffein kann den möglichen leistungssteigernden Effekt einer Kreatineinnahme reduzieren [4].

Entwässert Koffein den Körper?

Nein, solange ein üblicher Konsum von bis zu vier Tassen Kaffee pro Tag nicht überschritten wird, gibt es keinen Grund vom Kaffee abzuraten. Koffeinhaltige Getränke führen nicht – wie früher angenommen – zu einem erhöhten Flüssigkeitsverlust, sondern sind bezüglich der harntreibenden Wirkung mit Wasser vergleichbar [7]. Bei Sportlern, die an Kaffee gewöhnt sind, ist der harntreibende Effekt noch mehr zu vernachlässigen [20].

24.4.4 Fazit

- Koffein wirkt anregend, indem das zentrale Nervensystem sowie das Herz-Kreislauf-System stimuliert werden. Moderate Koffeinmengen (ca. 3 mg/kg Körpergewicht, also zwei reguläre Tassen Kaffee) sind für diverse Sportdisziplinen leistungsunterstützend.
- Koffein kann die Fettverbrennung bei trainierten Sportlern verbessern – die „wertvollen" Kohlenhydratspeicher werden etwas geschont.

24.5 Kreatin

24.5.1 Was ist Kreatin?

Kreatinphosphat (KrP) stellt eine schnell verfügbare Energiequelle dar, indem es die direkte Energiequelle des Muskels, das ATP (Adenosintriphosphat) regeneriert [24]. Das ATP-KrP-System (anaerobes alaktazides System) ist zwar in der Lage, Energie sehr rasch bereitzustellen, jedoch nur für einen kurzen Zeitraum (Sekunden bis wenige Minuten).

Der menschliche Körper kann Kreatin (Methylguanidinoessigsäure) mithilfe der Aminosäuren Arginin, Glycin und Methionin synthetisieren. Diese Neubildung erfolgt in erster Linie in der Leber und die Speicherung zu 95 % in der Skelettmuskulatur.

Neben der Eigensynthese des Körpers wird Kreatin über die Nahrung (ca. 1 g pro Tag) aufgenommen. Natürlicherweise kommt es in tierischen Lebensmitteln wie Fleisch und Fisch vor. Pflanzliche Nahrungsmittel und Milchprodukte enthalten dagegen nur geringe Mengen. Zu viel Kreatin im Körper wird über den Urin als Kreatinin ausgeschieden [38], das auch als Indikator für die Muskelmasse dient [2].

24.5.2 Für wen ist Kreatin sinnvoll?

Die körpereigene Produktion an Kreatin sowie die Aufnahme über Lebensmittel decken den Bedarf eines Tages. Folglich ist eine Kreatinsubstitution (wenn überhaupt) ausschließlich für Menschen mit intensiven körperlichen Belastungen geeignet.

Dabei spielen individuelle Einflüsse eine große Rolle, weshalb grundsätzlich zwischen Responder- und Nonresponder-Typen unterschieden wird [37]. Eine Leistungssteigerung muss also keine konsequente Folge sein. Diverse Einflussfaktoren wie das Geschlecht, die Ernährungssituation (Vegetarier), die Zusammensetzung der Muskelfasern sowie die Kreatinkonzentration im Muskel vor der Supplementierung spielen dabei eine Rolle [24]. Eine Erhöhung des Kreatinwertes im Muskel ist bei Personen mit einem niedrigen Ausgangswert am stärksten [37].

Studien belegen den größten Einfluss bei **kurzzeitigen, intensiven Belastungen (Kraft- und Schnellkraftleistungen)** von bis zu 30 Sekunden Dauer, besonders bei wiederholenden Einheiten. Ziel einer Supplementation ist hier, über den erhöhten Kreatinwert im Muskel die **ATP-Regeneration** zu verbessern. Letztlich kann die maximale Kraftleistung länger aufrechterhalten sowie die Ermüdung hinausgezögert werden.

Eine weitaus geringere Wirkung zeigt die Kreatinsubstitution bei intensiven Belastungen zwischen 30 und 150 Sekunden. Dies betrifft vor allem Belastungen, wie sie beim 100m-Schwimmen oder 400m-Lauf vorkommen. Vier von fünf Studien, welche Schwimmer und Läufer untersuchten, berichteten über kein positives Ergebnis als Folge einer Kreatinsupplementation [37].

Für **Bodybuilder** ist Kreatin interessant, da die Muskelmasse durch die Wassereinlagerung kurzfristig vergrößert erscheint [2], [38].

Bei Ausdauersportlern ist von einer Supplementation aus diesem Grund hingegen abzuraten. Hier wurden wegen der wasserbedingten Gewichtszunahme teilweise negative Effekte beobachtet [16], [24], [38]. Ungeeignet ist eine Kreatineinnahme auch direkt vor oder während der Belastung, da Kreatin Einfluss auf die Flüssigkeitsbalance des Körpers haben könnte [2].

24.5.3 Dosierung und Sicherheit

Einige Studien zeigen einen Anstieg der Kreatinwerte im Muskel bei Gabe von 20 g pro Tag über einen Zeitraum von fünf Tagen (Ladephase) und zur anschließenden Aufrechterhaltung eine Dosis von 1–2 g pro Tag. Zu bedenken ist, dass bei einer hohen Kreatinaufnahme die körpereigene Produktion unterdrückt wird [24].

Die Mehrzahl der Studien nutzt absolute Dosisangaben für ihre Vorschläge einer effizienten Kreatinsupplementation, beachtet aber nicht das individuelle Körpergewicht. Es wird daher eine Gabe von 0,3 g/kg Körpergewicht pro Tag empfohlen, zur Erhaltung der Kreatinwerte anschließend für 5–6 Tage eine Dosierung von 0,03 g/kg Körpergewicht [37]. Die gleiche Wirkung wird auch ohne Ladephase mit 3 g pro Tag erreicht, wenn diese Menge über einen längeren Zeitraum von 30 Tagen eingenommen wird [2].

Die European Commission for Health and Consumer Protection empfiehlt eine Dosis von **maximal 3 g pro Tag** einzuhalten [30]. Grund hierfür ist, dass Studien über **Nebenwirkungen** bei Langzeiteinnahme sehr spärlich sind und auch die kurzfristige Supplementation noch nicht vollständig erforscht ist. Mit der beschriebenen gewichtsspezifischen Empfehlung von 0,03 g/kg Körpergewicht wird die Grenze (bei Normalgewicht) von 3 g pro Tag nicht überschritten.

Die FDA (Food and Drug Administration) rät grundsätzlich dazu, vor einer Kreatinsupplementation mit einem Arzt Rücksprache zu halten [37].

Tipps zur Supplementation

- Dosierungsempfehlung: 0,03 g Kreatin pro kg Körpergewicht und Tag, max. 3 g pro Tag [2], [30]
- keine Dauereinnahmen: Nach einer Supplementationsphase wieder eine Absetzphase einlegen.
- Verwendung von reinen Kreatinsupplementen ohne Synthesenebenprodukte, wie z. B. Dicyandiamid, Dihydrotriazin
- Kombination von Kreatin mit schnell verfügbaren Kohlenhydraten
- während der Kreatin-Einnahmephase ausreichend trinken und auf die Magnesiumzufuhr (z. B. magnesiumreiche Mineralwässer) achten
- ärztliche Kontrollen (Harnstoff, Kreatinin, Albumin, Leberenzyme)

24.5.4 Fazit

Für Kreatin als ergogene Substanz liegen zum Teil vielversprechende, zum Teil aber auch widersprüchliche Daten vor. Dies lässt eine endgültige Beurteilung nicht zu. Abschließend kann man sagen, dass nur bei wenigen potenziell leistungssteigernden Substanzen eine Wirkung nachweisbar ist. Kreatin stellt für Leistungssportler mit **sehr hohen, kurzfristigen Belastungen** eine davon dar.

Kreatin kann sinnvoll sein für

- Kraft- und Schnellkraftleistungen von bis zu 30 Sekunden,
- Bodybuilder am Wettkampftag: Die Muskelmasse erscheint aufgrund der Wassereinlagerung kurzfristig etwas praller.

Es ist nicht empfehlenswert für

- Ausdauerathleten, wegen der wasserbindenden Eigenschaft.

24.6 Beta-hydroxy-beta-Methylbutyrat (HMB)

Die Verbindung HMB ist ein Stoffwechselzwischenprodukt der Aminosäure Leucin. In Nahrungsmitteln kommt es in geringen Mengen vor und der Körper kann die Verbindung aus Leucin herstellen.

Für den Sportler ist HMB wegen seiner vermuteten Stimulation des Muskelaufbaus interessant. Auch gibt es Hinweise, dass der katabole (muskelabbauende) Effekt im Muskel nach langen Belastungen reduziert wird. Eine HMB-Supplementation könnte sich damit bei sehr hoher muskulärer Belastung auszahlen, indem Muskelschäden verringert werden und die Reparatur unterstützt wird.

Diese Wirkungen konnten bisher jedoch nur für Untrainierte, die mit dem Training beginnen, aufgezeigt werden. Für trainierte Athleten kann nach aktuellem Studienstand keine Empfehlung für eine sinnvolle Supplementierung abgegeben werden [21].

24.6.1 Dosierung

1,5–3 g HMB pro Tag; empfehlenswert ist, die Menge über den Tag verteilt über kleine Einzeldosen einzunehmen.

24.6.2 Nebenwirkungen

Bisher wurden bis maximal 6 g pro Tag keine Nebenwirkungen beobachtet, jedoch fehlen Daten zu Langzeitanwendungen. Von einer Dauereinnahme wird daher abgeraten. Jugendliche sollten überhaupt nicht zu diesem Supplement greifen, da hier keinerlei Untersuchungen vorliegen [3].

24.7 Taurin

Die Aminosulfonsäure Taurin ist ein Abbauprodukt der Aminosäuren Cystein und Methionin und ist ein bekannter Zusatz in Energy Drinks (z. B. Red Bull). Zusammen mit Koffein wird es als Fit-Macher angepriesen. Die anregende Wirkung dieser Getränke ist jedoch allein der hohen Koffeinmenge zuzuschreiben. Eine verbesserte geistige und körperliche Leistungsfähigkeit lässt sich durch gut kontrollierte Studien für Taurin derzeit nicht belegen. Vielmehr sind andere Inhaltsstoffe – wie etwa Koffein – oder Plazeboeffekte verantwortlich für scheinbar positive Wirkungen [13].

Darüber hinaus wird Taurin als Zellschutz für Sportler mit häufigen Überbelastungen beworben. Tatsächlich ist Taurin in der Zelle an Zellschutzmechanismen (membranstabilisierend) beteiligt. Diese Aufgaben werden aber überbewertet, wenn von einer antioxidativen Wirkung gesprochen wird.

Der DGE-Arbeitskreis „Sport und Ernährung" [13] rät von der Aufnahme hoher Taurindosen ab, weil Nebenwirkungen auftreten können. Beobachtet wurde beispielsweise ein negativer Einfluss auf das Trinkverhalten und die Ausdauerleistungsfähigkeit.

In natürlichen Mengen kommt Taurin vor allem in Fisch, Fleisch und Milch vor (▶ Tab. 24.4). Die Aufnahme über die Nahrung ist allerdings nicht zwingend erforderlich, denn der Körper kann seinen Bedarf über die Eigensynthese (50–125 mg) aus den Aminosäuren Methionin und Cystein

Tab. 24.4 Gehalt von Taurin in Lebensmitteln und in einem Energy Drink.

Nahrungsmittel	Taurin (mg/100 ml)
Fisch	70
Muskelfleisch (Rind, Schwein)	35–50
Käse	10–40
Red Bull Energy Drink	400

selbst decken [13]. Es gibt keinen anerkannten Beweis, dass eine Supplementierung von Nutzen wäre oder dass für einen Athleten die natürlich aufgenommene Menge über Nahrung und Eigensynthese nicht ausreichen würde [9], [13].

24.8 Inosin

Inosin ist indirekt am Energiestoffwechsel des Körpers beteiligt. In der Werbung wird dem Stoff eine verbesserte Kraftleistung und Ausdauer zugesprochen. Mit wissenschaftlichen Studien lässt sich dies jedoch nicht untermauern, sodass eine Inosineinnahme sinnlos ist [38].

24.9 Natriumbicarbonat

24.9.1 Was ist „Natriumbicarbonat-Loading“?

Bicarbonat (Synonym für Hydrogencarbonat: HCO_3^-) ist das Salz der Kohlensäure (H_2CO_3). Im Körper ist es an der Regulation des Gleichgewichts zwischen Säuren und Basen beteiligt und zählt damit zu den **Puffersubstanzen**. Es ist Bestandteil des Hydrogencarbonat-Kohlensäure-Puffers; dieser wichtige Puffer sorgt für einen stabilen Blut-pH-Wert [22]. Bekannt ist Bicarbonat auch aus der Lebensmitteltechnologie und Pharmaindustrie, in Verbindung mit Natrium, als Bestandteil des Backpulvers (= Natron, Zusatzstoff-Nr. E 500) und in Magentabletten als Puffer [22].

Die zusätzliche Einnahme von Bicarbonat in Form des Alkalisalzes Natriumbicarbonat (Synonym für Natrium-Hydrogencarbonat [= Natron]: $NaHCO_3$) wird als „Natriumbicarbonat-Loading“ bezeichnet. Diese „Beladung“ erweitert die körpereigenen Vorräte an Bicarbonat. Dadurch wird einem sauren Milieu entgegengewirkt und ein alkalisches gefördert. In diesem Zusammenhang wird auch häufig der Begriff **„Alkali-Loading“** verwendet [38]. Ein anderes Alkalisalz, das Natriumcitrat, eignet sich ebenfalls gut zur Puffersubstitution [28].

24.9.2 Für welche sportliche Belastung kann eine Natriumbicarbonat-Einnahme sinnvoll sein?

Interessant ist das Thema Bicarbonat-Loading für Leistungssportler, die **hochintensive, kurze Belastungen** (ca. 1–7 Minuten) ausüben und dabei Energie überwiegend bei Laktatbildung anaerob gewinnen.

Hierzu zählen beispielsweise 400m-Läufe oder 100m-Schwimmsprints. Auch Athleten aus etwas längeren Belastungsdisziplinen, wie etwa 1500m-Läufer, 400- bis 800m-Schwimmer [6], [23] oder 5 km-Radrennsprinter [38], beanspruchen den anaeroben Stoffwechsel zwar nicht primär, aber dennoch stark [23]. Nicht ausreichend belegt ist der Einsatz bei hochintensiven, intervallartigen Belastungen von bis zu einer Stunde [5].

Generell gilt: Je stärker es belastungsbedingt zu einer Laktatanhäufung und damit zu Azidität (Übersäuerung) kommt, desto mehr kann mit einer leistungssteigernden Wirkung durch Bicarbonat gerechnet werden [23], [24].

Keine Wirkung zeigte die Mehrzahl der Untersuchungen bei Leistungen unter 30 Sekunden und bei Kraft- und Schnellkraftbelastungen, die nur die lokale Kurzzeitausdauer betreffen. Für eine Aussage zu aeroben Belastungen (über 10 Minuten) sind die Studienergebnisse noch unzureichend [38].

24.9.3 Wie wirkt Bicarbonat?

Die Folge von anaeroben Belastungen ist eine stoffwechselbedingte Übersäuerung (Azidose) durch Laktat, die sich leistungsmindernd auswirkt, indem sie die Energiegewinnung und Muskelkontraktion behindert [6]. Ein hoher Laktatspiegel zwingt zur Verminderung der Belastungsintensität und schließlich zum Abbruch der Belastung [38].

Der Organismus geht durch ein umfangreiches Puffersystem gegen die Übersäuerung an. Um die körpereigenen Puffermöglichkeiten zu erweitern, versucht man durch zusätzliche Gaben von puffernden Verbindungen – wie etwa Natriumbicarbonat – dem sauren Milieu entgegenzuwirken [38]. Damit ist der Körper potenziell länger in der Lage, anaerobe, also hochintensive Leistung zu erbringen. Der genaue Wirkmechanismus von Bicarbonat ist allerdings sehr komplex und noch nicht genau erforscht [23].

24

Hintergrundwissen

Folgende physiologische Auswirkungen der Übersäuerung können zur Ermüdung der beanspruchten Muskeln beitragen:

- Die Funktionsfähigkeit von wichtigen Enzymen der Energiegewinnung in der Muskulatur wird eingeschränkt [24], [38] – so ist beispielsweise das wichtige (limitierende) Enzym der Glykolyse, die Phosphofruktokinase, betroffen. Wird dieses entscheidende Enzym für die Energiegewinnung aus Kohlenhydraten gehemmt, kommt es zwangsläufig zur vorzeitigen Ermüdung [10].
- Weiterhin können Störungen im Transport und bei der Bindung von Kalzium auftreten.
- Die Aktin-Myosin-Interaktion kann behindert sein [24].

24.9.4 Um wie viel kann die anaerobe Leistung verbessert werden?

Studien über die Wirksamkeit der Supplementation ergaben sehr unterschiedliche Ergebnisse. Sicher ist, dass sich durch **anaerobes Training** die Pufferkapazität der Muskulatur erhöhen lässt. Ein gut trainierter Athlet verfügt daher von Grund auf über eine an seinen Belastungsumfang angepasste Pufferkapazität und profitiert unter Umständen von einer zusätzlichen Einnahme von Natriumbicarbonat nicht. Zwei Studien an Hochleistungsathleten aus dem Bereich Rudern demonstrieren diesen Zusammenhang: Hier zeigte sich keine verbesserte Leistung durch Bicarbonat [23].

An dieser Stelle muss auch klar sein, dass nur Leistungs- und Hochleistungssportler und damit Trainierte Interesse haben, durch Substitution ihre anaerobe Kapazität zu erhöhen. Eine Leistungssteigerung vorauszusagen ist demnach sehr schwer und bedarf noch einiger Forschung. Dennoch wies die Mehrzahl der Studien bei hoher anaerober Belastung eine signifikant positive Wirkung durch Natriumbicarbonat-Substitution nach [23]. Eine weitere Studie kommt zu dem Schluss, dass neben der Pufferkapazität des Bicarbonats scheinbar auch oder vielmehr nur das Natrium zur Leistungsverbesserung beiträgt [6], [38].

24.9.5 Anwendung, Dosierung und Doping

Anwendung/Dosierung

- **einmalig:** 300 mg Natriumbicarbonat oder -citrat pro kg Körpergewicht, kombiniert mit viel Wasser (1 Liter), ca. 60–90 Minuten vor der Belastung
- **mehrtägig** (ca. 5 Tage): 4-mal ca. 100 mg Natrium-Bicarbonat pro kg Körpergewicht (= 400 mg/kg Körpergewicht pro Tag), über den Tag mit mindestens 3 Stunden Abstand verteilt einnehmen, kombiniert mit **viel** Wasser
- **Einnahmezeitpunkt**: ca. 1,5 Stunden (bis 3 Stunden) vor der Belastung

(Angaben modifiziert nach [5], [23], [38].)

Bicarbonatquellen

- Backpulver mit ca. 1 Liter Wasser vermischt [6]: ca. 4 TL Backpulver für eine 70 kg schwere Person
- Reines Natriumhydrogencarbonat ist in der Apotheke als Pulver (z. B. Bullrich Salz Pulver) erhältlich. Bei der Tablettenform sind häufig noch andere Pufferstoffe wie Natriumcitrat oder/und Natriumphosphat enthalten. Sie sind zwar gut verträglich, aber der Puffergehalt einer Tablette ist meist so gering, dass die Einnahme etlicher Tabletten notwendig wäre.

Doping

Bisher steht Bicarbonat nicht auf der Doping-Liste [24], [37].

24.9.6 Nebenwirkungen

Bei einer Menge von 300 mg pro kg Körpergewicht, die in den meisten Studien eingesetzt wurde, scheint die Wirksamkeit gegeben zu sein [23], [38]. Bei einigen Athleten, insbesondere wenn diese generell zu Magen-Darm-Beschwerden neigen, kann es jedoch zu Übelkeit und Durchfall kommen. Für diese Personen ist die Substitutionsmöglichkeit von Natriumbicarbonat begrenzt oder gar ausgeschlossen [24]. Die Verträglichkeit wird etwas verbessert, indem ausreichend Wasser zum Bicarbonat aufgenommen wird [6]. Natriumcitrat könnte alternativ verwendet werden, die Magenverträglichkeit soll hier besser sein ([24], [28]; in der Apotheke erhältlich). Die möglichen negativen

Auswirkungen sind aber weder gefährlich, noch ist bei häufiger Anwendung mit lang anhaltenden Nebenwirkungen zu rechnen [24]. Höhere Dosierungen (>400 mg alkalisches Salz pro kg Körpergewicht [28]) können allerdings zu einer Alkalose (Basenüberschuss, d. h. zu hoher pH-Wert im Blut) führen, die Muskelkrämpfe, Reizbarkeit oder sogar Apathie nach sich zieht.

Vorsicht vor Überdosierung [10], [38]!

24.9.7 Fazit

- Für **hochintensive, anaerobe sportliche Belastungen**, bei denen **Säuren** (z. B. Milchsäure) gebildet werden, kann der Körper bei deren Neutralisierung durch die Puffersubstanz Natriumbicarbonat oder Natriumcitrat unterstützt werden. (Die Anreicherung von Laktat nach kurzen, intensiven Belastungen trägt zur Ermüdung bei.)
- Gefahr von Magen-Darm-Beschwerden

24.10 Nahrungsergänzungsmittel für Gelenke?

24.10.1 „Gesundheit für den Knochen" – Glukosamin und Chondroitin bei Arthrose

Hohe und einseitige Belastungen auf Gelenke oder eine Verletzungen können beim Sportler den Gelenkknorpel schädigen. Daten unterstützen zwar die Anpassungsfähigkeit des gesunden Knorpels an chronische Belastung. Voraussetzung ist aber, dass noch kein bedeutsamer Vorschaden vorhanden ist [19].

Überbelastung, Verschleiß oder Sportunfälle führen somit häufig zu einer schmerzhaften Gelenkarthrose. Die Frage stellt sich, ob seitens der Ernährung bzw. über Supplementation eine Vorbeugung, ein Erhalt oder gar ein Wiederaufbau von Gelenkknorpel möglich ist.

Hersteller bieten die natürlichen Komponenten der Knorpelsubstanz an:

- **Glukosamin** (Glukosaminsulfat, wasserlösliches Aminomonosaccharid, Kombination aus Glukose und Glutamin)
- **Chondroitin** (Disaccharid-Polymer-Komponente von Glykosaminoglykan)

Die Verfügbarkeit am Gelenk ist bei Glukosamin weitestgehend gegeben, hingegen muss Chondroitin als großes Molekül im Verdauungstrakt vor der Aufnahme gespalten werden [12], was seinen Nutzen infrage stellt.

Im Rahmen einer Studie des US National Institute of Health wurde an über 1600 Patienten mit Knieschmerzen ein möglicher Effekt untersucht (1,5 g Glukosamin und 1,2 g Chondroitin, nur eine Substanz oder Plazebo). Nach einer 2-jährigen Beobachtung konnte kein Einfluss auf die Knorpelsubstanz festgestellt werden. Eine Metaanalyse weiterer Studien zeigt leider ebenfalls keinen Nutzen auf die Chondrozyten (Knorpelzellen) durch die Einnahme. Dennoch gibt es in einigen Studien an Patienten mit Gonarthrose (= Kniegelenksarthrose; engl.: osteoarthritis) Hinweise, dass das Schmerzempfinden etwas abnehmen kann. Da die Substanzen sicher sind und unbedenklich eingenommen werden können, kann eine Supplementierung in Absprache mit dem Arzt als individueller Testlauf in Erwägung gezogen werden [12], [35].

Das Australian Institute of Sport klassifiziert Glukosamin in die Gruppe B, d. h. es gibt wissenschaftliche Anhaltspunkte, aber keine Beweise [8].

Effektive und wirklich spürbare Erfolge erzielt man durch die regelmäßige Bewegung der Gelenke. Der Knorpel zwischen den Gelenken wird nicht vom Blutkreislauf, sondern nur von der Gelenkflüssigkeit versorgt. Die Bewegung der Flächen gegeneinander wirkt wie eine Pumpe, die Nährstoffe hinein- und Stoffwechselprodukte wieder abtransportiert. Durch körperliche Aktivität wird ein optimaler diffusionsabhängiger Stoffaustausch des Knorpelgewebes erzielt, folglich dessen Erhalt gefördert und damit das geschmeidige Gleiten der Gelenkflächen [14]. Bewegung wirkt sich sowohl auf den noch intakten als auch auf den bereits geschädigten Knorpel positiv aus [27].

Bei der klassischen Kniegelenkarthrose eignen sich körperliche Aktivitäten mit moderaten Druck- und Scherbelastungen, wie etwa Radfahren, Fitnesstraining oder Nordic Walking. Zu minimieren sind Belastungen mit hohen Stoßbelastungen, wie sie beim Tennis oder Fußball üblich sind [25].

Neben der Bewegung ist das Körpergewicht ein wesentlicher Risikofaktor für Arthrose. Übergewicht (BMI ab 25 kg/m^2) belastet speziell Kniegelenke erheblich: Ein Kilogramm Gewicht belastet das Kniegelenk praktisch mit etwa 3 kg [25]! Die GEDA-Studie zeigte, dass mit zunehmendem Gewicht das spätere Arthroserisiko linear ansteigt ([27]: GEDA-Studie: „Gesundheit in Deutschland aktuell 2010").

24

24.10.2 Fazit

- Täglich bewegen! Der Knorpel hat keine Blutzirkulation, Zug- und Druckkräfte müssen wirken, damit ein Stoffaustausch stattfindet.
- Übergewicht vermeiden (Gewichtskontrolle)

24.11 Literatur

[1] American College of Sports Medicine (ACSM): Current comment: Caffeine and exercise performance. 11.08.2007. www.acsm.org (18.12.2014)

[2] American College of Sports Medicine (ACSM): The physiological and health effects of oral Creatine supplementation. Med Sci Sports Exerc 2000; 31 (3): 706–717

[3] Antidoping Schweiz. HMB (Beta-hydroxy-beta-Methylbutyrat). Faktenblätter. 07.2009b (Prävention/Supplemente/ Faktenblätter). www.dopinginfo.ch (18.12.2014)

[4] Antidoping Schweiz. Koffein. Faktenblätter. 07.2009a (Prävention/Supplemente/Faktenblätter). www.dopinginfo.ch (20.06.2011)

[5] Antidoping Schweiz. Natrium-Bikarbonat/Natrium-Citrat. Faktenblätter. 09.2009c (Prävention/Supplemente/Faktenblätter). www.dopinginfo.ch (18.12.2014)

[6] Applegate E. Effective nutritional ergogenic aids. Int J Sport Nutr 1999; 9: 229–239

[7] Armstrong LE. Caffeine, body fluid-electrolyte balance, and exercise performance. Int J Sport Nutr Exerc Metab 2002; 12 (2): 189–206

[8] Australian Institute of Sport (AIS): AIS Supplement Group Classification (The AIS Sports Supplement Program 2012). www.ausport.gov.au (18.12.2014)

[9] Baron DK, Berg A. Optimale Ernährung des Sportlers. Stuttgart, Leipzig: S. Hirzel Verlag; 2005

[10] Bucci LR. Nutrients as ergogenic aids for Sports and Exercise. London: CRC Press; 1993

[11] Burke L, Cort M, Cox G et al. Supplements and sports foods. In: Burke L, Deakin V, eds. Clinical Sports Nutrition. Sydney 2006; 485–579

[12] Castell LM, Burke LM, Stear SJ. A–Z of nutritional supplements: dietary supplements, sports nutrition foods and ergogenic aids for health and performance (part 9). Br J Sports Med 2010; 44: 609–611

[13] Deutsche Gesellschaft für Ernährung (DGE). Stellungnahme des DGE-Arbeitskreises „Sport und Ernährung": Taurin in der Sporternährung. 01.08.2001; info 8 (18.12.2014)

[14] Hackenbroch MH. Arthrosen. Basiswissen zu Klinik, Diagnostik und Therapie. Stuttgart: Georg Thieme Verlag; 2002

[15] Hahn A, Ströhle A, Wolters M. Ernährung. Stuttgart: Wissenschaftliche Verlagsgesellschaft mbH; 2006

[16] Hahn A. Nahrungsergänzungsmittel. Stuttgart: Wissenschaftliche Verlagsgesellschaft mbH; 2001

[17] Heinonen OJ. Carnitine and physical exercise. Sports Med 1996; 22 (2): 109–132

[18] Kanter M, Williams M. Antioxidants, carnitine, and choline as putative ergogenic aids. Int J Sport Nutr 1995; 5:120–131

[19] Kessler MA. Recovery of the menisci and articular cartilage of runners after cessation of exercise: additional aspects of in vivo investigation based on 3-dimensional magnetic resonance imaging. Am J Sports Med. 2008; 36 (5): 966–970

[20] Killer S, Blannin AK, Jeukendrup AE. No evidence of dehydration with moderate daily coffee intake: A counterbalanced cross-over study in free-living population. PloS ONE 2014; 9 (1): e84 154. www.plosone.org (12.05.2014)

[21] Kreider RB, Wilborn CD, Taylor L et al. ISSN (International Society of Sports Nutrition) exercise&sport nutrition review: Research&recommendations. J Int Soc Sports Nutr 2010; 7 (7): 1–43

[22] Maid-Kohnert U. Lexikon der Ernährung in drei Bänden. Heidelberg: Spektrum Verlag; 2002

[23] Matson LG, Tran ZV. Effects of sodium bicarbonate ingestion on anaerobic performance. A meta-analytic review. Int J Sports Med 1993; 3: 2–28

[24] Maughan RJ. Nutritional ergogenic aids and exercise performance. Brit J Sports Nutr 1999; 12: 255–280

[25] ÖGAM (Österreichische Gesellschaft für Allgemein- und Familienmedizin). Arthrose im Kniegelenk. Ärztemagazin 2014; 15:10–13

[26] Parcell AC, Smith JM, Schulthies SS et al. Cordyceps sinensis supplementation does not improve endurance exercise performance. Int J Sport Nutr Exerc Metab 2004; 14: 236–242

[27] Robert-Koch-Institut (RKI). Arthrose. Heft 54. Berlin; 2013

[28] Schek A. Ernährungsbezogene Leistungsförderer versus leistungsbezogene Ernährung. Ernährungs-Umschau 1995; 42 (7): 243–249

[29] Schek A. Top-Leistung im Sport durch bedürfnisgerechte Ernährung. Trainer Bibliothek 36. Deutscher Sportbund. Münster: Philippka-Sportverlag; 2002

[30] Scientific Committee on Food (SCF). Opinion of the Scientific Committee on Food on savety aspects of creatine supplementation. European Commission (Hrsg): Health&Consumer Protection Directorate-General. Sept. 2000; S. 2–3. http://ec.europa.eu/food/fs/sc/scf/out70_en.pdf (18.12.2014)

[31] Scientific Committee on Food (SCF): European Commission Health&Consumer Protection Directorate-General: Composition and specification of food intended to meet the expenditure of intense muscular effort, especially for sportsmen. Febr. 2001. http://ec.europa.eu/food/fs/sc/scf/out64_en.pdf (18.12.2014)

[32] Spriet LL. Caffeine and Performance. Int J Sport Nutr 1995; 5: 84–99

[33] Ströhle A, Wolters M, Hahn A. Nährstoffsupplemente und Functional Food zur Gewichtsreduktion – Wunsch und Wirklichkeit. Ernährung&Medizin 2004; 19: 121–128

[34] Villani R, Gannon J, Self M et al. L-Carnitine supplementation combined with aerobic training does not promote weight loss in moderately obese women. Int J Sport Nutr Exerc Metab 2000; 10: 199–207

[35] Vista ES, Lau CS. What about supplements for osteoarthritis? A critical and evidenced-based review. Int J Rheum Diseases 2011; 14: 152–158

[36] Weston SB, Zhou S, Weatherby RP et al. Does exogenous Coenzym Q 10 affect aerobic capacity in endurance athletes? Int J Sport Nutr 1997; 7: 197–206

[37] Williams MH, Branch J. Creatine supplementation and exercise performance: An update. Journal of the American College of Nutrition 1998; 17: 216–234

[38] Williams MH. Ernährung, Fitness und Sport. Dt. Ausg. Rost R, Hrsg. Berlin: Ullstein Mosby Verlag; 1997

VII

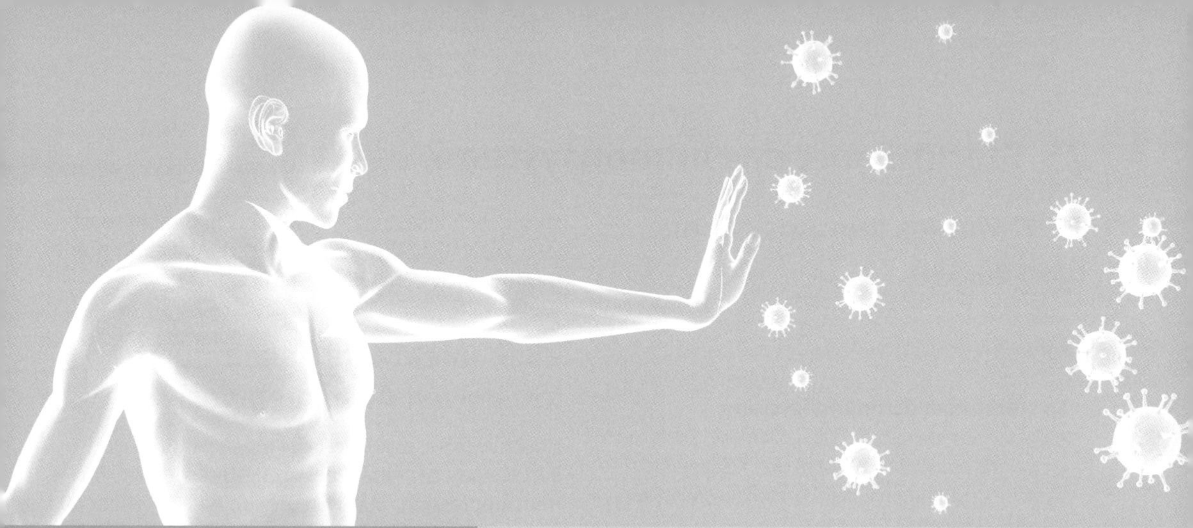

Teil VIII

Immunsystem, Sport und Ernährung

25 Stärkt Sport das Immunsystem?

25.1 Starkes Immunsystem: Basiswissen

Info

So stärkt man das Immunsystem:
- vitamin-, mineralstoff- (Obst, Gemüse, Fisch ca. zweimal pro Woche, Fleisch) und kohlenhydratreiche Ernährung (Nudeln, Kartoffeln, Reis, Brot, Müsli, Hirse etc.)
- täglich ein Sauermilchprodukt (z. B. Joghurt, Kefir) essen
- zum Sport kohlenhydratreiche Snacks (Banane, Knäckebrot, Sportriegel) oder Getränke aufnehmen
- ausreichende Energiezufuhr
- möglichst regelmäßiges Training mit Regenerationsphasen
- Stress vermeiden und genügend schlafen

Körperliche Bewegung hat für den Körper zahlreiche positive Gesundheitseffekte. Das Immunsystem wird durch Sport akut und dauerhaft beeinflusst. Moderate regelmäßige Belastungen **verbessern die Immunabwehr** und schützen vor **oberen Atemwegserkrankungen**. Hochintensive, andauernde Anstrengungen hingegen senken **vorübergehend** die Immunabwehr; dass Athleten aufgrund von sportlicher Belastung sich dann auch verstärkt erkälten und krank werden, ist aber nicht klar bewiesen [4].

25.2 Sportbedingte Immunmodulation durch „positiven" Stress

Moderate Ausdauerbelastungen bewirken in der beanspruchten Muskulatur zunächst einen akuten entzündlichen Stress. Dieser Gewebestress erregt eine anti-inflammatorische Gegenregulation im Organismus. Positive Folge ist, dass die Gegenregulation auch anderen Entzündungsherden des Körpers zugute kommt, wie beispielsweise bei chronischen, krankheitsbedingten Entzündungen.

Der sportbedingte kleine, pro-inflammatorische (entzündungsfördernde) Reiz wird im Laufe der sportlichen Belastung neutralisiert und mobilisiert also zusätzlich die körpereigenen Abwehrkräfte. Das Immunsystem wird gestärkt [7].

25.3 Infektanfälligkeit durch intensiven Ausdauersport?

Hochintensive Ausdauerbelastungen führen vorübergehend zu einer belastungsinduzierten Immunsuppression. Man spricht von einem „offenen Fenster", das drei Stunden bis zu drei Tage anhält und währenddessen Viren und Bakterien leichter den Körper befallen können. Athleten mit zuvor durchgeführten, sehr hohen Belastungsumfängen und daraufhin temporär stark geminderter Immunabwehr zeigten aber keine erhöhte Erkältungsrate.

Die Studienergebnisse liefern demnach keinen eindeutigen Beweis für eine erhöhte Infektneigung [4]. Die Praxis zeigt aber, dass Infekte (bakteriell und viral) der oberen Atemwege neben Sportverletzungen der häufigste Grund für Trainingsausfälle sind [3]. Es kann davon ausgegangen werden, dass das Risiko einer Atemwegserkrankung bei Ausdauerathleten in intensiven Trainingsphasen erhöht ist, wenn noch zusätzlich andere für das Immunsystem negative Faktoren hinzukommen. Dies können Schlafmangel, Stress, Körpergewichtsverlust, neue Keime oder eine einseitige und unzureichende Ernährung sein [3], [4].

Die Ernährung spielt bei der Immunabwehr eine wichtige Rolle, da viele Bestandteile von Lebensmitteln **freie Radikale** abfangen. Freie Radikale entstehen bei sehr intensiven körperlichen Belastungen und führen im Körper zu „oxidativem Stress". Sie verursachen vor allem Schäden in der Muskulatur, Leber und im Blut [6].

25.4 „Angriff" von freien Radikalen

Vor über 20 Jahren gelang im Tierversuch der erste Nachweis zur Entstehung von Radikalen durch körperliche Belastung. Heute weiß man aber auch, dass nur eine **unkontrollierte** Oxidation für den Körper einen sog. „oxidativen Stress" darstellt. Eine geringe Veränderung ist zur Steuerung von

Zellvorgängen notwendig und absolut wichtig [5]. Freie Radikale verursachen aber eben auch Gewebeschäden, die mit dem Alterungsprozess und vielen Erkrankungen (z. B. Krebs, Herzerkrankungen) in Zusammenhang stehen [8].

Der Körper ist einem Angriff von freien Radikalen jedoch nicht schutzlos ausgeliefert. Er besitzt endogene Radikalfänger wie beispielsweise die auch im Plasma vorkommende Harnsäure und eine ganze Reihe an enzymatischen Schutzsystemen. Außerdem enthält die Nahrung eine Vielzahl an Abwehrstoffen [5]. Vitamine bieten hier einen guten Schutz und sollten gerade in hochintensiven Belastungsphasen vermehrt aufgenommen werden [1].

25.5 Schutz vor freien Radikalen ist trainierbar

Entscheidend für den Sportler ist, dass er durch regelmäßiges Training eine verbesserte Toleranz gegenüber freien Radikalen entwickelt [2]. Eine trainierte Person ist im Vergleich zur untrainierten besser in der Lage, sich gegen belastungsbedingt entstandene Radikale durch körpereigene Anpassungsmechanismen zu schützen [5].

25.6 Literatur

[1] Gleeson M, Bishop NC. Elite athlete immunology: Importance of nutrition. Int J Sports Med 2000; 21 Suppl. 1: 44–50

[2] Gleeson M, Lancaster GI, Bishop NC. Nutritional strategies to minimise exercise-induced immunsuppression in athletes. Can J Appl Physiol 2001; 26 (Suppl.): 23–35

[3] König D, Grathwohl D, Deibert P et al. Sport und Infekte der oberen Atemwege – Epidemiologie, Immunologie und Einflussfaktoren. Dtsch Z Sportmed 2000; 51 (7 + 8): 244–250

[4] Nieman DC, Pedersen BK. Exercise and immune function. Sports Med 1999; 27 (2): 73–80

[5] Niess AM, Fehrenbach E, Northoff H et al. Freie Radikale und oxidativer Stress bei körperlicher Belastung und Trainingsanpassung – Eine aktuelle Übersicht. Dtsch Z Sportmed 2002; 53 (12): 345–353

[6] Packer L. Oxidants, antioxidant nutrients and the athlete. J Sports Sci 1997; 15: 353–363

[7] Uhlenbruck G. Wie lässt sich unser Immunsystem durch Ausdauertraining stärken? Zeitschrift für Orthomolekulare Medizin 2003; 2 (Juni): 8–11

[8] Williams MH. Ernährung, Fitness und Sport. Dt. Ausg. Rost R, Hrsg. Berlin: Ullstein Mosby Verlag; 1997

26 Welchen Schutz bieten Nahrungsbestandteile oder Supplemente für den Sportler?

26.1 Sinnvolle Supplementierung

In zahlreichen Studien wurde die Wirkung von Nahrungssupplementen auf die Immunabwehr von Sportlern untersucht [14].

Sportler in hochintensiven Belastungsphasen sollten die Aufnahme von **Antioxidanzien** wie Vitamin C, E und Beta-Carotin über Lebensmittel (Obst, Gemüse) erhöhen. Dies wird wegen ihrer Funktion als **Schutz vor freien Radikalen** empfohlen (Oxidationsschutz für DNA, Proteine und Lipide). Der Verlust über den Schweiß ist dagegen zu vernachlässigen [9]. Zur Aufnahme von Vitaminen und Mineralstoffen seien die Empfehlungen der DGE aufgeführt [5].

26.2 Vitamin C

Die Studienergebnisse zu Vitamin C (Ascorbinsäure) sind nicht konsistent. Generell wirkt sich eine gute Versorgung mit Vitamin C (100 mg pro Tag) positiv auf die Immunabwehr aus [10]. Die Mehrzahl der Studien weist darauf hin, dass die Erkältungsdauer günstig beeinflusst werden kann, die Infektinzidenz bei normalem Versorgungsstatus allerdings nicht reduziert ist [11], [12]. Bei sportlicher Belastung in Kälte gibt es hingegen Hinweise, dass sich Vitamin C doch positiv auf die Infektanfälligkeit auswirkt [12].

Zur Nahrungsergänzung bei Fehlernährung sind 100–150 mg täglich ausreichend [4]. Hohe Aufnahmen bewertet die Europäische Behörde für Lebensmittelsicherheit [7] bis zu 1 g pro Tag als sicher, darüber hinaus können Nebenwirkungen (bei ca. 3 g pro Tag) wie Diarrhoe durch Osmose, gastrointestinale Beschwerden, ggf. prooxidative Effekte und bei prädispositionierten Personen ein erhöhtes Risiko für Nierenoxalatsteinbildung (Oxal- und Harnsäureausscheidung) auftreten [4].

Über Vitamin-C-reiche Lebensmittel (Frischobst/-gemüse) kann der Vitamin-C-Status optimal gesichert werden und es besteht keine Gefahr der Überdosierung.

- Empfehlung für Erwachsene: **100 mg Vitamin C pro Tag**
- **Lebensmittelbeispiele** [2]: 25 mg Vitamin C sind jeweils enthalten in
  - 30 g Broccoli,
  - 40 g Zitrusfrüchten,
  - 100 g Tomaten,
  - 160 g Kartoffeln,
  - 200 g Äpfeln.

26.3 Vitamin E

Aus Tierversuchen gibt es Indizien, dass Sportler mehr Vitamin E (Tocopherol) benötigen. Aber auch hier sollte möglichst auf die natürliche Vitamin-E-Zufuhr über Lebensmittel gesetzt werden, da zu hohe Einnahmen (300 mg α-Tocopherolacetat) sich wiederum negativ auf das Abwehrpotenzial des Körpers auswirken [9].

- Empfehlung (Schätzwert) für Erwachsene: 12 mg-Äquivalent Frauen, 14 mg-Äquivalent Männer
- **Lebensmittelbeispiele** [2]: Der **Tagesbedarf von 12 mg Vitamin E** (RRR-α-Tocopherol = 1,49 I.E. (= internationale Einheiten)) ist jeweils enthalten in
  - 5 ml Weizenkeimöl,
  - 30–50 ml Distel- oder Olivenöl,
  - 100 g Keimen,
  - 500 g Spinat oder Grünkohl,
  - 800 g Rotbarsch oder Hering.

26.4 Vitamin A

Ein Mangel an Vitamin A (Retinol) erhöht die Infektanfälligkeit. Bei einer Studie an Marathonläufern, die Vitamin A zusätzlich einnahmen, zeigte sich jedoch keine verbesserte Immunabwehr [9]. Dosierungen von über 3 mg/Tag dürfen nicht über einen längeren Zeitraum eingenommen werden [13].

- Empfehlung für Erwachsene: **1,0 mg pro Tag**
- **Lebensmittelbeispiele** [2]: 0,5 mg Vitamin A (Retinol) sind jeweils etwa enthalten in
  - 30 g rohen Karotten (als Vorstufe Beta-Carotin),
  - 100 g Thunfisch,
  - 150 g Emmentaler oder Mozzarella,
  - 1,5 l Vollmilch,
  - 1 kg Fisch.

26.5 Vitamin B_{12}

Vitamin B_{12} (Cobalamin) kann für auf Dauer vegetarisch und insbesondere vegan lebende Sportler ein ernsthaftes Problem werden und damit zu einer Beeinträchtigung des Immunsystems führen [9].

- **Lebensmittelbeispiele** [2]: Der **Tagesbedarf von 3,0 µg Vitamin B_{12}** ist jeweils enthalten in
  - 90 g Seelachs oder Rotbarsch,
  - 60 g Schweinefleisch,
  - 150 g Käse,
  - 500 ml Vollmilch oder Kefir.
- bei Vegetariern ggf.: 6 µg-Tablette pro Tag [17]

26.6 Zink

Zink ist wichtig für eine gute Immunabwehr [7] und ist bekannt als Erkältungsschutz [16]. Der Mineralstoff geht überwiegend über Schweiß und Urin verloren. Zudem haben Athleten im Vergleich zu Nichtsportlern häufig niedrigere Spiegel. Daher können Sportler in intensiven Trainingsphasen einen erhöhten Bedarf entwickeln [9]. Bei Athleten mit einem Zinkmangel – eine Überprüfung bei vegetarischer Ernährung wird angeraten – zeigte sich eine Supplementierung von 25 mg Zink, zweimal am Tag eingenommen über sechs Tage, als vorteilhaft. Von einer Einnahme von Megadosen (150 mg zweimal pro Tag) ist aber unbedingt abzuraten! Diese wirkt sich wiederum schädlich auf das Immunsystem aus [16].

- **Lebensmittelbeispiele** [2]: Der **Tagesbedarf von 7,0 mg Zink** ist jeweils enthalten in
  - 30 g Roggenkeimen,
  - 150 g Haferflocken,
  - 130 g Hartkäse,
  - 200 g Fleisch.
- bei Vegetariern ggf.: 10–20 mg pro Tag Zinksupplement [9]

26.7 Eisen

Eisen unterstützt die Immunabwehr und ist Grundlage für die körperliche Leistungsfähigkeit. Im Übermaß aufgenommen kann sich Eisen aber auch immunsuppressiv auswirken. Beispielsweise fördert freies Eisen das Bakterienwachstum [9], [16] und kann die Zinkaufnahme behindern [9]. Personen mit einer zu geringen Energieaufnahme oder vegetarischer Ernährung und insbesondere heranwachsende Frauen sollten auf ihren Eisenstatus achten. Untersuchungen bei Sportlern zeigten, dass gerade Athletinnen aus Laufdisziplinen oft einen kritischen Eisenstatus aufweisen [17].

- **Lebensmittelbeispiele** [2]: Der **Tagesbedarf von 15 mg Eisen** ist jeweils enthalten in
  - 750 g Muskelfleisch,
  - 350 g Vollkornmehl,
  - 400 g Spinat.
- **Ernährungsempfehlung:** zweimal pro Woche mageres rotes Fleisch, eisenhaltige pflanzliche Lebensmittel gleichzeitig mit Vitamin-C-reichen Lebensmitteln (z. B. Orangensaft) zu sich nehmen.
  → Eisenempfehlung speziell für **Ausdauersportler**: 18 mg pro Tag Athlet, 23 mg pro Tag Athletin [9]

26.8 Glutamin

In der Muskelzelle und im Blut ist Glutamin als freie Aminosäure am häufigsten vertreten [9] und ist neben Glukose für die Zellen des Immunsystems ein kritischer Nährstoff [16]. Lang anhaltende Belastungen und Übertraining gehen mit einem Rückgang der Glutaminkonzentration im Blut einher, weswegen vermutet wurde, dass niedrige Spiegel die Immunabwehr beeinträchtigen könnten. Diese Annahme wurde bisher nicht bestätigt: Studien, bei denen mit Glutamin supplementiert wurde, verfehlten den Nachweis für die positive Wirkung auf das Immunsystem [9], [10].

Die Aminosäure Glutamin wird über eiweißhaltige Lebensmittel aufgenommen.

26.9 Kohlenhydrate

Riegel, Bananen oder andere kohlenhydratreiche Lebensmittel wirken sich während intensiver Ausdauerbelastungen positiv auf das Immunsystem aus [10], [16]. Dieser Zusammenhang ist zwar nicht so populär, wurde aber durch mehrere Studien belegt:

Bei Marathonläufern zeigte sich nach der Aufnahme von kohlenhydratreichen Getränken (vor, während und nach dem Lauf) ein niedrigerer Spiegel an Stresshormonen (ACTH und Kortisol) als in der Vergleichsgruppe. Die Aufrechterhaltung des Blutzuckerspiegels durch die Kohlenhydrataufnahme scheint der Grund für die Senkung des Stresshormonspiegels zu sein. Dadurch wird Immunreaktionen, die mit physiologischem Stress und

Entzündungen in Verbindung stehen, entgegengewirkt [14].

26.10 Prä- und Probiotika

Präbiotika sind unverdauliche Nahrungsbestandteile (siehe Kap. 3), von denen sich bestimmte Mikroorganismen ernähren, die wiederum als Probiotika bezeichnet werden. **Probiotika** kommen in Sauermilchprodukten (z. B. Joghurt, Quark, Kefir) als Milchsäurekulturen vor und sind erwünschte Keimbesiedler des Darmes. Sie tragen zusammen mit Präbiotika zu einer gesunden Darmflora bei, die wiederum entscheidend für die Abwehrkraft des Körpers ist. Für eine klare Evidenz der immunmodulatorischen Eigenschaften von Probiotika besteht jedoch noch weiterer Forschungsbedarf [3].

Studien, die die Einnahme von Probiotika als Infektionsprophylaxe untersuchten, zeigten, dass sich Magen-Darm-Infekte reduzieren ließen (Evidenz gut). Bei angeschlagenen Athleten kann die Schwere und Dauer einer Erkältung („Winterinfektionen") durch Probiotikagaben reduziert werden; einen Schutz vor Atemwegsinfekten stellen Probiotika allerdings nicht dar [1], [3], [6]. Besonders nach einer Antibiotikagabe wird eine gezielte Supplementierung, beispielsweise mit Laktobazillen, häufig empfohlen – dies kann im Patientengespräch behandelt werden. Eine dauerhafte Supplementierung mit Probiotika ist für eine nach Ende der Behandlung wieder gesunde Darmflora nicht erforderlich und ggf. sogar unerwünscht [15]. Auch wird angenommen, dass ein Milchprodukt mit seiner gesamten Milchmatrix (bioaktive Peptide) ergänzend positiv die probiotische Wirkung unterstützt [3]. Für die alltägliche Gesundheitsprophylaxe sollten deshalb **natürliche Sauermilchprodukte** wie Joghurt verzehrt werden.

VIII

26.11 Literatur

[1] Australian Institute of Sport (AIS). Fact Sheets: Supplement overview (Group B). Probiotics. 01.03.2007. www.ausport.gov.au/ais

[2] Biesalski HK, Grimm P. Taschenatlas der Ernährung. Stuttgart: Georg Thieme Verlag; 1999

[3] Bischoff SC. Probiotika, Präbiotika und Synbiotika. Stuttgart: Georg Thieme Verlag; 2009

[4] Bundesinstitut für Risikobewertung (BFR). Verwendung von Vitaminen in Lebensmitteln. Toxikologische und ernährungsphysiologische Aspekte. Teil I. Domke A, Großklaus R, Niemann B, Przyrembel H et al., Hrsg. BfR-Wissenschaft 03/2004. www.bfr.bund.de (18.12.2014)

[5] Deutsche Gesellschaft für Ernährung (DGE), Österreichische Gesellschaft für Ernährung (ÖGE), Schweizerische Gesellschaft für Ernährungsforschung (SGE), Schweizerische Vereinigung für Ernährung (SVE). Referenzwerte für die Nährstoffzufuhr (nach D-A-CH). Frankfurt a. M.: Umschau Braus; 2013

[6] Deutsche Gesellschaft für Ernährung (DGE). Ernährungsbericht 2008, Kap. 6 und 7. Prävention im Blick. DGE-Info 25.03.2009. www.dge.de (18.12.2014)

[7] European Food Safety Authority (EFSA). Opinion of the Scientific Panel on Dietetic Products, Nutrition and Allergies on a request from the Commission related to the tolerable upper intake level of vitamin C. The EFSA 2004, Journal 59: 1.21. www.efsa.europa.eu/en/efsajournal/doc/59.pdf (18.12.2014)

[8] European Food Safety Authority (EFSA). Scientific Opinion on the substantiation of health claims related to zinc and function of the immune system (ID 291, 1757), DNA synthesis and cell division (ID 292, 1759) etc. EFSA Journal 2009; 7 (9):1229 (34 Seiten). www.efsa.europa.eu/de/efsajournal/doc/1229.pdf (18.12.2014)

[9] Gleeson M, Bishop NC. Elite athlete immunology: Importance of nutrition. Int J Sports Med 2000; 21 Suppl. 1: 44–50

[10] Gleeson M, Lancaster GI, Bishop NC. Nutritional strategies to minimise exercise-induced immunsuppression in athletes. Can J Appl Physiol 2001; 26 (Suppl.): 23–35

[11] Hahn A. Nahrungsergänzungsmittel. Stuttgart: Wissenschaftliche Verlagsgesellschaft mbH; 2001

[12] Heimer KA, Hart AM, Martin LG et al. Examining the evidence for the use of vitamin C in the prophylaxis and treatment of the common cold. J Am Acad Nurse Pract 2009, 21 (5): 295–300

[13] Heseker H, Stahl A. Vitamin A: Physiologie, Funktionen, Vorkommen, Referenzwerte und Versorgung in Deutschland. Ernährungs-Umsch 2010; 9: 481–489

[14] Nieman DC, Pedersen BK. Exercise and immune function. Sports Med 1999; 27 (2): 73–80

[15] Schulze J, Sonnenborn U, Ölschläger T et al. Probiotika. Mikroökologie, Mikrobiologie, Qualität, Sicherheit und gesundheitliche Effekte. Stuttgart: Hippokrates Verlag; 2008

[16] Venkatraman JT, Pendergast DR. Effect of dietary intake on immune function in athletes. Sports Med 2002; 32 (5): 323–337

[17] Williams MH. Ernährung, Fitness und Sport. Dt. Ausg. Rost R, Hrsg. Berlin: Ullstein Mosby Verlag; 1997

27 Fazit

27.1 Negative Einflussfaktoren auf das Immunsystem

– zusammengestellt nach [1], [3], [4], [5] –

- Stress – dieser sollte vermieden werden; das gilt auch für die sportliche Belastung. Übertraining führt zu einem Stresshormonanstieg und vielen anderen negativen Immunveränderungen.
- Unterernährung, Nährstoffdefizite
- zu geringe Kohlenhydrataufnahme
- chronische Infektherde (Mandeln, Zähne)
- Training bei grippaler Erkältung oder gar Fieber. Bei einem Virusinfekt keine Antibiotika einnehmen, sie schwächen die Immunabwehr und sind kontraindiziert!

27.2 Positive Einflussfaktoren auf das Immunsystem

– zusammengestellt nach [2], [4], [5] –

- ausgewogene Ernährung
  - viel frisches Obst und Gemüse
  - Fisch und nicht zu viel Fleisch
  - kohlenhydratreiche, aber zuckerarme Ernährung (Brot, Müsli, Nudeln, Reis, Kartoffeln etc.) mit einer adäquaten Energieaufnahme
  - täglich ein Sauermilchprodukt (z. B. Joghurt, Kefir)
- gute Kohlenhydratversorgung während des Sports
- regelmäßige Trainingseinheiten
- Regenerationsphasen zwischen harten Trainingseinheiten
- ausreichend Schlaf

Praxistipp

Ratschläge für die Vor- und Wettkampfphase [4]

- Menschenmassen meiden, Hände häufig waschen/ggf. desinfizieren
- vitamin-, mineralstoff- (Vitamin C, Zink, Selen, Magnesium) und kohlenhydratreiche Ernährung
- „Gewichtmachen“ unterlassen („Abkochen“)!
- viel Schlaf und möglichst wenig Stress

27.3 Literatur

[1] Gleeson M, Bishop NC. Elite athlete immunology: Importance of nutrition. Int J Sports Med 2000; 21 Suppl. 1: 44–50

[2] Gleeson M, Lancaster GI, Bishop NC. Nutritional strategies to minimise exercise-induced immunsuppression in athletes. Can J Appl Physiol 2001; 26 (Suppl.): 23–35

[3] MacKinnon LT. Overtraining effects on immunity and performance in athletes. Immunology and Cell Biology 2000; 78: 502–509

[4] Uhlenbruck G. Wie lässt sich unser Immunsystem durch Ausdauertraining stärken? Zeitschrift für Orthomolekulare Medizin 2003; 2 (Juni): 8–11

[5] Venkatraman JT, Pendergast DR. Effect of dietary intake on immune function in athletes. Sports Med 2002; 32 (5): 323–337

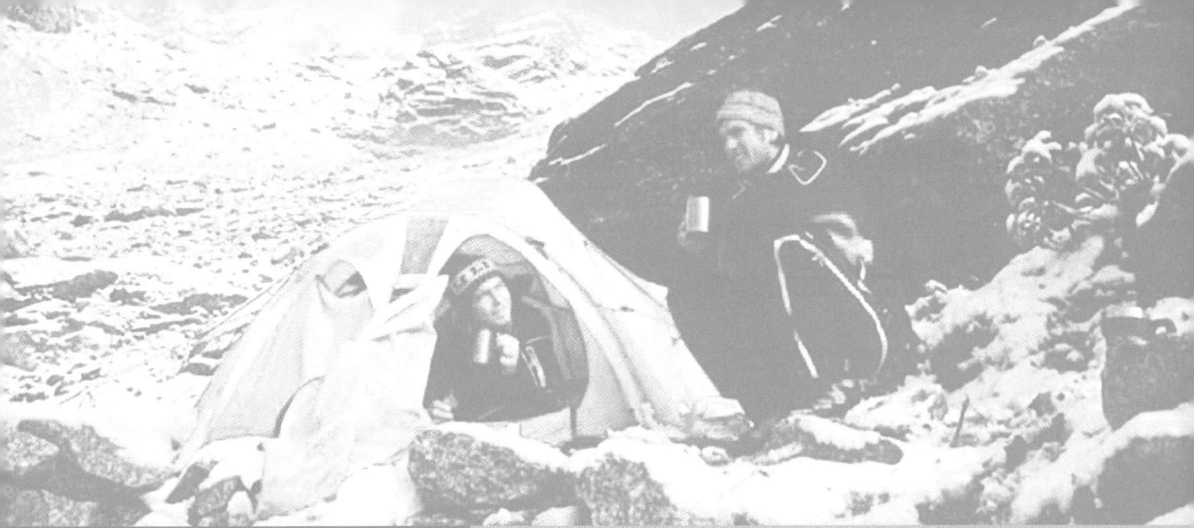

Teil IX

Optimale Ernährung in großen Höhen

28 In dünner Luft – was ist anders?

28.1 Ernährung in großen Höhen: Basiswissen

Info

Ernährung in großen Höhen
- viel trinken: 3–5 Liter pro Tag
- Körper benötigt mehr Energie: Trotz weniger Appetit – so gut es geht – mehr essen!
- Rückgang des Appetits: viele kleine Mahlzeiten essen und zusätzlich Energie über Getränke (kohlenhydrathaltiges Sportgetränkepulver) aufnehmen.
- ein Anzeichen für eine gute Akklimatisierung: Appetit kommt etwas zurück.
- Höhenbedingter Gewichtsverlust ist durch Mangelernährung (zu wenig Energie) verursacht.
- Energieverbrauch pro 100 Höhenmeter ca. 100–150 kcal
- kohlenhydratreiche Ernährung

Reaktion und Anpassung des Körpers an große Höhen
- schnelle und tiefe Atmung
- erhöhter Puls und Herzschlagvolumen
- mehr rote Blutkörperchen
- Sauerstoffnutzung in Zellen verbessert sich
- Muskelmasseverlust
- weitere Regulationsvorgänge
- Ab einer Höhe von 5 300 m baut der Körper physisch und psychisch ab, ein Daueraufenthalt ist unmöglich.

Sport in großen (3 000–4 500m), sehr großen (4 500–6 000m) und extremen (> 6 000m) Höhen [4] – ob Höhen-Trekking, Klettern oder Höhen-/ Expeditionsbergsteigen – schlägt sich eklatant in der Leistungsfähigkeit nieder. Dabei verändern sich auch das Essverhalten und die Anforderungen an die Ernährung.

Bereits ab einer Höhe von 1500 m erhöht sich die **Atemfrequenz** [3]; die maximale Sauerstoffaufnahme (VO_2 max) der Lunge nimmt pro 100 Höhenmeter um 1 % ab [1]. Der prozentuale Anteil des Sauerstoffs an der Luft von 21 % bleibt zwar bis weit über den Mount Everest hinaus konstant, aufgrund des sinkenden Luftdrucks reduziert sich aber die absolute Sauerstoffmenge (Sauerstoffpartialdruck) – d. h. durch den geringeren Druck sind in einem Atemzug weniger Gasteilchen enthalten. Um die gleiche Menge Sauerstoff aufzunehmen wie auf Meereshöhe, muss in der Höhe entsprechend mehr Luft eingeatmet werden. Der Zustand des Sauerstoffmangels im Gewebe wird als **Hypoxie** bezeichnet [4].

Ab 3 000 m macht sich der Leistungsabfall deutlich bemerkbar, hier ist die maximale Sauerstoffaufnahme bereits um ca. 15 % reduziert. Bei 4 500 m liegt die VO_2 max im Vergleich zum Tiefland nur noch bei etwa 65 %. Eine langsame Akklimatisierung ist für große und extreme Höhen unerlässlich! Vollständig zu akklimatisieren gelingt dem erwachsenen Körper bis 5 300 m [2].

28.2 Literatur

[1] Bärtsch P. Höhenanpassung. Dt Z Sportmed 2000; 51 (4): 139–140

[2] Deutscher Alpenverein (DAV). Expeditionsbergsteigen – Trekking. Fachübungsleiterfortbildung im Jamtal. Skript C. Höbenreich 2004

[3] Pollard AJ, Murdoch DR. Bergmedizin. Höhenbedingte Erkrankungen und Gesundheitsgefahren bei Bergsteigern. Bern: Hans Huber Verlag; 2007

[4] Swiss Olympic Association: Ein Höhentrainingshandbuch für die Praxis. Auflage 500D, Okt. 2005. www.swissolympic.ch (18.12.2014)

29 Flüssigkeitsaufnahme und Elektrolyte – trinken, trinken, trinken

29.1 Flüssigkeitsaufnahme

Die trockene, „dünne" Luft in großer Höhe führt dazu, dass der Körper mehr Wasser verliert. Jeder Atemzug muss erwärmt und angefeuchtet werden, bevor er auf das empfindliche Lungengewebe trifft. Bei intensiver Belastung kommt allein für diese Verluste über ein Liter zusammen. Lediglich dem Feuchtigkeitsverlust über die Haut wird bei kalten Temperaturen durch das Tragen von abdeckender Bekleidung etwas entgegengewirkt [7]. In den ersten Tagen der Anpassung sind zudem die Atemfrequenz und Flüssigkeitsausscheidung (Diurese) erhöht. Das verstärkte Wasserlassen (leider gerade in der Nacht) ist ein Zeichen für eine gute Akklimatisierung [1].

Das Thema Trinken in großer Höhe hat eine essenzielle Bedeutung. Die Aufnahme von **3–5 Litern pro Tag** ist ein „Muss"! Bei zu wenig Flüssigkeit dickt das Blut ein, was Kopfschmerzen nach sich zieht und letzten Endes das Risiko stark erhöht, an der Höhenkrankheit (Acute Mountain Sickness, AMS) zu erkranken. Auch ist die Temperaturregulation des Körpers eingeschränkt und die Leistungsfähigkeit reduziert. Bei sehr anstrengenden Unternehmungen kann die empfohlene Trinkmenge noch weiter ansteigen [1]. In Höhen, wo nur Schnee als Flüssigkeitsspender zur Verfügung steht, wird Schneeschmelzen zu einer extrem zeitaufwendigen Beschäftigung. Schnee sollte jedoch nicht pur als Flüssigkeitsspender während der Tour verzehrt werden, da er fast keine Mineralien enthält und zu kalt ist [3].

Praxistipp

- mindestens 3–5 Liter pro Tag trinken
- direkt nach der Belastung: 2 g Kochsalz pro 1,5 Liter Flüssigkeit [5]
- unter Belastung insgesamt ca. 60 g Kohlenhydrate pro Stunde über Getränke (Sportgetränkepulver/Maltodextrin) und feste Nahrung (Riegel, Kekse etc.) zu sich nehmen [5]
- bei Kälte: warmes Getränk vor, während und nach der Belastung (bei kalten Getränken muss der Körper Energie aufwenden) [3]

29.2 Einschätzung des persönlichen Wasserstatus

Kontrolliert werden kann der Flüssigkeitshaushalt zwar über das Körpergewicht, dies setzt aber eine Waage voraus. Nimmt man schnell Gewicht ab, beruht dies auf einem Wasserdefizit. Unterwegs lässt sich der Wasserstatus gut über die Urinmenge und -farbe abschätzen. Wird zu wenig getrunken, färbt sich der Urin von sehr hell (> 1 Liter = gute Höhenanpassung) zu gelb (1 Liter) bis hin zur sehr bedenklichen Stufe dunkel (0,5 Liter) [2], [6]. Zu beachten ist, dass Vitaminpräparate (z. B. Vitamin B_2) die Urinfarbe dunkler erscheinen lassen können [5].

Die normale Urinmenge liegt bei 1,5 Litern und kann mit folgendem Trick abgeschätzt werden:

Abschätzung der Urinmenge beim Wasserlassen: **Sekunden zählen**:

$$\text{ca. } 20 \text{ ml/s und } 50 \text{ s pro Tag} \rightarrow 50 \times 20 \text{ ml} = 1000 \text{ ml pro Tag}$$

Expeditionsbergsteiger nehmen eine skalierte Urinflasche mit, die im Hochlager den nützlichen Nebeneffekt hat, als „Heizkörper" im Schlafsack zu dienen [2].

29.3 Elektrolytersatz

Gerade bei schweißtreibenden, langen Touren ist die Aufnahme von Wasser und **Mineralien** (Elektrolyten) wichtig. Beim Schwitzen verliert der Sportler primär Kochsalz (**Natriumchlorid**).

Der Ersatz dieses Verlustes während der Belastung ist nur erforderlich, wenn es sich um sehr intensive Flüssigkeitsverluste (Hitze, große und lange Anstrengung) handelt [8]. Gut geeignet sind salzhaltige Lebensmittel (z. B. herzhaft belegtes Brot) oder ein Sportgetränkepulver, das neben Elektrolyten durch Maltodextrin zugleich Energie spendet.

In der Regel reicht der Salzersatz nach der Belastung über ein Sportgetränk (direkt nach der Belastung), feste Nahrung oder auch einfach über eine herzhafte Suppe.

Die Verluste an Kalium und Magnesium fallen geringer aus und es ist völlig ausreichend, diese nach der Belastung über die Ernährung zu ersetzen.

29

Gute **Magnesiumlieferanten**, die man auf eine Tour mitnehmen kann, sind Haferflocken, Nüsse oder Sonnenblumenkerne; auch Milchpulver sowie Schokolade enthalten etwas Magnesium. **Kaliumreich** sind besonders Gemüse (Blumenkohl, grüne Bohnen, Kartoffeln) und Früchte wie Äpfel, Orangen und Bananen, die gewichtsparend als Trockenobst transportierbar sind [8].

Praxistipp

Ein **salzhaltiges** (1–2 g NaCl), **kohlenhydrathaltiges, isotones Sportgetränk** lässt sich nach dieser Rezeptur herstellen [4]:

ca. ⅓ gestr. TL Salz + 1,0 l Wasser oder Tee + 1 EL Zucker + 4 EL Maltodextrin (+ evtl. Zitronensaft)

1 g Salz ist enthalten in [5]

- 1 l (natriumhaltigem) Sportgetränk,
- 2 dl Gemüsebouillon,
- 15 Salzstangen (25g),
- 1 Scheibe Brot (ca. 40g).

IX

29.4 Literatur

[1] Butterfield GE. Nutrient requirements at high altitude. Clinics in Sports Medicine 1999; 18 (3): 607–621

[2] Deutscher Alpenverein (DAV). Expeditionsbergsteigen – Trekking. Fachübungsleiterfortbildung im Jamtal. Skript C. Höbenreich 2004

[3] Deutsche Gesellschaft für Berg- und Expeditionsmedizin e.V (BExMed). Ernährung beim Bergsteigen. Keine Datumsangabe auf der Internet-Seite. www.bexmed.de/info_nahrung1.html (18.12.2014)

[4] Schek A. Sportlergetränke – Anspruch und Realität. Ernährungs-Umsch 2000; 47 (6): 228–234

[5] Swiss Olympic Association: Ein Höhentrainingshandbuch für die Praxis. Auflage 500D, Okt. 2005. www.swissolympic.ch (18.12.2014)

[6] Treibel W. Ernährung beim Bergsteigen. Text aus alpiner Lehrschrift „Erste Hilfe und Gesundheit am Berg und auf Reisen". München: Bergverlag Rother; 2006. Online: München 2008. www.treibel-bergmed.de (10.01.2015)

[7] Westerterp KR. Energy and water balance at high altitude. News Physiol. Sci. 2001; 16 (6): 134–137

[8] Williams MH. Ernährung, Fitness und Sport. Dt. Ausg. Rost R, Hrsg. Berlin: Ullstein Mosby Verlag; 1997

30 Energiebedarf

30.1 Gewichtsverlust in der Höhe

Der höhenbedingte Gewichtsverlust ist in der Regel einfach dadurch verursacht, dass zu wenig Energie aufgenommen wird, weil der Appetit in der Höhe deutlich zurückgeht. Der genaue physiologische Mechanismus ist zwar noch unklar, die Empfindung ist aber einheitlich: Die Sättigung tritt früher ein und deshalb isst man intuitiv weniger. Um dem entgegenzusteuern, ist es hilfreich, auf viele kleine Mahlzeiten umzusteigen, anstatt nur vor und nach der Tour (morgens und abends) den Versuch zu starten, die notwendige Energie aufzunehmen.

Neben dem Rückgang des Appetits verbraucht der Körper zugleich mehr Energie für die hohen körperlichen Beanspruchungen, Kälte und Stress. Auch der Grundbedarf des Körpers ist erhöht. Wird zu wenig Energie aufgenommen, zehrt das nicht nur an den Fettreserven – zudem wird fettfreie Masse (Muskulatur) abgebaut. Viele Studien an Bergsteigern zeigen, dass sie ihren Energieverbrauch nicht decken können. Daher ist es **das** primäre Ziel der Ernährung in großen Höhen, so viel **Energie** wie möglich aufzunehmen [10]!

Praxistipp

Ratschläge für die Ernährung in der Höhe

- viele kleine Mahlzeiten
- sich zum Essen überwinden – über den Appetit hinaus essen!
- kohlenhydratreiche Energiezufuhr zusätzlich über das Getränk (Kohlenhydrat-/Sportgetränkepulver) und Suppen (Anreicherung mit Maltodextrin)
- Speisen schmackhaft würzen, da der Geschmackssinn abnimmt (besonders bei Medikamenteneinnahme wie z. B. Diamox) [7]
- kohlenhydratbetonte Kost (mind. 55 %); Ausnahme: Wenn aus Gewichts- und Volumengründen nur wenig kohlenhydratreiche Lebensmittel mitgenommen werden können, muss zwangsläufig vermehrt fettreich gegessen werden.
- während der Belastung sehr kohlenhydratreich essen (ca. 75 %): Müsli- und Energieriegel, Trockenobst, Brot etc. [4]
- nach der Belastung als Energieschub zusätzlich energiereiche Lebensmittel wie Speck, Nüsse und Käse essen

Erschwert wird die Situation, wenn ein Bergsteiger unter der Höhenkrankheit (Acute Mountain Sickness, AMS) leidet. Das Hungerempfinden ist zwar vorhanden, aber der Appetit geht noch mehr verloren [10]. Übelkeit oder Durchfall, gerade auch durch fremde pathogene Keime, können die Situation schnell verschlimmern.

Ab einer Höhe von 5 300 m tritt der körperliche und mentale Abbau ein. Ein Daueraufenthalt ist hier unmöglich! Der Körper schafft es nicht sich vollständig anzupassen, d. h. sich zu akklimatisieren [3].

30.2 Unterschiede im Energiebedarf

Der Energiebedarf beim Bergsteigen ist je nach Belastungsdauer und -intensität, Schwere des Rucksacks und begangener Höhe sehr unterschiedlich. Für einen Aufstieg von 100 Höhenmetern verbrennt der Körper etwa 100–150 kcal.

Ausgehend von einem 1700 kcal-Bedarf ohne Sport (70 kg schwere Person) ergibt sich für einen sportlichen Wanderer ein Gesamtenergiebedarf von etwa 3 500 kcal. Hochalpinisten und Kletterer benötigen über 4 500 kcal am Tag [9].

Die in großen Höhen als sehr anstrengend empfundene körperliche Arbeit verbraucht tatsächlich wenig Energie, denn die Bewegungen laufen zwangsläufig langsam ab. Durch die sehr langen Belastungszeiten kommt es aber zu einem relativ hohen Energiebedarf [11].

Zusätzlicher Energiebedarf in großen Höhen im Vergleich zur Meereshöhe bei moderater Aktivität:

- Männer: 250–290 kcal pro Tag
- Frauen: 180–200 kcal pro Tag
- geringere Energieaufnahme (wegen Appetitlosigkeit): ca. 180–300 kcal pro Tag

30

→ Energiedefizit für Männer:
mindestens 430 kcal pro Tag (250 + 180 kcal)

Auf Meereshöhe ergibt dieses Defizit einen Gewichtsverlust von 0,4 kg pro Woche.

Wenn in großer Höhe die körperliche Aktivität höher ist als auf Meeresspiegelniveau, steigt der Energiebedarf noch zusätzlich an [2].

Empfehlung: Im Vergleich zur Energieaufnahme auf Meereshöhe ca. 200–400 kcal zusätzlich aufnehmen [2].

Gerade zu Beginn einer Höhenexposition ist der Grundbedarf nicht selten um bis zu 30 % erhöht. Der Energiemangel verursacht zusätzlich Stress im Körper und damit weiteren Energieverbrauch. Mit zunehmender Akklimatisierung nimmt schließlich auch der Appetit wieder zu. Untersuchungen zeigten, dass sich der Grundverbrauch des Körpers an Energie wieder reduzierte, nachdem adäquat Energie aufgenommen wurde [2].

Die kritische Grenze, ab der es der Körper trotz Akklimatisierung nicht mehr schafft, die Energiebalance und damit auch das Gewicht aufrechtzuerhalten, beginnt nach Westerterp zwischen 5 000 und 6 000 m [10].

IX

30.3 Zusammensetzung der Nahrung

Über den Anteil der Energieträger Kohlenhydrate, Fett und Eiweiß bei Höhenexposition ist viel geschrieben worden. Letztlich hat sich aber gezeigt, dass die allgemeinen Empfehlungen für Ausdauerathleten mit einer kohlenhydratbetonten Ernährung (mindestens 55 %) gelten. Der Stoffwechsel verbrennt in der Höhe nicht anders; entscheidend für die Wahl der Energiequelle für den Körper bleibt in erster Linie die Belastungsintensität [6].

Für eine bestimmte Belastungsintensität benötigt der Körper in der Höhe die gleiche Sauerstoffmenge wie auf Meeresspiegelniveau [7]. Bewegt sich ein Sportler auf Meereshöhe moderat mit 51 % seiner maximalen Sauerstoffaufnahme (VO_2 max), so liegt er in einer Höhe von 4 300 m bereits bei 66 % seiner VO_2 max [2]. Die absolute Belastungsintensität (z. B. Lauftempo) ist zwar gleich, aber in der Höhe liegt der VO_2 max-Wert wegen der dünneren Luft niedriger, d. h. die Leistungshöchstgrenze tritt früher ein. Auch bei gut akklimatisierten Bergsportlern ist die maximale Sauerstoffaufnahme im Vergleich zum Meeresspiegel eingeschränkt [7].

Die Aufnahme von Kohlenhydraten, Eiweiß oder Fetten aus dem Darm ist in großen Höhen bis 5 000 m unverändert. Darüber hinaus gibt es zwar vereinzelte Studien, die auf eine mögliche Einschränkung hinweisen, diese sind methodisch allerdings fragwürdig [2].

Fazit: allgemeine Ernährungsempfehlung für Sportler: mindestens 55 % Kohlenhydrate, 25–30 % Fett und 15 % Eiweiß.

30.3.1 Kohlenhydrate – sparen Sauerstoff und sind ökonomisch

Kohlenhydrate haben den Vorteil, dass der Körper zu deren Verbrennung weniger Sauerstoff benötigt (Kohlenhydrate: 5 kcal/l O_2 vs. Fett: 4,6 kcal/l O_2). Die Energieausbeute bezogen auf den Sauerstoffverbrauch ist damit höher. Eine kohlenhydratreiche Ernährung spart also Sauerstoff.

Der klassische und wichtigste Vorteil von Kohlenhydraten ist aber, dass nur sie für intensive Belastungen als Energiequelle herangezogen werden können. Zudem ist das Gehirn obligat auf Kohlenhydrate angewiesen [10].

Soweit das Packvolumen der Reise oder Expedition es zulässt, sollte sich die Ernährung daher überwiegend aus kohlenhydratreichen Lebensmitteln zusammensetzen.

Praxistipp

Kohlenhydratreiche Lebensmittel für die Bergtour

- Müsli-/Sportriegel
- Maltodextrinpulver für Getränke
- Haferflocken, Grießbreipulver
- Obst (Bananen), Trockenobst (Bananen, Äpfel, Rosinen)
- Nudeln/Teigwaren (eifrei), Reis, Maisgrieß (Polenta)
- Brot (z. B. Roggenmischbrot, fein gemahlen), Kekse etc.

30.3.2 Eiweiß – Kraftbaustein

Mit Eiweiß kann dem drohenden Muskelabbau begegnet werden. Hierbei treten auch wieder Kohlenhydrate indirekt als Schutzschild auf: Ist der

Körper mit ihnen gut versorgt, muss er unter hoher Belastung kaum Proteine angreifen.

Proteine haben auf Expeditionen mit stark begrenztem Gepäckvolumen den Vorteil, dass sie sehr gut sättigen. Nachteilig ist ihr hoher thermischer Effekt von 20–30 % [11], d. h. bei ihrer Verbrennung entsteht relativ viel Wärme – Energie, die verpufft (zum Vergleich: Kohlenhydrate 5–10 %, Fett 0–3 %). Die Ernährung sollte auch deswegen nicht zu eiweißreich sein (12–20 % Proteine). Bei Kälte lässt sich dieser Effekt hingegen positiv nutzen.

Praxistipp

Direkt nach der Belastung

Durch die kombinierte Aufnahme von Kohlenhydraten und Eiweiß kann eine anabole Stoffwechsellage induziert werden (siehe Kap. 18).

Beispiele:

- Energieriegel mit Eiweißanteil
- Energie- oder Früchteriegel + Milch (Milchpulver)
- Brot + Käse

30.3.3 Fette – kleines Packmaß und wenig Gewicht

Fettreiche Snacks wie Schokolade, Nüsse, Wurst und Speck haben neben dem guten Geschmack den Vorteil, dass viel Energie bei wenig Gewicht und Packmaß (hohe Energiedichte, da wasserfrei) mitgenommen werden kann. Für sehr lange Ausdauerleistungen mit niedrigem Gewicht kann dies zwingend notwendig werden. Hier muss ggf. von der kohlenhydratreichen auf die fettreichere Ernährung umgestellt werden. Bei solchen Dauerleistungen kann der Körper aufgrund der geringeren Belastungsintensität 60–70 % der Energie aus Fetten ziehen. Über gezieltes Ausdauertraining lässt sich dieser Wert sogar auf bis zu 90 % steigern [9].

Nachteil einer fettreichen Ernährung ist die schwere Verdaulichkeit mit eventuell auftretenden Verdauungsstörungen. Außerdem verbrauchen Fette bei der Verbrennung mehr Sauerstoff und sollten deshalb gerade im Hochlager nur in begrenzter Menge aufgenommen werden [9]. Bei hohen Belastungsintensitäten wie etwa beim Klettern, Mountainbiking, bei Bergläufen oder intensivem Bergwandern ist dagegen ein hoher Kohlenhydratanteil obligat.

Extrembergsteiger greifen auch zu **konzentrierter Pulvernahrung** („Astronautenkost"), die schnell verdaut wird, gut sättigt, wenig Stuhlgang verursacht und dabei Gewicht spart. Diese Nahrungen sind allerdings wenig abwechslungsreich im Geschmack und recht teuer [9].

30.4 Mehr Mikronährstoffe in der Höhe?

Für eine über die regulären Empfehlungen hinaus gehende Aufnahme an Mineralstoffen und Vitaminen gibt es noch keinen wissenschaftlichen Beleg. Einige Mikronährstoffe haben für den Körper unter den Bedingungen der Höhenexposition und körperlichen Beanspruchung jedoch besondere Bedeutung.

Wird mehr Energie aufgenommen, verbraucht der Organismus für die Energieverbrennung mehr **B-Vitamine** (besonders Thiamin, Riboflavin, Niacin). Bei doppelter Kalorienaufnahme verdoppelt sich entsprechend auch der Vitamin-B-Bedarf, der im optimalen Fall gleich mit der Ernährung mitgeliefert wird [2]. Neben der Tatsache, dass die Ernährung hoch oben am Berg nicht unbedingt optimal gestaltet werden kann, erhöht eine hohe körperliche Beanspruchung den Vitaminverbrauch.

Reich an B-Vitaminen sind Vollkorngetreideprodukte, Milch und Milchprodukte, Hülsenfrüchte und Fleisch [5].

Zudem führt die Exposition in großer Höhe durch starke UV-Strahlung, einen erhöhten Energieumsatz, zu niedrige Energiezufuhr und eine geringere Sauerstoffaufnahme im Körper zu mehr **oxidativem Stress**, der wiederum freie Radikale entstehen lässt. **Antioxidative Vitamine** (Beta-Carotin, Vitamin C und E) schützen Körperzellen vor freien Radikalen. Studien mit hohen Vitamin-E-Gaben über die reguläre Empfehlung hinaus konnten allerdings keine Verbesserung im Oxidationsschutz feststellen [2]. Auf eine ausreichende **Vitamin-E-Versorgung** (Pflanzenöle, Nüsse, Leinsamen) ist dennoch unbedingt zu achten, da das fettlösliche Vitamin für den Schutz der Membranen (Fettperoxidation) unersetzlich ist [8].

Von **hohen** Dosen sollten strikt die Finger gelassen werden, da diese wiederum oxidationsfördernd wirken können [2], also sogar schädlich sein können. „Viel hilft viel" ist auch hier nicht richtig!

Während langer Expeditionen mit hohen Belastungen und einseitiger Ernährung (wenig/kein frisches Obst und Gemüse, viele Konserven) oder unzureichender Energieaufnahme sind **Multivitamintabletten** sinnvoll [9], bei moderater Substitution (½–1 × der regulären Vitamin-Empfehlung).

Nützlich für die **Sauerstoffversorgung** des Gewebes sind Faktoren, die sich positiv auf die **Fließeigenschaften von Erythrozyten** auswirken. Es gibt zwei Ansatzpunkte, um über die Ernährung die Elastizität der roten Blutkörperchen zu fördern [1]:

- mehrfach ungesättigte Fettsäuren, die in Pflanzenölen wie Raps-, Sonnenblumen- und Maiskeimöl oder in Fisch (Kaltwasserfische wie Lachs, oder Fischölkapseln) vorkommen.
- Vitamin E, das in Pflanzenölen und Keimen vorkommt. Dieses fettlösliche, antioxidative Vitamin schützt die Zellmembran der Erythrozyten vor Oxidation.

Die physiologische Anpassung an die dünne Luft zeigt sich im Anstieg der Erythrocyten (erhöhte Hämoglobinsynthese), die **Eisen** benötigen. Personen mit einem niedrigen Eisenstatus (Frauen, Vegetarier) können von einer moderaten Eisensupplementierung (20 mg pro Tag; bei einer echten Anämie: höhere Dosierung und Rücksprache mit dem Arzt) mehrere Wochen vor dem Aufenthalt in großen Höhen profitieren [1] bzw. sollten zuvor ihren Eisenwert (Ferritinwert) überprüfen lassen.

30.5 Literatur

[1] Askew EW. Nutrition at high altitude. University of Utah, USA. Selected Articles from the Wilderness Medicine Newsletter Archives. Keine Datumsangabe auf der Internet-Seite. www.wms.org/news/altitude.asp (10.01.2015)

[2] Butterfield GE. Nutrient requirements at high altitude. Clinics in Sports Medicine 1999; 18 (3): 607–621

[3] Deutscher Alpenverein (DAV). Expeditionsbergsteigen – Trekking. Fachübungsleiterfortbildung im Jamtal. Skript C. Höbenreich 2004

[4] Deutsche Gesellschaft für Berg- und Expeditionsmedizin e.V (BExMed). Ernährung beim Bergsteigen. Keine Datumsangabe auf der Internet-Seite. www.bexmed.de (10.01.2015)

[5] Hahn A, Ströhle A, Wolters M. Ernährung. Stuttgart: Wissenschaftliche Verlagsgesellschaft mbH; 2006

[6] McClelland G, Hochachka PW, Weber J-M. Carbohydrate utilization during exercise after high-altitude acclimation: A new perspective. Proceedings of the National Academy of Sciences of the United States of America (PNAS) 1998; 95: 10 288–10 293

[7] Marriott BM, Carlson J. Nutritional needs in cold and in high-altitude environments. Applications for military personnel in field operations. Washington: National Academy Press, D. C. 1996; Discussion 419–431 u. General Discussion 467–477

[8] Simon-Schnass I. Oxidative stress at high altitude and effects of vitamin E. In: Nutritional Needs in Cold and in High-Altitude Environments. Washington D. C.: National Academy Press 1996; 393–418

[9] Treibel W. Ernährung beim Bergsteigen. Text aus alpiner Lehrschrift „Erste Hilfe und Gesundheit am Berg und auf Reisen". München: Bergverlag Rother; 2006. Online: München 2008. www.treibel-bergmed.de (10.01.2015)

[10] Westerterp KR. Energy and water balance at high altitude. News Physiol. Sci. 2001; 16 (6): 134–137

[11] Westerterp KR, Kayser B. Body mass regulation at altitude. Eur J of Gastroenterology & Hepatology 2006; 18: 1–3

31 Verdauungsbeschwerden und Durchfall

31.1 Prophylaxe-Grundregeln

Bei Reisen in fremde Länder kann es durch die veränderte Kost, die Klimaumstellung und andere Keime zu Durchfall kommen. Für Höhenbergsteiger bedeutet dies eine extreme Schwächung des Körpers. Die regulären Vorsichtsmaßnahmen sollten deshalb unbedingt eingehalten werden:

- Wasserdesinfektion (Desinfektionstabletten oder Abkochen) – Achtung: In großen Höhen sollte das Wasser etwas länger kochen, da der Siedepunkt eher erreicht wird!
- kein ungeschältes Obst und Gemüse essen (auf Salat verzichten)
- fette Speisen meiden (häufig wird altes Fett eingesetzt)
- Hände häufig waschen

31.2 Prophylaxe-Supplemente

Die Einnahme von Probiotika (Tabletten oder Joghurt) oder Hefekapseln mehrere Wochen vor und während der Reise kann die Darmgesundheit und damit Resistenz unterstützen.

31.3 Ernährungstipps bei Diarrhoe

- **Flüssigkeits- und Mineralsalzersatz:** Gemüsebrühe, Kamillentee mit etwas Zucker und eventuell etwas Salz; bei stärkerem Durchfall ein Elektrolytgetränk (Rehydratationslösung) einsetzen. Für die Wasseraufnahme aus dem Darm sind Natrium und Glukose notwendig. Daher sind für ein Elektrolytgetränk Salz und Zucker essenziell, zudem wird Kalium zugegeben.

Praxistipp

Herstellung eines Elektrolytgetränks (orale Rehydratationslösung, ORS)

1 l Wasser + 2,6 g Kochsalz (NaCl) + 1,5 g Kaliumchlorid + 14 g Glukose [2]

→ die regulär empfohlenen **2,5 g Natriumbicarbonat** für Bergsteiger **weglassen**. Beim Aufenthalt in großen Höhen bildet sich durch das verstärkte Atmen mehr Natriumbicarbonat [1].

- Probiotik-Tabletten einnehmen (ggf. verkürzt sich die Durchfallzeit)
- ungeeignete Getränke: Cola und Zitrusfruchtsäfte
  - zu viel Zucker, der im Darm osmotisch wirkt, d. h. Wasser mitzieht
  - zu viel Säure: Ein niedriger pH-Wert (pH < 4,0) beeinträchtigt die Wasseraufnahme im Darm [4].
- geeignete Getränke:
  - leicht gezuckerte Kräutertees
  - milde Saftschorle (2 Teile Wasser, 1 Teil Saft)
- leicht verdauliche (wenig Fett, keine Rohkost), kohlenhydrat- und salzhaltige Lebensmittel essen, wie Knäckebrot, Salzstangen, Nudelsuppen oder Reis, gedünstetes Gemüse
- keine Nahrungskarenz!
- gedünstete Karotten mit Reis oder eine Karotten-Reisschleim-Suppe: Karotten und Reis sind **das** Durchfallessen. Karotten beschränken die Fähigkeit schädlicher Keime, sich im Darm anzuhaften [3], [5]. Geschälter, weißer Reis ist sehr gut verträglich und versorgt den Körper mit langkettigen Kohlenhydraten (Stärke), die im Darm nur eine geringe osmotische Wirkung haben, was bei Durchfallerkrankungen wichtig ist.

31.4 Literatur

[1] Deutsche Gesellschaft für Berg- und Expeditionsmedizin e.V (BExMed). Ernährung beim Bergsteigen. Keine Datumsangabe auf der Internet-Seite. www.bexmed.de (10.01.2015)

[2] Doller PC. Durchfälle. Zur Vermeidung infektiöser Diarrhöe. In: Kretschmer H, Kusch G, Scherbaum H (Hrsg.). Reisemedizin. München: Urban&Fischer Verlag 2005; 475–478

[3] Kastner U, Glasl S, Follrich B. Saure Oligosaccharide als Wirkprinzip von wässrigen Zubereitungen aus der Karotte in der Prophylaxe und Therapie von gastrointestinalen Infektionen. Wien. Med. Wschr. 2002; 152: 279–381

[4] Schek A. Top-Leistung im Sport durch bedürfnisgerechte Ernährung. Trainer Bibliothek 36. Deutscher Sportbund. Münster: Philippka-Sportverlag; 2002

[5] Storr U, Überall M, Aydin I. Zur Therapie bei akuten Durchfallerkrankungen. Vergleich einer intravenösen mit einer oralen Rehydration auf Karotten-Reisschleim-Basis. Sozialpädiatrie 1993; 15: 294–297

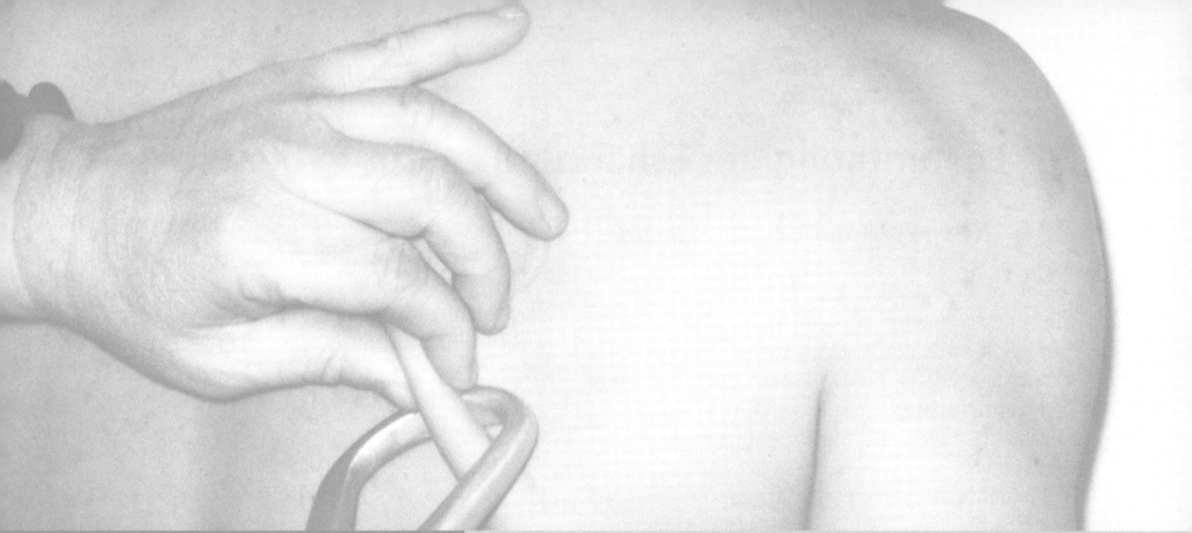

Teil X

Körperzusammensetzung und Körperbautypen

32 Bestimmung des Ernährungsstatus in der Praxis

32.1 Körperbau-Indizes: Grundlagen

Einfache Parameter zur Bestimmung des Ernährungsstatus aus der Anthropometrie sind die sog. Körperbau-Indizes. Unter einem Index versteht man ein Relativmaß, da hierfür verschiedene Messwerte zueinander in Beziehung gesetzt werden.

Ein häufig verwendetes Maß zur Bestimmung des Übergewichts, bei dem die Körpermasse (in kg) in Relation zur quadrierten Körperhöhe (in m) gesetzt wird (Einheit: kg/m^2) ist der sog. Body Mass Index (BMI), der auch als Körpermasse-Index oder Körpermassezahl bezeichnet wird und von dem belgischen Astronomen und Statistiker Adolphe Quételet (1796–1874) entwickelt wurde. Der BMI berücksichtigt aber weder die Statur noch die individuelle Konstitution des Menschen bzw. seinen individuellen Fett- und Muskelanteil, sodass eine Entscheidung über das Vorliegen von Übergewicht bzw. Adipositas oder einem hohen Muskelanteil – beispielsweise bei einem Bodybuilder – nicht getroffen werden kann.

Die übliche Rubrizierung bei Nichtsportlern zeigt ▶ Tab. 32.1.

Tab. 32.1 Rubrizierung bei Nichtsportlern.

	Körpermasse-Index (BMI) (kg/m^2)
Untergewicht	< 18,5
Normalgewicht	18,5–24,9
leichtes Übergewicht	25,0–27,4
deutliches Übergewicht	27,5–29,9
Adipositas Grad I	30,0–34,9
Adipositas Grad II	35,0–39,9
Adipositas Grad III	> 40,0

33 Körperkompartimente

33.1 Körperzusammensetzung: Grundlagen

Die einfachste Bestimmungsmethode ist die Gewichtsmessung mit der Waage (**Ein-Kompartiment-Modell**). Änderungen können hier aber beispielsweise durch Wasserverlust oder aber auch Fettabbau stattfinden, ohne dass man die Ursache erfassen könnte.

Beim **Zwei-Kompartiment-Modell** wird der Körper untergliedert in Fettmasse und fettfreie Masse, die bei anderen Autoren auch als Lean Body Mass (Magermasse) oder auch Aktive Körpersubstanz (AKS, vgl. [2]) apostrophiert wird. Ein Körperkompartiment wird direkt bestimmt. Das komplementäre Kompartiment wird aus der Differenz zum Körpergewicht berechnet. Eine klassische Bestimmungsmethode ist die Unterwasserwägung (Densitometrie), die für die Praxis zu aufwendig und vielen Patienten oder Sportlern auch nicht zumutbar ist. Andere Methoden zur Zwei-Kompartiment-Messung sind die Anthropometrie und Infrarot-Interaktanz, auf die später detaillierter eingegangen wird, sowie die nicht phasensensitive BIA-Messung. Bei Letzterer wird der Gesamtwiderstand gemessen. Über die Berechnung des Körperwassers werden dann die Kompartimente Körperfett und Magermasse geschätzt.

Bei der DEXA-Methode (duale Röntgenstrahlenenergie-Absorptiometrie) wird der Patient mit zwei Photonenstrahlen unterschiedlicher Energiestufen bestrahlt. Über Fotozellen wird die Abschwächung der Röntgenstrahlen in Abhängigkeit von der jeweiligen Gewebsdichte erfasst.

Im **Drei-Kompartiment-Modell** wird die Magermasse in **Körperzellmasse** (Body Cell Mass, BCM) und **extrazelluläre Masse** (Extracellular Mass, ECM) unterteilt. Unter Körperzellmasse versteht man die Summe aller sauerstoffoxidierenden, stoffwechselaktiven Zellen (Muskulatur, ZNS, innere Organe), unter extrazellulärer Masse den interstitiellen und transzellulären Raum sowie Bindegewebe und Skelett. Methoden zur Erfassung des Drei-Kompartiment-Modells sind die phasensensitive BIA, die Ganzkörper-Zählkammer zur Messung des natürlichen, radioaktiven Isotops ^{40}K, über die man auf das Ganzkörper-Kalium und dann auf die Körperzellmasse schließen kann, sowie die aufwendigen Isotopenverdünnungsmethoden zur Bestimmung des Körperwassers.

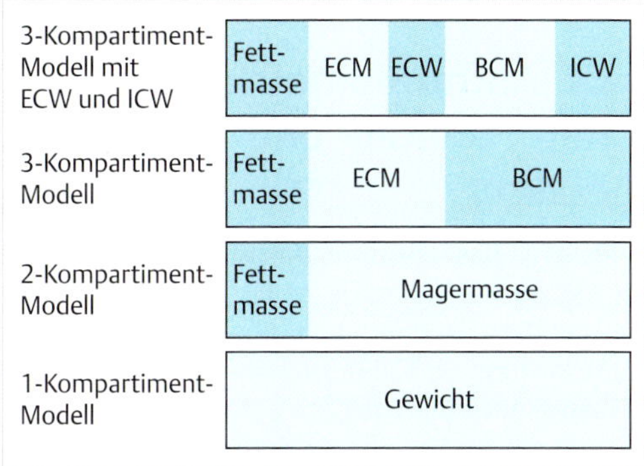

Abb. 33.1 Gegenüberstellung der BIA-Körperkompartimentmodelle (BCM: Körperzellmasse, ECM: extrazelluläre Masse, ECW: extrazelluläres Wasser, ICW: intrazelluläres Wasser).

Weitere Methoden sind Kernspin- und Computertomografie, Photonenabsorptionsmessung oder die Neutronenaktivierungsanalyse.

Die **phasensensitive BIA-Messung** (BIA: bioelektrische Impedanzanalyse) bewirkt eine Differenzierung der Impedanz in die zwei Bestandteile Resistance (Wasserwiderstand) und Reactance (Zellwiderstand) und garantiert damit die Unterscheidung zwischen Körperzellmasse und extrazellulärer Masse. Die **phasensensitive Multifrequenzanalyse** ermöglicht durch die zusätzliche Widerstandsbestimmung bei niedrigen Frequenzen eine Unterteilung des Ganzkörperwassers in intrazelluläres und extrazelluläres Wasser.

Die einzelnen BIA-Körperkompartiment-Modelle sind in ▶ Abb. 33.1 dargestellt.

Unter Berücksichtigung der Aspekte Kosten-Nutzen-Relation, Strahlenexposition sowie Komfort eignen sich für die direkte Anwendung beim Patienten und Sportler eigentlich nur drei Verfahren, die auch in sportmedizinischen Praxen und Instituten häufiger anzutreffen sind: Infrarot-Interaktanz, Calipermetrie (= Anthropometrie) und BIA [1].

33.2 Literatur

[1] Raschka C. Sportanthropologie. Leitfaden der modernen, vergleichenden Sportanthropologie, Sportanthropometrie und trainingsrelevanten Konstitutionsbiologie. Köln: Sportverlag Strauß; 2006

[2] Tittel K, Wutscherk H. Sportanthropometrie. Leipzig: Barth Verlag; 1972

34 Methoden zur Erfassung der Körperzusammensetzung

34.1 Anthropometrie: Hautfettfalten-, Breiten- und Umfangsmessung

▸ **Prinzip.** Das anthropometrische Hauptverfahren ist die Calipometrie bzw. Calipermetrie, bei welcher der Körperfettanteil über die Messung der Dicke bestimmter Hautfettfalten mittels einer Caliperzange ermittelt wird.

▸ **Ablesegenauigkeit.** 0,1 mm.

▸ **Durchführung.** Greifen der Hautfettfalte mit Daumen und Zeigefinger in einem Abstand von nur 3–5 mm zwischen greifenden Fingern und Caliper.

M!

Merke

Eine einfache Schieblehre genügt für die Messung leider nicht. Es muss sich um ein **geeichtes** Hautfettfalten-Caliper handeln, das einen **konstanten** Messdruck pro Quadratmillimeter Zangenbackenfläche ausübt, da sonst keine verlässlichen Messwerte erhoben werden können. Geräte, welche diese Bedingungen erfüllen, sind beispielsweise das Holtain- oder GPM-Caliper (modifiziertes Harpenden- bzw. Tanner-Whitehouse-Caliper) oder das Lange-Caliper. Beim Holtain-Caliper beträgt der Messdruck konstante 10 g/mm² auf den Zangenbackenflächen. Im Preisvergleich zu den anderen Methoden sind diese Geräte deutlich günstiger.

▸ **Ablesevorgang.** Hier sind zwei Phasen zu beachten:

- relativ schnelles Fallen des Zeigers: Zangenbacken treffen auf die Hautfettfalte
- Danach beginnt die Nadel für einen kürzeren oder längeren Moment zu „tanzen“: Der erste Ruck auf der Skala entspricht dem gesuchten Wert. Bewegt sich der Zeiger danach noch langsam weiter, so entspricht dies einer forcierten Gewebskompression.

34.1.1 Die wichtigsten Hautfettfalten (HFF)

▸ Abb. 34.1, ▸ Abb. 34.2, ▸ Abb. 34.3, ▸ Abb. 34.4, ▸ Abb. 34.5, ▸ Abb. 34.6, ▸ Abb. 34.7 und ▸ Abb. 34.8 zeigen die wichtigsten Hautfettfalten und die korrekte Ermittlung ihrer Dicke.

Abnahmemodalitäten

- an der stehenden Person
- auf der dominanten (rechten) Körperseite
- ein- bis zweimalige Wiederholung der Messung, wobei die HFF jeweils neu gegriffen wird

Der prozentuale Fettanteil wird dann über sog. Regressionsgleichungen bestimmt.

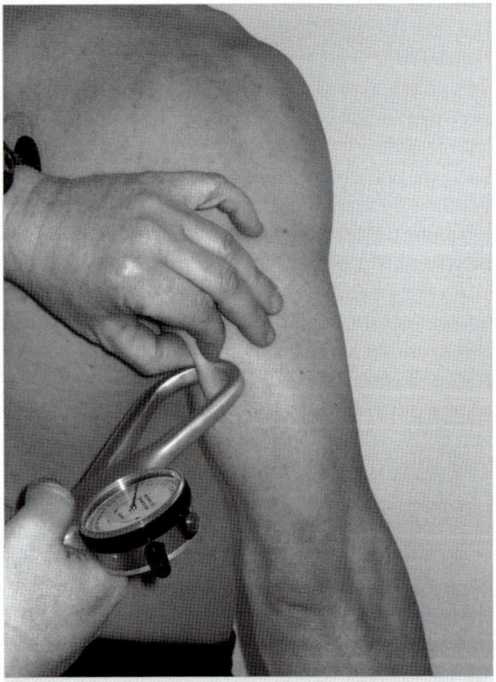

Abb. 34.1 Triceps-HFF: Abnahme am hängenden Oberarm in der Mitte zwischen Schulter und Ellenbogen längs.

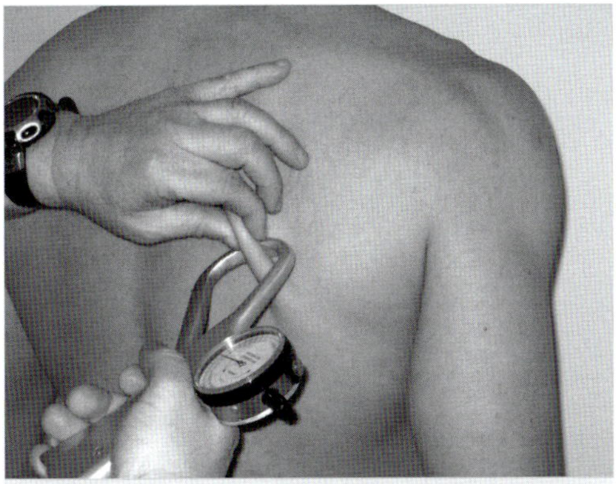

Abb. 34.2 Subscapular-HFF: Abnahme am Rücken unter dem unteren Schulterblattwinkel (quer in Richtung des Schulterblattes in einem 45°-Winkel zur Vertikalen).

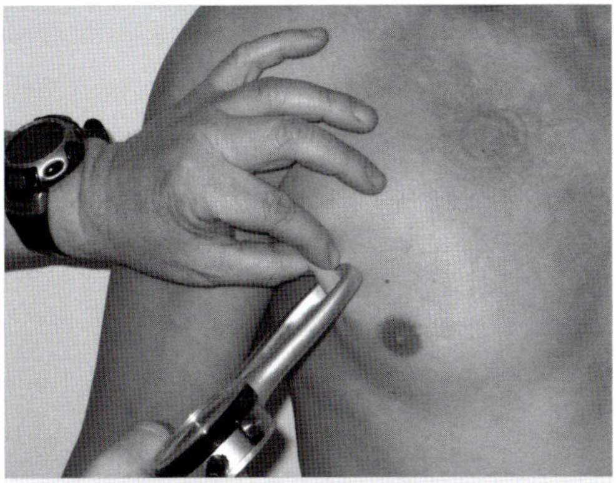

Abb. 34.5 Brust-HFF (thorakale HFF): Abnahme bei Männern in diagonaler Richtung genau zwischen vorderer Axillarlinie und Brustwarze (bei Frauen am Ende des ersten Drittels der Verbindungslinie zwischen vorderer Axillarlinie und Brustwarze).

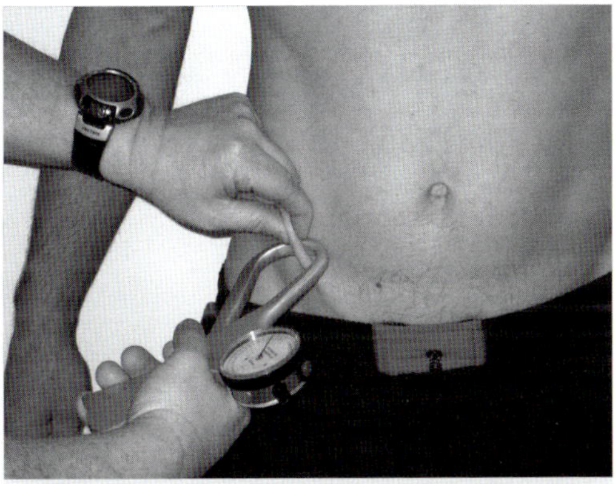

Abb. 34.3 Suprailiacal-HFF: Abnahme über dem vorderen Darmbeinstachel in schräger Richtung parallel zum Rippenverlauf (Winkel von 45° zur Körperlängsachse).

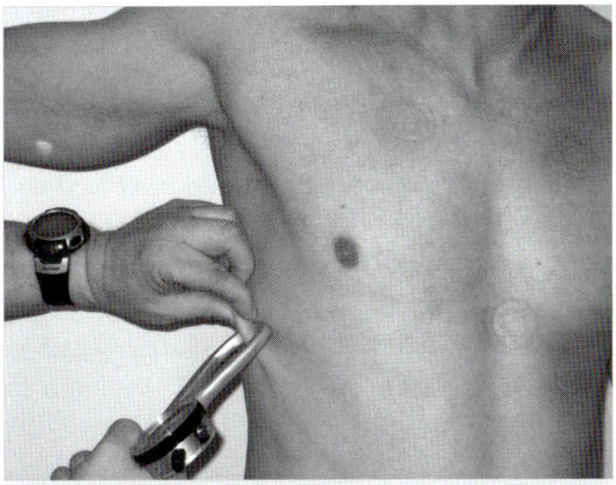

Abb. 34.6 Achselmitte-HFF: Abnahme in vertikaler Richtung in der mittleren Axillarlinie auf Höhe des Schwertfortsatzes des Brustbeins.

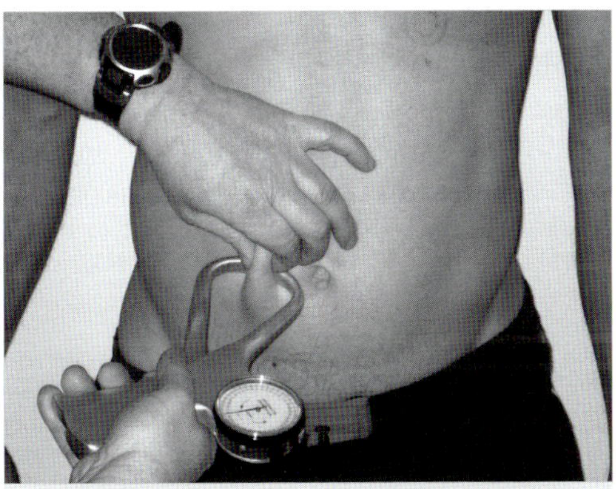

Abb. 34.4 Abdominal-HFF: Abnahme in vertikaler Richtung 2,5 cm rechts neben dem Bauchnabel.

Bestimmung des prozentualen Fettanteils mithilfe der aufgeführten Hautfettfalten
1. **Männer**

Von Ball, Altena und Swan wurde 2004 eine aktuelle Regressionsgleichung vorgestellt, die an Männern im Alter zwischen 18 und 62 Jahren entwickelt wurde und für Kaukasier, Afroamerikaner sowie Asiaten gleichermaßen geeignet ist [1].

% Körperfett = 0,465
+ 0,180 (∑ 7 HFF)
– 0,0 002 406 (∑ 7 HFF)^2
+ 0,06 619 (Alter, in Jahren)

34

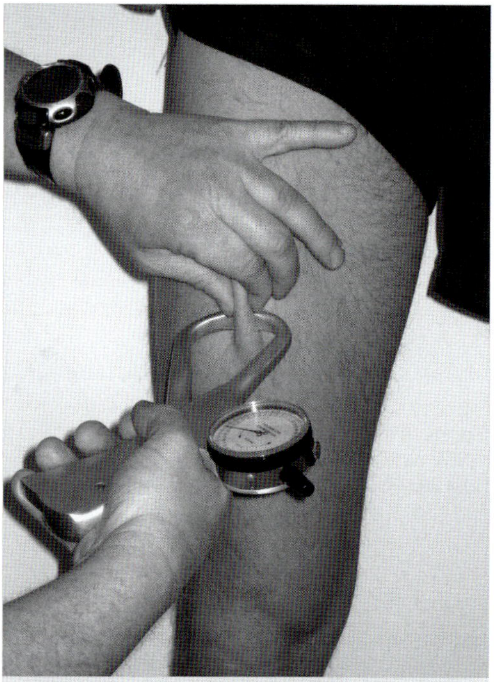

Abb. 34.7 Oberschenkel-HFF: Abnahme vertikal in der Mitte der Oberschenkelvorderseite zwischen Oberrand der Kniescheibe und der Leistenfalte parallel zur Beinlängsachse.

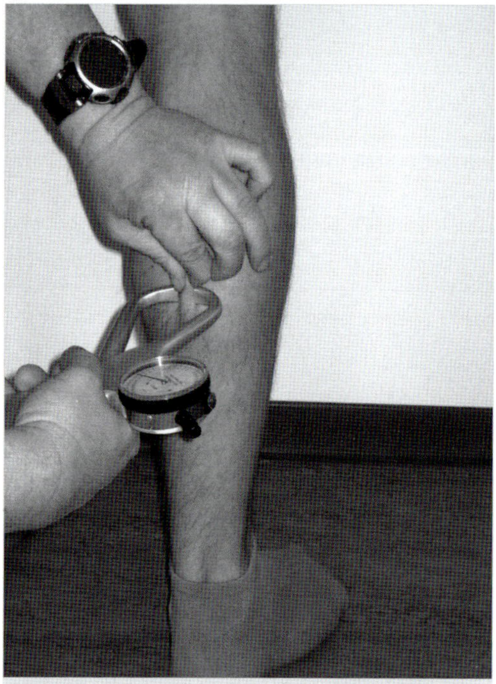

Abb. 34.8 Unterschenkel-HFF: Abnahme in der Mitte der Unterschenkelrückseite zwischen Kniekehle und Sprunggelenk parallel zur Beinlängsachse.

Dabei stellt **∑ 7 HFF** die Summe der sieben Hautfettfalten (in mm) dar: Triceps-HFF, Suprailiacal-HFF, Oberschenkel-HFF, Brust-HFF, Subscapular-HFF, Achselmitte-HFF und Abdominal-HFF.

Als ältere Variante für den mitteleuropäischen Raum hat sich auch noch folgende Regressionsgleichung nach Parízková u. Buzkova [5] bewährt:

% Körperfett = 3,08
+ 0,092 (Triceps-HFF, in mm)
+ 0,143 (Subscapular-HFF, in mm)
+ 0,709 (Suprailiacal-HFF, in mm)

2. **Frauen**

Von Ball, Swan und de Simone wurde 2004 eine aktuelle Regressionsgleichung vorgestellt, die an Frauen im Alter zwischen 18 und 55 Jahren entwickelt wurde und für Kaukasierinnen, Afroamerikanerinnen sowie Asiatinnen gleichermaßen geeignet ist [2].

% Körperfett = –6,40 665
+ 0,41 946 (∑ 3 HFF)
– 0,00 126 (∑ 3 HFF)²
+ 0,12 515 (Hüftumfang, in cm)
+ 0,06 473 (Alter, in Jahren)

Dabei stellt **∑ 3 HFF** die Summe der drei Hautfettfalten (in mm) dar: Triceps-HFF, Suprailiacal-HFF sowie Oberschenkel-HFF

Merke

M!

Die Messgenauigkeit nimmt mit zunehmender Dicke der Hautfalte ab.

Der prozentuale Fettwert setzt sich hauptsächlich aus dem subkutanen Anteil und dem Depotfett zusammen und muss noch von dem im Prozentwert nicht mit erfassten, essenziellen Fettanteil unterschieden werden, der u. a. in Nervenscheiden und Zellmembranen enthalten ist. Daher würden Läufer mit dem hypothetischen Fettanteil von 0 % theoretisch immer noch den essenziellen Fettanteil besitzen.

34.1.2 Bestimmung der Extremitätenumfänge

Die Verfasser empfehlen für die Messungen handelsübliche Rollmaßbänder aus Kunststoff, die gegenüber Stahlmessbändern den Vorteil besitzen, dass sie sich der Körperform besser anschmiegen.

Die wichtigsten Umfänge (anzugeben in cm mit einer Dezimalstelle):

1. Hüftumfang (▸ Abb. 34.9)
2. Bizepsumfang (▸ Abb. 34.10, ▸ Abb. 34.10a, ▸ Abb. 34.10b)
3. Oberschenkelumfang (▸ Abb. 34.11)
4. Wadenumfang Abb. (▸ Abb. 34.12)
5. (max.) Unterarmumfang (▸ Abb. 34.13)
6. Handumfang (▸ Abb. 34.14)

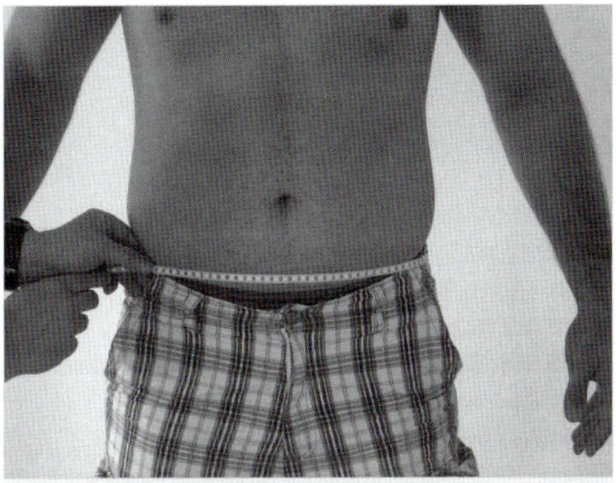

Abb. 34.9 Der Hüftumfang wird über der am weitesten ausladenden Hüftprominenz und an der stärksten Stelle des Gesäßes gemessen.

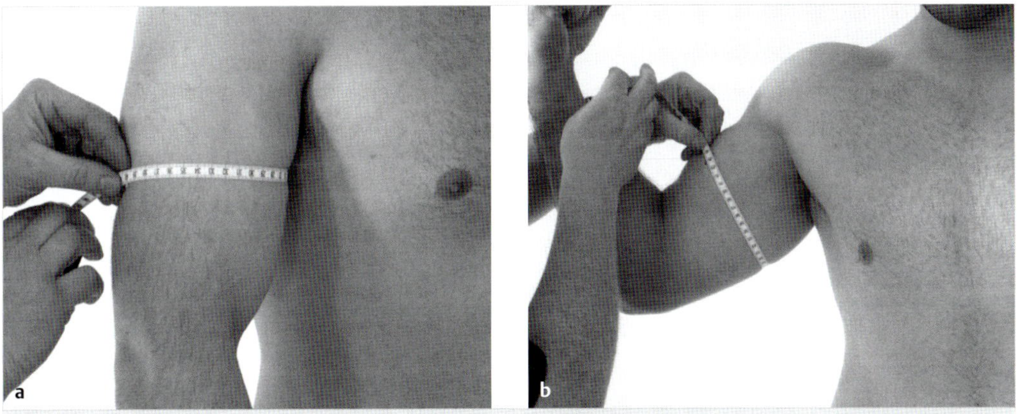

Abb. 34.10 Messung des Bizepsumfangs.

a Der Bizepsumfang wird an der stärksten Vorwölbung des zweiköpfigen Oberarmmuskels im nicht kontrahierten Zustand gemessen.

b Der Arm wird dazu vorher im Ellenbogengelenk rechtwinklig gebeugt und im Schultergelenk bis zur Horizontalen gehoben.

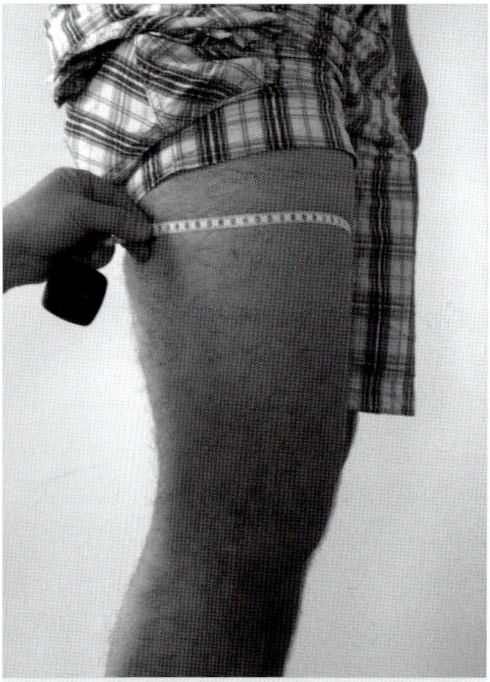

Abb. 34.11 Der Oberschenkelumfang wird genau in der Mitte des Oberschenkels horizontal gemessen.

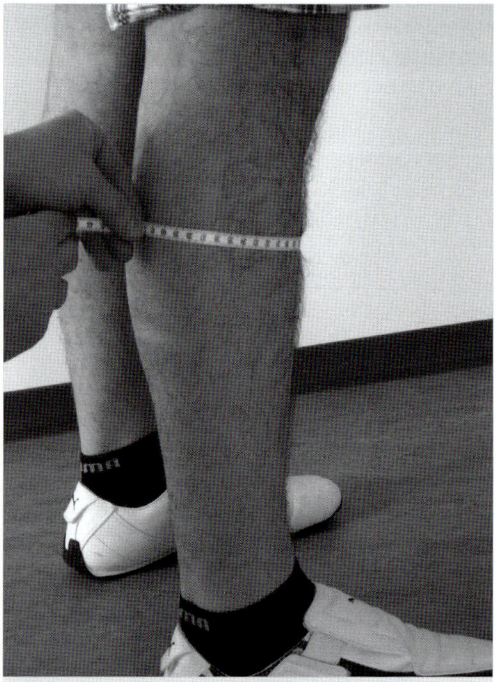

Abb. 34.12 Der Wadenumfang wird genau in der Mitte des Unterschenkels horizontal gemessen.

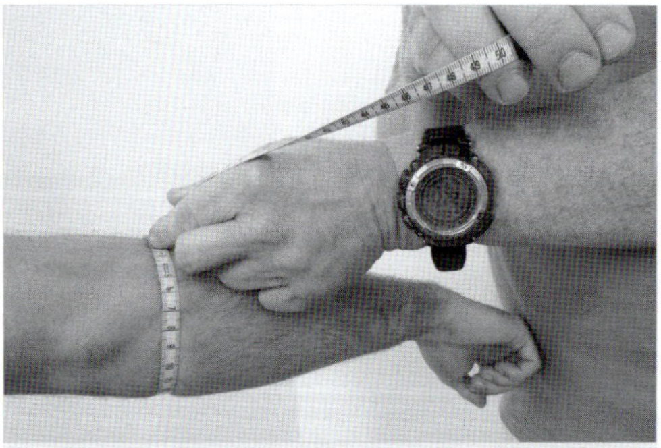

Abb. 34.13 Der maximale Unterarmumfang wird über der größten seitlichen Vorwölbung des Oberarmspeichenmuskels (M. brachioradialis) rechtwinklig zur Unterarmlängsachse gemessen.

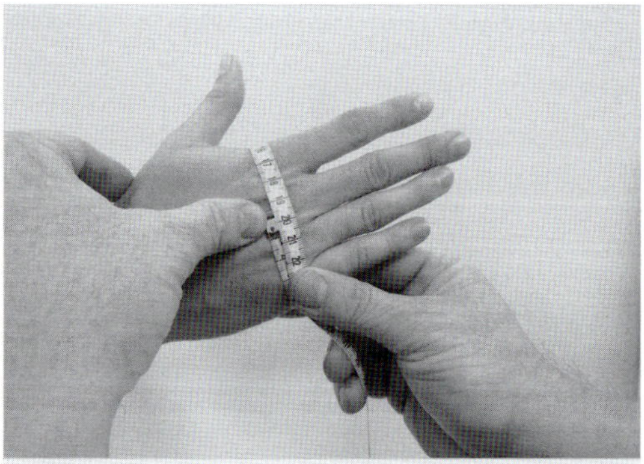

Abb. 34.14 Der Handumfang wird schräg zur Handlängsachse bei abgespreiztem Daumen über dem 2. bis 5. Mittelhandknochen gemessen.

34.1.3 Bestimmung der Breitenmaße

Gemessen wird mit dem Tasterzirkel oder einem einfachen Beckenzirkel.

Folgende Breitenmaße werden erfasst:

1. Schulterbreite (▶ Abb. 34.15)
2. Brustkorbbreite (= transversale Brustbreite) (▶ Abb. 34.16)
3. Brusttiefe (= sagittale Brustweite) (▶ Abb. 34.17)
4. Humerusepiphysenbreite (▶ Abb. 34.18)
5. Femurepiphysenbreite (▶ Abb. 34.19)

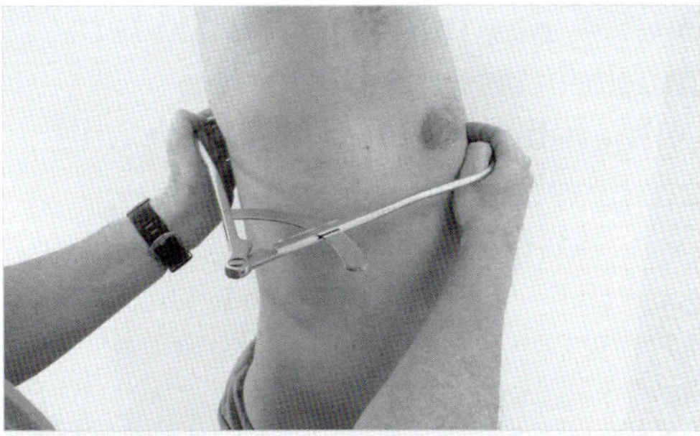

Abb. 34.17 Die Brusttiefe (= sagittale Brustweite) stellt die geradlinige Entfernung von einem Brustbein-Punkt in Höhe der 4. Rippe bis zum Dornfortsatz der Brustwirbelsäule dar. Der Arm des Gemessenen wird für die Messung angehoben.

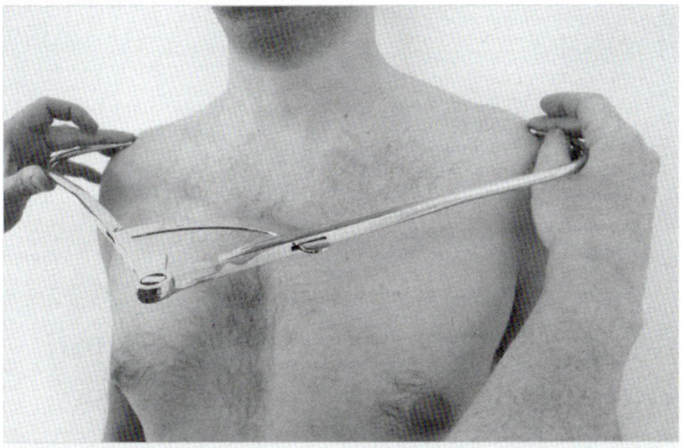

Abb. 34.15 Die Schulterbreite wird als geradlinige Entfernung zwischen den beiden Schulterhöhen (Akromialia) gemessen.

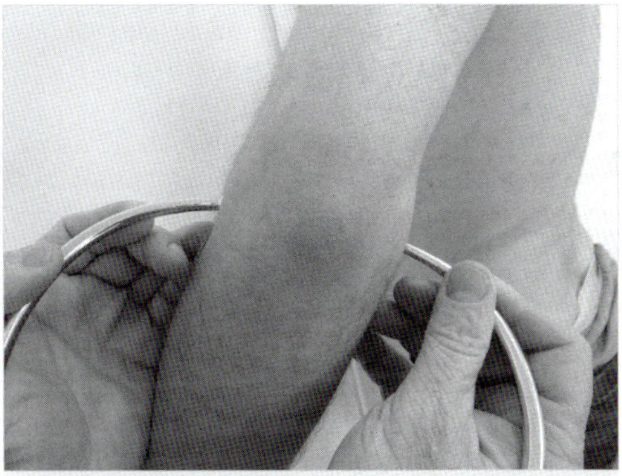

Abb. 34.18 Die Breite der Humerusepiphyse wird als geradlinige Entfernung der inneren und äußeren Gelenkknorren des Oberarmknochens bei gebeugtem Gelenk von hinten gemessen.

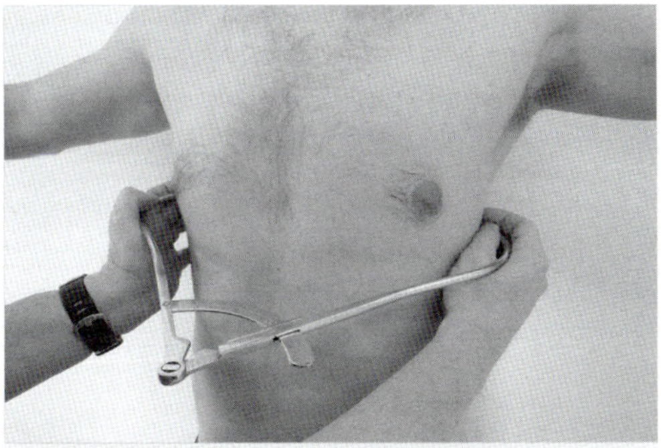

Abb. 34.16 Die Brustkorbbreite (= transversale Brustbreite) wird als geradlinige Entfernung der Punkte am Brustkorb gemessen, die sich am stärksten nach außen vorwölben, wobei die Enden des Beckenzirkels auf den Rippen liegen sollen.

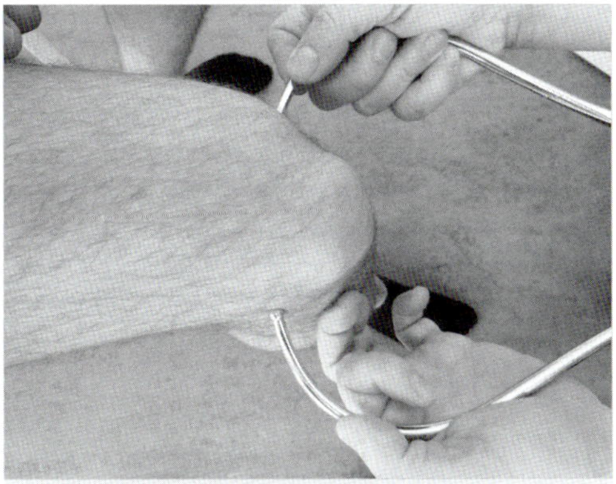

Abb. 34.19 Die Breite der Femurepiphyse (= Bicondylarbreite des Femurs [= Oberschenkel] = Epicondylenbreite des Femurs) wird als geradlinige Entfernung der inneren und äußeren Gelenkknorren des Oberschenkelknochens bei gebeugtem Gelenk gemessen.

34.1.4 Bestimmung der Skelettmuskelmasse mithilfe der aufgeführten Hautfettfalten und ausgewählter Umfänge

Lee und Mitarbeiter stellten im Jahr 2000 eine elegante anthropometrische Methode für beide Geschlechter zur Bestimmung der Skelettmuskelmasse (in kg) vor, die an einem Kollektiv mit der Altersspanne von 20–81 Jahren entwickelt worden war und als geografische Konstitutionsvarianten Afroamerikaner, Asiaten und Kaukasier/Europäer einschließt [4].

Skelettmuskelmasse (kg) =
Körperhöhe (Einheit: Meter [m]) × (0,00 587
× (Bizepsumfang [cm] – π × Triceps-HFF [cm])^2
+ 0,00 138 × (Oberschenkelumfang [cm] – π
× Oberschenkel-HFF [cm])^2 + 0,00 574
× (Unterschenkelumfang [cm]
– π × Unterschenkel-HFF [cm])^2) + 2,4
× Geschlechtsfaktor – 0,026 × Alter (Jahre)
+ geografische Konstitutionskonstante + 4,4

Erläuterung der Konstanten und Faktoren:
- Geschlecht: Geschlechtsfaktor: 1 für männlich; 0 für weiblich
- geografische Konstitutionskonstanten: –1,6 für asiatische Konstitution; 1,2 für afrikanische/afroamerikanische Konstitution; 0 für kaukasische/europäische Konstitution

X

34.1.5 Fat-Free Mass Index (FFMI): Doping-Screening im Bodybuilding

Mit dem Fat-Free Mass Index (FFMI), den man auch als Magermasseindex bezeichnen könnte, stellten Kouri et al. [3] einen anthropometrischen Screening-Ansatz als Hinweis für den Missbrauch anaboler Steroide bei Bodybuildern vor.

Für den FFMI muss zunächst die Magermasse als Differenz von Gesamtkörpermasse und Fettmasse bestimmt werden. Der auf eine Körpergröße von 1,80 m normalisierte FFMI errechnet sich wie folgt:

$$\mathbf{FFMI} = \frac{\text{Magermasse (kg)}}{\text{Körperhöhe (m)}^2} + 6{,}1 \times (1{,}8 - \text{Körperhöhe (m)}) \quad (34.1)$$

Anhand einer Überprüfung des FFMI in einem Kollektiv von 157 männlichen Bodybuildern (83 User von Anabolika und 74 Non-User) fanden Kouri et al. [3] einen Grenzwert des FFMI von 25,0. Bodybuilder, die den Einsatz von anabolen Steroiden ablehnen, lagen alle unter dem Wert 25,0, während viele der Anabolika-Nutzer darüber lagen. Einschränkungen dieser an Bodybuildern entwickelten Anthropometrie-Methode ergeben sich bei hohem prozentualem Fettanteil bei Sportlern, weil dann auch der Magermasseanteil leicht den Wert 25,0 überschreiten kann. Auch für die Überprüfung des Einsatzes von anabolen Steroiden bei Ausdauersportlern ist die Methode nicht geeignet, weil für dieses Kollektiv schwere Muskelmasse eher hinderlich ist.

Merke M!

Der Fat-Free Mass Index (FFMI) bietet anthropometrische Hinweise für Anabolika-Abusus bei Bodybuildern und anderen Kraftsportlern.

34.1.6 Relativer Körperfettanteil von Spitzensportlern in verschiedenen Disziplinen

▶ Tab. 34.1 zeigt eine Zusammenstellung von Ergebnissen ausgewählter Studien zur Körperzusammensetzung von Hochleistungssportlern.

Merke M!

Als gesichert gilt die umgekehrt proportionale Beziehung zwischen dem Gesamtkörperfettanteil und der Sauerstoffaufnahme pro kg Körpergewicht.

Verlaufskontrollen des Körperfettanteils liefern daher einfach reproduzierbare Screening-Größen für die Leistungsentwicklung im Leistungs-, Freizeit- und Präventivsport.

Tab. 34.1 Körperzusammensetzung von Hochleistungssportlern (Ergebnisse ausgewählter Studien) (Quelle: [6]).

Sportart	Geschlecht	Alter (Jahre)	Gewicht (kg)	Größe (cm)	Fettanteil (%)
Aerobic	w	16–35	56,4±9,7	165,6±7,0	14,9±1,3
Badminton	m	24,5±3,6	71,2±5,6	180,0±5,2	12,8±3,1
	w	23,0±5,3	61,5±2,6	167,7±2,5	21,0±2,1
Basketball	m	20,9±1,3	87,5±7,2	194,3±10,2	10,5±3,8
	w	19,3±1,4	66,8±6,7	176,5±8,8	19,2±4,6
Bodybuilding	m	27,8±1,8	82,4±1,0	177,1±1,1	9,3±0,8
	w	30,4±8,2	56,5±0,9	165,2±5,6	13,5±1,5
Eisschnelllauf	m	22,2±4,1	73,3±7,1	178,0±7,1	7,4±2,5
	w	19,7±3,0	61,2±6,9	165,0±6,0	16,5±4,1
Fußball	m	o. A.	72,4±8,9	176,8±6,6	9,5±4,9
	w	22,1±4,1	61,2±8,6	164,9±5,6	22,0±6,8
Hürdenlauf/Sprint	m	28,4±0,1	66,8±0,9	179,9±0,7	8,3±5,2
	w	15,8±2,7	54,0±8,4	166,5±9,3	10,9±3,6
Kanalschwimmen	m	38,2±10,2	87,5±10,4	173,8±7,4	22,4±7,5
Kraftdreikampf	m	24,8±1,6	80,8±3,2	173,5±2,8	9,1±1,2
	w	25,2±6,0	68,6±3,6	164,6±3,7	21,5±1,3
Langstreckenlauf	m	o. A.	63,1±4,8	177,0±6,0	4,7±3,1
	w	27,0	47,2±4,6	161,0±4,0	14,3±3,3
Rugby	m	25,4±6,4	88,9±14,5	179,7±7,0	15,5±5,2
Schwimmen	m	o. A.	71,0±5,9	178,3±6,4	8,8±3,2
	w	19,2±0,8	56,0±3,1	169,6±4,7	16,1±3,7
Skilanglauf	m	22,8±1,9	71,8±5,4	179,0±5,0	7,2±1,9
	w	23,5±4,7	56,9±1,1	164,5±3,3	16,1±1,6
Tennis	m	o. A.	73,8±7,3	179,1±4,5	11,3±5,2
	w	21,3±0,9	59,6±4,6	164,7±4,2	22,4±2,0
Triathlon	m	36,0±9,9	73,3±8,6	176,4±8,6	12,5±5,9
	w	24,2±4,3	55,2±4,6	162,1±6,3	16,5±1,4
Turniertanz	m	27,4±9,6	70,7±9,6	179,5±6,0	12,6±3,5
	w	26,8±9,1	61,7±7,8	166,0±5,1	22,8±3,6
Volleyball	m	20,9±3,7	78,3±12,0	185,3±10,2	9,8±2,9
	w	21,6±0,8	70,5±5,5	178,3±4,2	17,9±3,6

m: männlich; w: weiblich; o. A.: ohne Angabe

34.2 Bioelektrische Impedanzanalyse (BIA)

▶ **Prinzip.** Die BIA (▶ Abb. 34.20) fokussiert primär auf den Flüssigkeitshaushalt. Mit einem schwachen Wechselstrom wird über zwei Elektroden ein elektromagnetisches Feld im Körper aufgebaut. Mittels zweier weiterer Elektroden lassen sich als Vierleitermessung Spannungsabfall und Phasenverschiebung der Signalspannung messen. Wasser- und elektrolytreiche Gewebe wie Liquor, Blut oder Muskulatur verfügen über eine hohe Leitfähigkeit, wohingegen Fett, Knochen und luftgefüllte Hohlräume wie die Lunge als Hochwiderstands- oder dielektrische Gewebe bezeichnet werden. Werden Elektroden nur im Bereich der oberen Extremitäten oder der Beine platziert, so können sich Besonderheiten der regionalen Fettverteilung (z. B. Reithosentyp) erheblich auf das Ergebnis auswirken. Weitere Störgrößen können beispielsweise unkontrollierte schwerkraftbedingte Rückverteilungsvorgänge der Körperflüssigkeiten, kurz zurückliegende sportliche Betätigungen und die Aufnahme von Flüssigkeiten, Phasen des Menstruationszyklus oder auch die Umgebungstemperatur darstellen. Im Vergleich zur Calipermetrie sind die Geräte aller Hersteller relativ teuer.

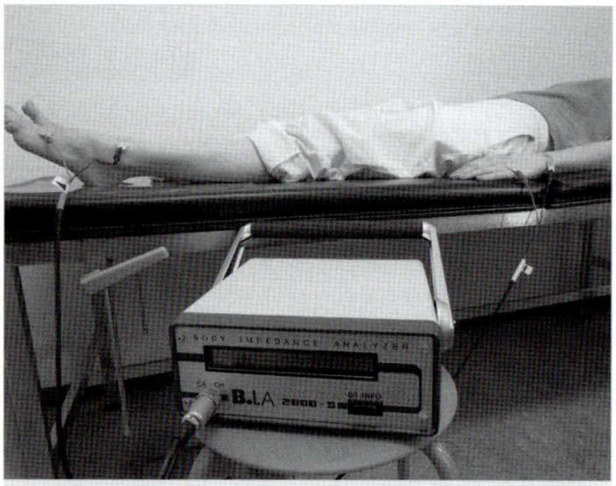

Abb. 34.20 Für die BIA-Messung werden je zwei Elektroden an Hand und Fuß aufgeklebt. Über die beiden äußeren Elektroden wird die Spannung angelegt (rote Krokodilklemmen), über die beiden inneren Elektroden (schwarze Krokodilklemmen) wird der Widerstand gemessen. Die Handgelenks-Elektrode (Messelektrode) wird über den höchsten Punkt des Ulnarköpfchens, die Fingergelenks-Elektrode (Signalelektrode) über die höchsten Punkte vom 2. und 3. Fingergrundgelenk, die Sprunggelenks-Elektrode (Messelektrode) wird über die höchsten Punkte von Außen- und Innenknöchel, die Zehengelenks-Elektrode (Signalelektrode) über die höchsten Punkte vom 2. und 3. Zehengrundgelenk lokalisiert.

34.3 Infrarot-Reflexionsmessung

▶ **Prinzip.** Der Messkopf sendet an einem definierten Punkt des M. biceps brachii des dominanten Arms (mittig auf der Vorderseite des Oberarms zwischen Schulterhöhe und Ellenbogenfalte, ▶ Abb. 34.21) einen Nah-Infrarot-Lichtstrahl mit einer bestimmten Wellenlänge in das Oberarmgewebe. Aus der Absorptionsdifferenz, die in Fett und Muskulatur (Wasser) unterschiedlich ist, wird auf das Gesamtkörperfett geschlossen. Das Verfahren ist zwar im Vergleich zur BIA ähnlich wie die Calipermetrie relativ unabhängig von bestimmten Mess-Rahmenbedingungen wie kürzlich erfolgter Flüssigkeitsaufnahme oder Miktion. Kritikpunkte sind aber der Rückschluss auf den Gesamtfettgehalt des menschlichen Körpers aus einer einzigen, subkutanen Fettschichtdicke und der im Vergleich zur Calipermetrie relativ teure Preis.

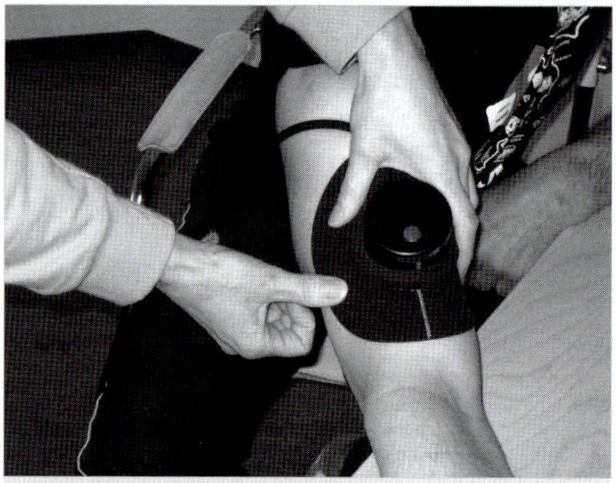

Abb. 34.21 Positionierung des Lichtstabs über dem M. biceps brachii (Hälfte der Strecke zwischen Acromion und Fossa cubitalis); vgl. [6].

34.4 Literatur

[1] Ball SD, Altena TS, Swan PD. Comparison of anthropometry to DXA: a new prediction equation for men. Eur J Clin Nutr 2004; 58: 1525–1531

[2] Ball SD, Swan PD, de Simone R. Comparison of anthropometry to Dual Energy X-Ray Absorptiometry: a new prediction equation for women. Research Quarterly for Exercise and Sport 2004; 75: 248–258

[3] Kouri EM, Pope HG, Katz DL et al. Fat-free mass index in users and non-users of anabolic-androgenic steroids. Clin J of Sports Medicine 1995; 5 (4): 223–228

[4] Lee RC, Wang Z, Heo M et al. Total-body skeletal muscle mass: development and cross-validation of anthropometric prediction models. Am J Clin Nutr 2000; 72: 796–803

[5] Parízková J, Buzkova P. Relationship between skinfold thickness measured by Harpenden caliper and densitometric analysis of total body fat in men. Human Biology 1971; 43: 16–21

[6] Raschka C. Sportanthropologie. Leitfaden der modernen, vergleichenden Sportanthropologie, Sportanthropometrie und trainingsrelevanten Konstitutionsbiologie. Köln: Sportverlag Strauß; 2006

35 Körperbautypen (Konstitutionstypen)

35.1 Einführung in die Konstitutionstypologie

Neben der reinen Körperzusammensetzung spielen im Sport häufig auch die Körperbautypen (Konstitutionstypen) in bestimmten Disziplinen eine relevante Rolle für den potenziellen Wettkampferfolg. Die Bedeutung der konstitutionellen Leistungsvoraussetzungen kommt in manchen Sportarten bereits im Kindes- und Jugendalter zum Tragen.

Schon Hippokrates unterschied zwei Konstitutionstypen im 5.–4.Jhd. v. Chr. – den schmalen Habitus phthisicus (schlank, flache Brust, blasse Haut) und den rundlichen Habitus apoplecticus (gedrungen, kurzer Hals, gerötetes Gesicht).

In den Konstitutionsschulen der ersten Hälfte des 20. Jahrhunderts (▶ Abb. 35.1) wurde dann auch ein mittlerer Typus eingeführt (Bewegungsnaturell, Athletiker, Mesomorpher). Die französische Konstitutionsschule unterteilte ihn nochmals in einen Type musculaire und einen Type respiratoire mit kräftig ausgeprägter Atemhilfsmuskulatur, der häufig bei Patienten mit obstruktiven Atemwegserkrankungen, aber auch bei Kampfsportlern anzutreffen ist, die bewusst Atemübungen in ihr Training integrieren.

Eine genetische Basis für diesen Athletiker-Typus könnte der bei verschiedenen Säugetieren wie Rindern (Blanc-Bleu Belge, Piedmonteser), Mäusen, Hunden („Bully Whippets") sowie Schafen, aber auch beim Menschen dokumentierte **Myostatin-Defekt** darstellen. Das Protein Myostatin kontrolliert und limitiert das Wachstum der Muskulatur. Bei mangelnder Myostatinwirkung können sich die Muskeln bei den Tieren auf das Zwei- bis Dreifache der normalen Größe entwickeln. Im Jahre 2004 beschrieben Schuelke et al. [9] die von Spöttern als „Schwarzenegger-Gen" apostrophierte Mutation des Myostatin-Gens auch beim Menschen – bei einem Kind, das bereits mit kräftigen muskulösen proximalen Extremitäten auf die Welt kam.

In Deutschland begründete 1921 der Psychiater Ernst Kretschmer seine bekannte dreipolige Typologie. Die psychophysischen Bezüge gelten allerdings heute für alle Konstitutionsschulen als widerlegt.

> **Merke** (M!)
>
> In den meisten Konstitutionsschulen des 20. Jahrhunderts werden drei Körperbau-Typen unterschieden:
> - **breiter Typ** (Ernährungsnaturell, Typus digestivus, Pykniker, Endomorpher)
> - **mittlerer Typ** (Bewegungsnaturell, Typus muscularis/respiratorius, Athletiker, Mesomorpher)
> - **schmaler Typ** (Empfindungsnaturell, Typus cerebralis, Leptosomer, Ektomorpher)
>
> Eine genetische Basis für den Athletiker könnte der Myostatin-Defekt darstellen.

35.2 Somatotypisierung nach Sheldon sowie Heath und Carter

- **Sheldon** [10] entwickelte in Nordamerika 1940 eine ähnliche Typologie und benannte die drei Typen nach den drei Keimblättern. Vor allem unter englischsprachigen Wissenschaftlern ist sein System weit verbreitet. Er klassifizierte den menschlichen Körperbau (Somatotyp) nach den drei konstitutionellen Komponenten (Endomorphie – Mesomorphie – Ektomorphie), von denen jede nach einem 7-Punkte-Schema beurteilt wird. Ein dreiziffriger Index beschreibt somit exakt den Somatotyp. Dieser Index wird in ein Diagramm, das die Form eines gleichseitigen, sphärischen Dreiecks hat, den sog. **Somatochart**, eingetragen. Im Zentrum liegt der Somatotyp 4/4/4 (3/3/3) mit ausgewogenen Proportionen und annähernden Durchschnittsmaßen (▶ Abb. 35.2).
- Eine Erweiterung des 7-Punkte-Schemas auf ein 9-Punkteschema wurde 1967 von **Heath u. Carter** [3] für die Mesomorphie und Endomorphie (▶ Abb. 35.2) eingeführt. Fett- und Muskelmassezunahme als potenzielle Folgen von veränderter Ernährungssituation und anderem Bewegungsverhalten der Nachkriegsgenerationen ließen sich so differenzierter darstellen, wobei einige Konstitutionstypen auch außerhalb des Dreiecks zu liegen kommen.

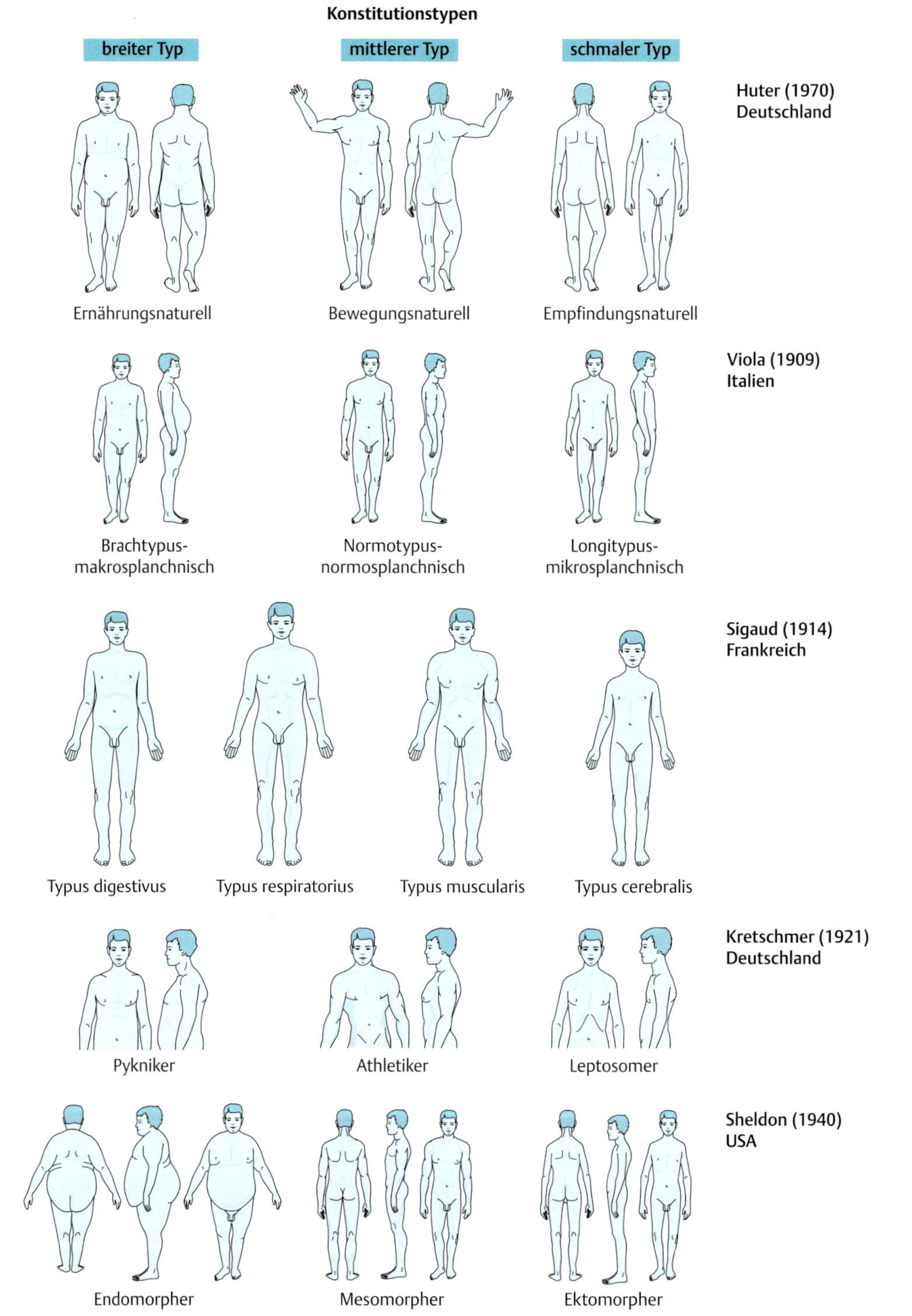

Abb. 35.1 Körperbautypen in verschiedenen Konstitutionsschulen.

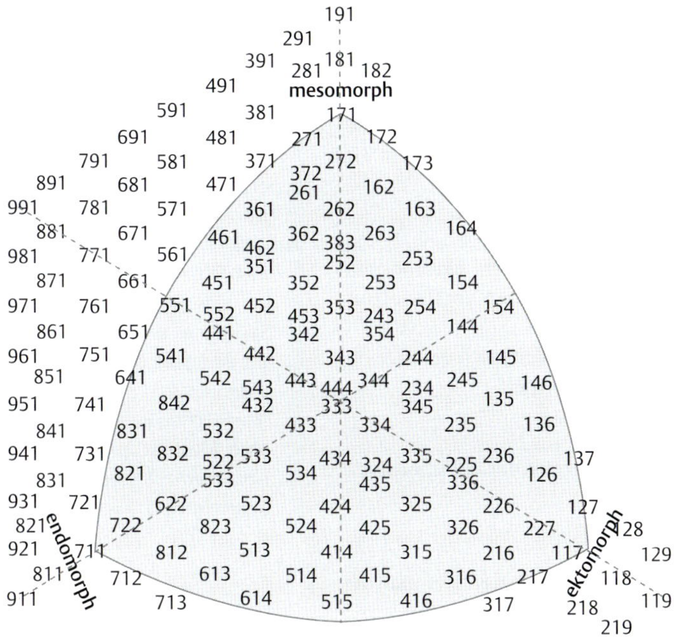

Abb. 35.2 Somatochart nach Heath und Carter [3].

35.2.1 Bestimmung des Heath-Carter-Somatotyps

Hierzu werden die drei Komponenten aus verschiedenen anthropometrischen Werten berechnet.

- **Bestimmung der 1. Komponente (Endomorphie)**

Als erster Schritt wird die Hautfettfaltensumme (in mm) für die Messstellen Triceps-HFF, Subscapular-HFF sowie Suprailiacal-HFF gebildet (HFF-Summe = HFF-$\sum$). Diese HFF-Summe wird anschließend auf die individuelle Körperhöhe (h) durch Multiplikation mit dem Faktor (170,18 dividiert durch die Körperhöhe) gewichtet. Hieraus resultiert die korrigierte HFF-Summe (HFF-$\sum$corr).

$$\textbf{HFF-}\boldsymbol{\sum}\textbf{corr} = (170,18/h) \times \text{HFF-}\sum$$

Die Endomorphie (ENDO) wird dann nach folgender Formel berechnet:

$$\begin{aligned}\textbf{ENDO} = &-0,7182 + 0,1451(\text{HFF-}\textstyle\sum\text{corr})\\ &-0,00068(\text{HFF-}\textstyle\sum\text{corr})^2\\ &+0,0000014(\text{HFF-}\textstyle\sum\text{corr})^3\end{aligned}$$

- **Bestimmung der 2. Komponente (Mesomorphie)**

Zunächst müssen Oberarm- und Waden-Umfang (OU und WU, jeweils in cm) durch Subtraktion der Triceps-HFF (in cm) und der Waden-HFF (in cm) auf den Status von Muskelumfängen mathematisch korrigiert werden.

$$\begin{aligned}\text{OUcorr} &= \text{OU(cm)} - \text{Triceps-HFF(cm)}\\ \text{WUcorr} &= \text{WU(cm)} - \text{Waden-HFF(cm)}\end{aligned}$$

Unter Einbeziehung der individuellen Körperhöhe (h), der Breite der Humerusepiphyse in cm (HU) und der Femurepiphyse in cm (Fe) kann die Mesomorphie (MESO) nach folgender Formel ausgerechnet werden:

$$\begin{aligned}\textbf{MESO} = &\ 4,5 - 0,131\text{h} + 0,858\ \text{HU} + 0,601\ \text{Fe}\\ &+ 0,188\ \text{OUcorr} + 0,161\ \text{WUcorr}\end{aligned}$$

- **Bestimmung der 3. Komponente (Ektomorphie)**

Die Ektomorphie (EKTO) als „relative Länge" errechnet sich aus dem reziproken Wert des Ponderalindex, der auch als Height-Weight-Ratio (HWR) bezeichnet wird, auf der Basis der Körperhöhe (h) und der Körpermasse (m):

$$\mathbf{HWR} = h/m^{1/3}$$

Die endgültige Bestimmung der Ektomorphie hängt dann von drei differierenden Voraussetzungen ab:

- Ist HWR > 40,75, dann errechnet sich die Ektomorphie nach folgender Formel:

$$\mathbf{EKTO} = 0,732\ \mathrm{HWR} - 28,58$$

- Ist HWR < 38,25, dann beträgt der Ektomorphiewert 0,1:

$$\mathbf{EKTO} = 0,1$$

- Ist 38,25 < HWR < 40,75, dann berechnet man die Ektomorphie wie folgt:

$$\mathbf{EKTO} = 0,463\ \mathrm{HWR} - 17,63$$

Die Somatotypen erfolgreicher Spitzensportler und -sportlerinnen werden in den folgenden Somatocharts dargestellt (▶ Abb. 35.3, ▶ Abb. 35.4).

> **Merke**
>
> Im **angloamerikanischen Raum** dominiert das dreipolige **Somatotypen-System** Sheldons in der anthropometrisch fundierten Weiterentwicklung von Heath und Carter [3]. Im sog. **Somatochart** kann mithilfe eines dreiziffrigen Index jedem Individuum bzw. jedem (Spitzen-) Sportler exakt eine bestimmte Position zugeteilt werden. Jede der drei Ziffern bewertet den Ausprägungsgrad der bei jedem Somatotyp unterschiedlichen individuellen Stärke von **Endomorphie, Mesomorphie und Ektomorphie**, von denen jede nach einem 7- bis 9- Punkte-Schema beurteilt wird.

X

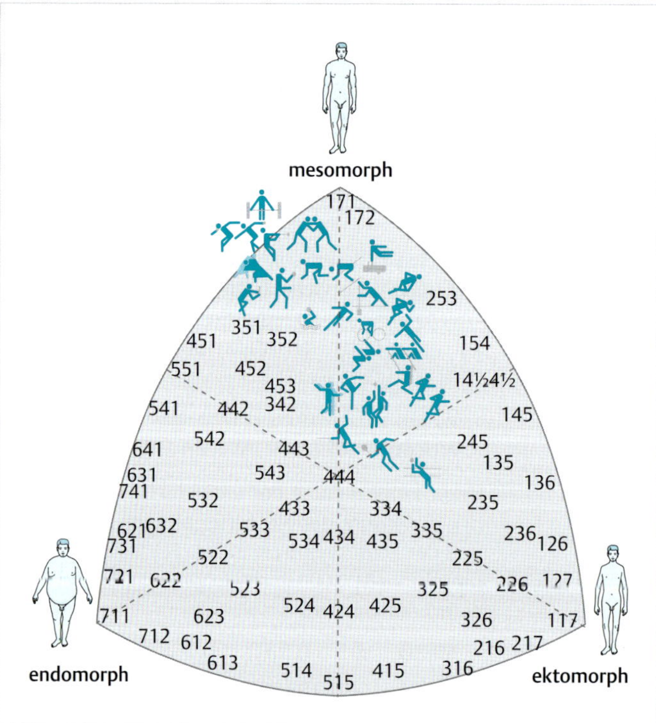

Abb. 35.3 Spitzensportler im Somatochart (Quelle: [7]).

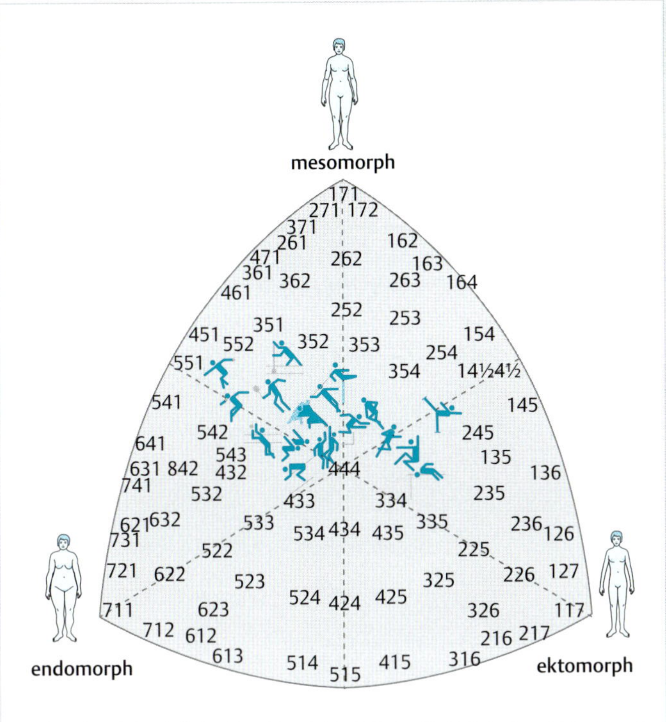

Abb. 35.4 Spitzensportlerinnen im Somatochart (Quelle: [7]).

35.3 Zweipoliges Körperbautypensystem nach Conrad

Conrad [1] löste sich 1941 von den drei- bzw. vierpoligen Typensystemen, stellte die Polarität von Leptomorphen und Pyknomorphen stärker heraus und ergänzte diese Primärvarianten des Körperbaus durch eine hyperplastisch-hypoplastische Variationsreihe zu einem zweipoligen Typensystem.

Hier steht an einem Ende der athletische (= hyperplastische) Typus, der Parallelen zu Huters Bewegungsnaturell [4], Kretschmers Athletiker [6], Sheldons Mesomorphem [10] und Sigauds Type musculaire [11] erkennen lässt, am anderen Ende der zierliche Hypoplastiker, der dem Type cérébral der französischen Schule und Kretschmers leptosomer Extremvariante, dem Astheniker, nahekommt. Die hypoplastisch-hyperplastische Variationsreihe kombiniert sich mit der leptomorph-pyknomorphen Variationsreihe nach Art eines schachbrettmusterartigen Koordinatensystems, in dem jede untersuchte Person nach beiden Koordinaten einen bestimmten Platz einnimmt. Dieses System wird ausschließlich in Deutschland eingesetzt.

Für die Konstitutionstypbestimmung nach Conrad benötigt man den **Metrik- und Plastikindex**.

35.3.1 Berechnung des Metrik-Index

Der Metrik-Index wird folgendermaßen berechnet [5], [8]:

- **Männer**

$$\textbf{Metrik}-\textbf{Index} = -0,365 - 0,04 \times \text{Körperhöhe (cm)} + 0,125 \times \text{Brustbreite (cm)} + 0,154 \times \text{Brusttiefe (cm)}$$

- **Frauen**

$$\textbf{Metrik}-\textbf{Index} = -2,654 - 0,035 \times \text{Körperhöhe (cm)} + 0,164 \times \text{Brustbreite (cm)} + 0,18 \times \text{Brusttiefe (cm)}$$

Für die Positionierung in seiner Schachbrettmustergrafik lieferte Conrad [2] eine Klassifizierung, die ▶ Tab. 35.1 entnommen werden kann.

Tab. 35.1 Klasseneinteilung des Metrik-Index nach Conrad [2].

Männer			Klasse	Frauen			Klasse
+1,1	und darüber		Ultra A	+0,9	und darüber		Ultra A
+1,0	+0,9	+0,8	A	+0,8	+0,7	+0,6	A
+0,7	+0,6	+0,5	B	+0,5	+0,4	+0,3	B
+0,4	+0,3	+0,2	C	+0,2	+0,1	+0,0	C
+0,1	+0,0	−0,1	D	−0,1	−0,2	−0,3	D
−0,2	−0,3	−0,4	E	−0,4	−0,5	−0,6	E
−0,5	−0,6	−0,7	F	−0,7	−0,8	−0,9	F
−0,8	−0,9	−1,0	G	−1,0	−1,1	−1,2	G
−1,1	−1,2	−1,3	H	−1,3	−1,4	−1,5	H
−1,4	−1,5	−1,6	I	−1,6	−1,7	−1,8	I
−1,7	und darunter		Ultra I	−1,9	und darunter		Ultra I

Tab. 35.2 Klasseneinteilung des Plastik-Index nach Conrad [2].

Männer AB + HU + UU	Klasse	Frauen AB + HU + UU	Klasse
bis 73,3	Ultra 1	bis 66,8	Ultra 1
73,4–75,9	1	66,9–69,2	1
76,0–78,5	2	69,3–71,6	2
78,6–81,1	3	71,7–74,0	3
81,2–83,7	4	74,1–76,4	4
83,8–86,3	5	76,5–78,8	5
86,4–88,9	6	78,9–81,2	6
89,0–91,5	7	81,3–83,6	7
91,6–94,1	8	83,7–86,0	8
94,2–96,7	9	86,1–88,4	9
96,8 und darüber	Ultra 9	88,5 und darüber	Ultra 9

AB: Acromialbreite, HU: Handumfang, UU: Unterarmumfang

Damit gibt es für den Metrik-Index 9 verschiedene Klassen, die mit den Buchstaben „A“ bis „I“ benannt wurden. „A“ impliziert die am stärksten pyknomorphen, „I“ die extrem leptomorphen Ausrichtungen. Der Buchstabe „E“ liegt genau in der Mitte und determiniert die metromorphe Proportion.

35.3.2 Berechnung des Plastik-Index

Zur Bestimmung des Plastik-Index summiert man die Werte der Schulterbreite, des maximalen Unterarm- und Handumfangs (in cm) und wandelt sie mittels der nachfolgend aufgeführten geschlechtsspezifischen Tabelle (▶ Tab. 35.2) in den Plastik-Index um.

Die Gruppenbezeichnungen 1 bis 9 geben die Stellung auf den Ordinaten an. „1“ kennzeichnet die extrem hypoplastischen, „9“ die extrem hyperplastischen Werte.

Beide Indizes zusammen (Metrik- und Plastik-Index) ergeben einen individuellen Schnittpunkt in einem schachbrettmusterartigen Koordinatensystem (▶ Abb. 35.5).

Auf den folgenden Abbildungen sind Spitzensportler und -sportlerinnen in Conrads Schachbrettmustergrafik dargestellt (▶ Abb. 35.6, ▶ Abb. 35.7).

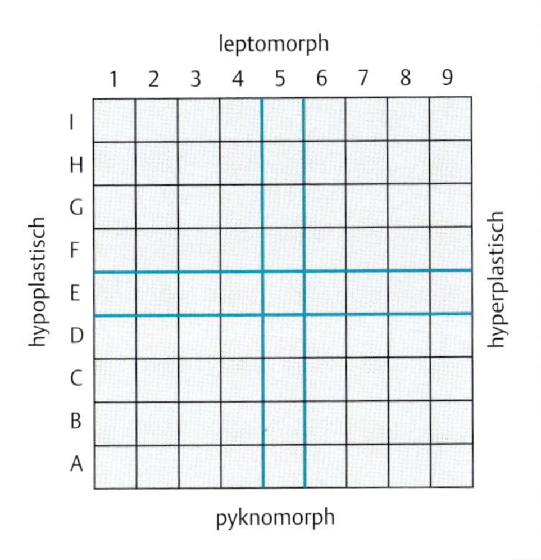

Abb. 35.5 Conrads Schachbrettmustergrafik (Quelle: [7]).

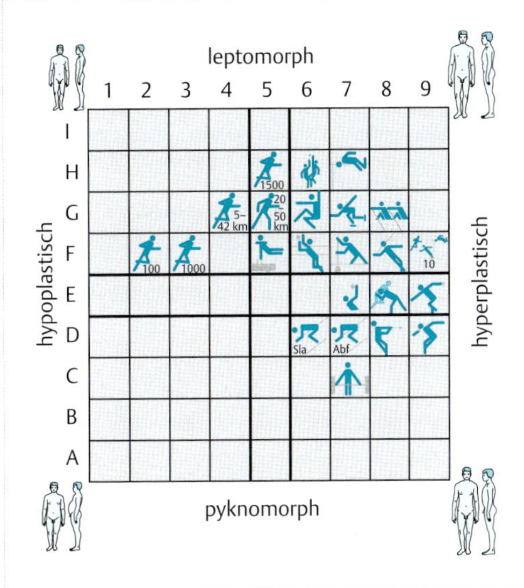

Abb. 35.6 Spitzensportler in Conrads Schachbrettmustergrafik (Quelle: [7]).

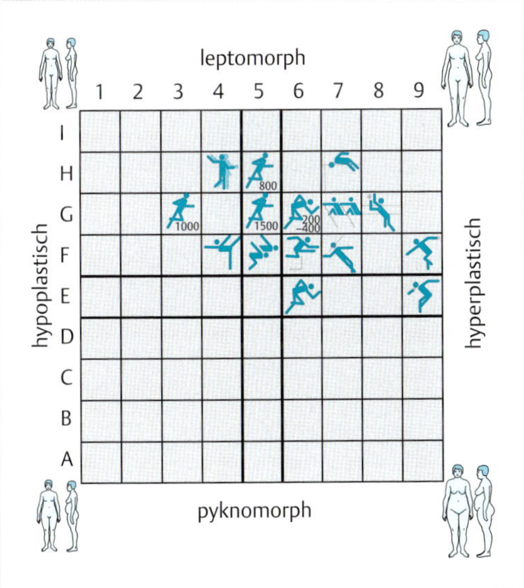

Abb. 35.7 Spitzensportlerinnen in Conrads Schachbrettmustergrafik (Quelle: [7]).

Merke

Im **deutschsprachigen Raum** ist die **Schachbrettmustergrafik** Conrads verbreitet, auf der jedem Individuum bzw. jedem (Spitzen-)Sportler mithilfe von anthropometrisch bestimmten **Metrik- und Plastik-Indizes** exakt eine bestimmte Position zugeteilt werden kann.

Hier steht an einem Ende der athletische (= hyperplastische) Typus, am anderen Ende der zierliche Hypoplastiker. Diese hypoplastisch-hyperplastische Variationsreihe wird um die leptomorph-pyknomorphe Variationsreihe ergänzt.

35.4 Literatur

[1] Conrad K. Der Konstitutionstypus als genetisches Problem. Berlin: Springer-Verlag; 1941

[2] Conrad K. Der Konstitutionstypus. Berlin, Göttingen, Heidelberg: Springer-Verlag; 1963

[3] Heath BH, Carter JEL. A modified somatotype method. Am J Physic Anthropol 1967; 27: 57–74

[4] Huter C. Die Naturell-Lehre als Grundlage der praktischen Menschenkenntnis. Detmold, Leipzig: Arminius-Verlag; 1907

[5] Kenntner K, Buhl B, Menzel H. Sport, Lebensalter und Gesundheit. Soziologische, leistungsbiographische, anthropometrische und medizinische Untersuchungen an Kraft-,

Ausdauer- und Nichtsportlern im Seniorenalter. Karlsruhe: Universitätsverlag; 2006
[6] Kretschmer E. Körperbau und Charakter. Berlin: Springer; 1921
[7] Raschka C. Sportanthropologie. Leitfaden der modernen, vergleichenden Sportanthropologie, Sportanthropometrie und trainingsrelevanten Konstitutionsbiologie. Köln: Sportverlag Strauß; 2006
[8] Schnabel G, Harre H-D, Krug J. Trainingslehre – Trainingswissenschaft: Leistung – Training – Wettkampf. 3. akt. Aufl. Aachen: Meyer&Meyer Verlag; 2014
[9] Schuelke M, Wagner KR, Stolz LE et al. Myostatin mutation associated with gross muscle hypertrophy in a child. N Engl J Med 2004; 350: 2682–2688
[10] Sheldon WH. The varieties of human physique. New York, London: Harper; 1940
[11] Sigaud C. La forme humaine. Paris: Maloine; 1914
[12] Viola G. Il metodo antropometrico 'di deformazione' per la classificazione clinica dei tipi morfologici. Padua; 1909

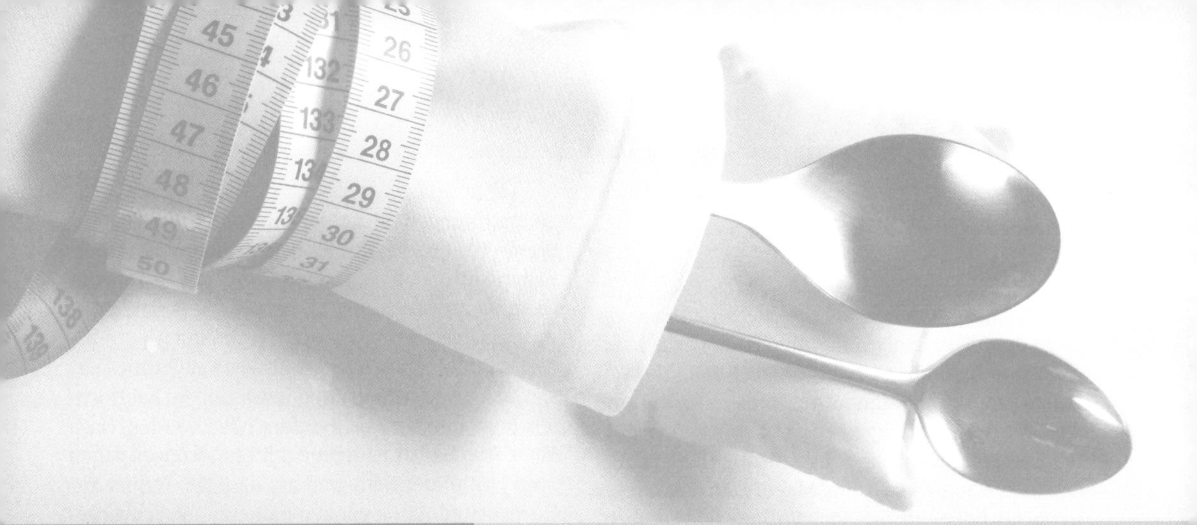

Teil XI

Essstörungen bei Sportlern

36 Essstörungen

36.1 Wer ist besonders gefährdet?

Essstörungen kommen bei Sportlern häufiger vor als in der Allgemeinbevölkerung. Frauen und Mädchen sind besonders gefährdet, aber auch der Anteil an Jungen und Männern nimmt zu. Dabei sind die Grenzen zwischen einem anfänglichen **gestörten Essverhalten** zu einer **Essstörung** fließend. Bei Letzterer kann es sich um **Magersucht** (**Anorexia nervosa**) oder um die sog. **Bulimie** („Ess-Brech-Sucht", **Bulimia nervosa**) handeln. Eine Essstörung muss als ernstzunehmende, psychosomatische Erkrankung verstanden werden, deren Behandlungserfolg umso höher ist, je früher mit einer Therapie begonnen wird [2], [6]!

Besonders gefährdet sind Sportler aus figurbetonten Disziplinen, wie Eiskunstlauf oder Kunstturnen. Hier wird das Körpergewicht aus ästhetischen Gründen und auch wegen des Bewegungsablaufs gering gehalten. Des Weiteren ist ein niedriges (aber nicht untergewichtiges!) Körpergewicht beim Laufen, Klettern oder Skispringen der Biomechanik wegen leistungsfördernd [2], [7].

36.2 Anorexia athletica

XI

Eine **sportinduzierte Essstörung** bis zur Grenze des Untergewichts wird mit dem Begriff **„Anorexia athletica"** bezeichnet. Diese Form wird häufig nicht als psychische Erkrankung eingestuft, da der Athlet bzw. die Athletin noch selbstbestimmt – abhängig von der Trainingsphase – das Körpergewicht reduzieren könnte. Es wird angenommen, dass der Athlet nach Beendigung des Leistungssports wieder das Essverhalten normalisiert und an Gewicht zunimmt [1]. Dieser theoretische Verlauf wird aber durch Praxiserfahrungen häufig widerlegt [2]. Das angelernte strenge Kontrollverhalten beim Essen birgt die Gefahr, dass sich eine Magersucht entwickelt [1]. Die Anorexia athletica stellt noch kein Vollbild der Anorexia nervosa dar, kann aber als eine Übergangsform zur Magersucht oder Bulimie angesehen werden. Eine Untersuchung an essgestörten Patienten einer Klinik (stationär) ermittelte eine Rate von 60 %, die vor der Erkrankung Leistungssport betrieben hatte [2].

Restriktives Essen zur Gewichtsreduktion muss nicht, kann aber bei entsprechender Prädisposition zu Essstörungen führen. Bestimmte Persönlichkeitseigenschaften, die oftmals bei Personen mit Essverhaltensstörungen zu finden sind, wie ein hoher Leistungsanspruch und Ehrgeiz sowie Perfektionismus, sind gerade bei Sportlern verbreitet [6].

Der Einfluss des Trainers als zentrale Bezugsperson darf bei Leistungs- und insbesondere bei Hochleistungssportlern nicht unterschätzt werden. Nach einer Studie über Patienten mit Essstörungen gaben zwei Drittel der Befragten an, dass der Trainer zur Gewichtsreduktion geraten hatte [2]. Die Schweizerische Arbeitsgemeinschaft für Sportpsychologie lehnt daher das Wiegen im Training ab und spricht sich für eine Sensibilisierung für das Thema in der Ausbildung von Trainern aus [6].

36.3 Kennzeichen der Magersucht

Personen mit Magersucht lehnen Nahrung mit der Absicht ab, eine immer weitergehende Gewichtsabnahme zu erzielen. Sinkt das Körpergewicht um mindestens 15 % unterhalb der Norm oder ist der Body Mass Index kleiner als 17,5 kg/m² (BMI: Körpergewicht zu Körpergröße im Quadrat), ist die Grenze zur Anorexie überschritten. Das eigene Körperbild wird – wie auch bei der Bulimie – gestört wahrgenommen (Körperschemastörung, ▶ Abb. 36.1). Magersüchtige Patienten halten sich trotz des Untergewichts für zu dick [1], [8]. Die Gewichtsreduktion verselbstständigt sich und der Tagesablauf wird nach dem Ziel ausgerichtet, so wenig wie möglich zu essen und zugleich viel Sport zu treiben. Die sportliche Aktivität geht oftmals in zwanghaftes Sporttreiben über, das auch weit über das vom Trainer vorgeschriebene Pensum hinausgeht [2].

36.4 Informationen und Hilfe zu Magersucht oder Bulimie

Essstörungen sind eine schwerwiegende Erkrankung, die neben der Hilfe von Angehörigen oder Freunden auch meist einer professionellen Unterstützung bedarf. Nicht nur die sportliche Leistungsfähigkeit wird abnehmen, sondern auch die seelische und körperliche Gesundheit leiden extrem. Je früher gegen die Essverhaltensstörung angegangen wird, umso besser sind die Heilungsaus-

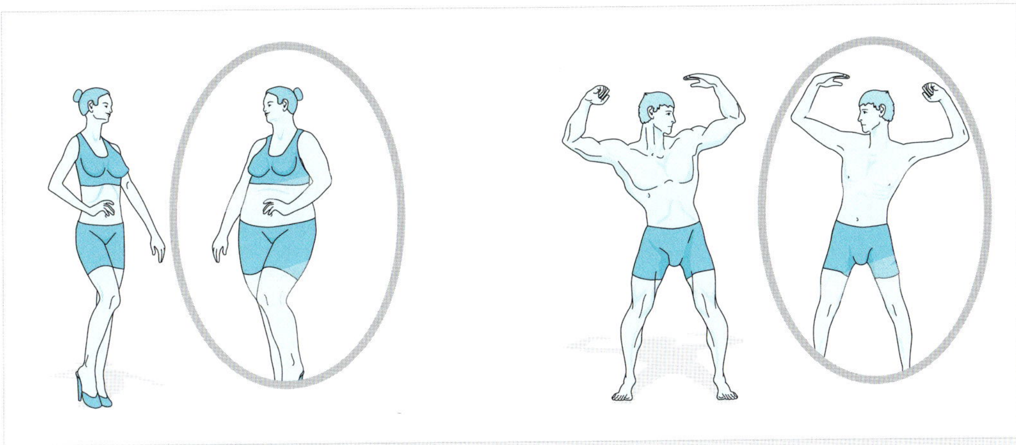

Abb. 36.1 Karikatur – Anorexia nervosa (links); inverse Anorexie (rechts) (Quelle: [5]).

sichten. Bei Nichtbehandlung besteht das Risiko einer chronischen Entwicklung mit erheblichen körperlichen und psychosozialen Folgen bis hin zu hohen Todesraten bei der Magersucht.

Im Folgenden sind umfangreiche, seriöse Info-Portale speziell für Betroffene, aber auch für Angehörige, Freunde und Trainer oder Mediziner aufgeführt, in denen sie sich umfassend über die Erkennung und die Risiken von Essstörungen sowie über eine Vielzahl von Hilfsangeboten informieren können.

36.4.1 Web-Adressen

▸ **www.magersucht-online.de.** Hier gibt es Informationsangebote zu Essstörungen, insbesondere Magersucht, von Betroffenen für Betroffene. Das Angebot gliedert sich nach Zielgruppen in die Info-Bereiche „Betroffene", „Angehörige" und „Fachleute". Zusammen mit Bulimie-Online.de und Hungrig-Online.de wird Magersucht-Online.de von dem gemeinnützigen Verein Hungrig-Online e. V. in Erlangen betrieben.

▸ **www.ab-server.de.** Der Beratungs- und Informationsserver zu Essstörungen ist ein Projekt der Deutschen Forschungsinitiative Essstörungen e. V. (DFE, Leipzig). Das Angebot bietet eine kostenfreie Online-Beratung, die Möglichkeit der Online-Vermittlung von Therapieplätzen, Beratungsstellen und Selbsthilfegruppen an. Ein Diskussionsforum für Betroffene und Angehörige (Chat) ermöglicht den Informations- und Erfahrungsaustausch. Die nach Themen sortierten umfangreichen Link-Listen bieten den Zugriff auf weitere Internet-Angebote.

▸ **www.bzga-essstoerungen.de.** Das Portal „Essstörungen" der Bundeszentrale für gesundheitliche Aufklärung (BZgA) bietet umfangreiche Informationstexte und Link-Listen für Betroffene, Angehörige, Fachleute und allgemein Interessierte. Eine persönliche Beratung kann kostenfrei und anonym über die Telefonberatung der BZgA in Anspruch genommen werden. Fachkräfte aus dem psychosozialen und medizinischen Bereich stehen hier bereit. Zudem ist ein Verzeichnis von Beratungsstellen eingebunden und eine Reihe an weiterführender Literatur aufgelistet. Die BZgA will neben der konkreten Hilfestellung für Betroffene über das Informationsangebot präventiv wirksam werden, um der Entstehung der Erkrankung vorzubeugen.

▸ **www.magersucht.de.** „magersucht.de" ist ein gemeinnütziger Verein und ein rein ehrenamtliches Projekt. Hier gibt es Hilfe zur Selbsthilfe für Betroffene und Angehörige. Dazu werden Informationen rund um die Krankheit bereitgestellt und eine Austauschplattform für Betroffene angeboten.

▸ **www.netzwerk-essstoerungen.ch.** Die Homepage „Netzwerk-Essstörungen" wurde von dem Expertennetz für Essstörungen Schweiz ins Leben gerufen und wird durch das Bundesamt für Bildung und Wissenschaft Bern (BBW) finanziert. Der Ratgeber richtet sich gezielt separat an Betroffene,

Angehörige und andere Interessierte. Der Bereich „Für Fachleute“ bietet Weiterbildungsmöglichkeiten und Fachartikel an. Über ein Adressenverzeichnis können ortsnahe Kliniken oder Selbsthilfegruppen gesucht werden.

36.5 Inverse Anorexie

Dieses Krankheitsbild wurde erstmals in den 1990er-Jahren durch Untersuchungen der Arbeitsgruppe um den amerikanischen Psychiater Harrison Pope [3] bekannt und wird im deutschen Sprachraum auch als „Adonis-Komplex“ bezeichnet. Weitere Synonyme sind Muskeldysmorphie, Muskelsucht, Bigorexia nervosa oder auch Machismo nervosa. Es handelt sich um eine Störung des Selbstbildes, die primär beim männlichen Geschlecht anzutreffen ist. Die Betroffenen leiden unter dem Gefühl einer ungenügenden Ausprägung der eigenen Muskulatur, gemessen an persönlichen Idealvorstellungen. Während sich anorektische Patientinnen trotz Unterernährung häufig als zu dick erleben, empfinden sich die Muskeldysmorphen in Extremfällen trotz herkulischer Körperausprägung als zu schmächtig, zu unmännlich, zu schmal und zu unmuskulös. Inverse Anorexie ist charakterisiert durch die Kombination starker psychischer Belastung, zwanghafter Beschäftigung mit dem eigenen Aussehen, häufigem Bodybuilding-Training und konsekutiver beruflicher und sozialer Beeinträchtigung [4].

36.6 Literatur

[1] Clasing D, Herpertz-Dahlmann B, Marx K. Die essgestörte Athletin. Dtsch Arztebl 1997; 94 (30): S.A-1999–2002

[2] Herpertz-Dahlmann B, Müller B. Leistungssport und Essstörungen aus kinder- und jugendpsychiatrischer Sicht. Mschr. Kinderheilkunde 2000; 148: 462–468

[3] Pope HG, Phillips KA, Olivardia R. Der Adonis-Komplex. Schönheitswahn und Körperkult bei Männern. München: DTV; 2001

[4] Raschka C. Sportanthropologie. Leitfaden der modernen, vergleichenden Sportanthropologie, Sportanthropometrie und trainingsrelevanten Konstitutionsbiologie. Köln: Sportverlag Strauß; 2006

[5] Raschka R, Ruf S. Sportlerernährung. Aktuel Ernährungsmed 2013; 38: 362–378

[6] Schweizerische Arbeitsgemeinschaft für Sportpsychologie (SASP). Gestörtes Essverhalten bei Sportlerinnen und Sportlern. Positionspapier No. 2. 20.08.2001. www.sportpsychologie.ch (10.01.2015)

[7] Williams MH. Ernährung, Fitness und Sport. Dt. Ausg. Rost R, Hrsg. Berlin: Ullstein Mosby Verlag; 1997

[8] Zwaan M, Schüssler P. Diagnostik und Therapie der Anorexia und Bulimia nervosa. Journal für Ernährungsmedizin 2000; 1: 16–19

Teil XII

Sporternährung in Fachzeitschriften und im Internet

37 Sporternährung in Fachzeitschriften

Informationen zu Fachzeitschriften aus den Bereichen Sportmedizin, Sportwissenschaft und Ernährungswissenschaft sind in ▶ Tab. 37.1 zusammengestellt.

Anmerkung:

Sporternährungsthemen werden selbstverständlich auch von Fachzeitschriften aus der Ernährungswissenschaft und Medizin aufgegriffen (Journal of Nutrition, Journal of Applied Physiology, American Journal of Physiology, Annual Reviews of Nutrition etc.).

Tab. 37.1 Fachzeitschriften zur Sporternährung.

Fachzeitschrift	Beschreibung	Schwerpunkt
International Journal of Sport Nutrition and Exercise Metabolism journals.humankinetics.com/ijsnem	Wer sich über die neuesten Forschungsergebnisse speziell aus dem Bereich der Sportlerernährung informieren will, ist beim IJSNEM genau richtig. Es ist **die** Zeitschrift für Ernährung und Sport. Kernbereich der Zeitschrift sind Originalarbeiten, wobei auch Reviews und Artikel zur Praxis der Sporternährung und Sportphysiologie Raum finden. Das IJSNEM erscheint vierteljährlich.	Sportlerernährung
International Journal of Sports Medicine www.thieme.de/de/international-journal-sports-medicine/33 090.htm	Der Georg Thieme Verlag ist Herausgeber des International Journal of Sports Medicine. Die fachlich sehr gute Zeitschrift thematisiert die Bereiche Physiologie und Biochemie, Training und Tests, Immunologie, Orthopädie und Biomechanik. Artikel zur Sportlerernährung sind in der Rubrik „Physiologie und Biochemie" und z. T. auch bei „Immunologie" zu finden.	Sportmedizin
Medicine&Science in Sports&Exercise www.acsm-msse.org/	Die sportmedizinische und sportwissenschaftliche Fachzeitschrift wird vom American College of Sports Medicine (**ACSM**) herausgegeben, der größten wissenschaftlichen Organisation zur Sportmedizin und -wissenschaft. Die Fachzeitschrift gehört zu den führenden Zeitschriften im Bereich Sportwissenschaften. Eine besonders wertvolle Orientierungshilfe bieten die Stellungnahmen (Position Stands), in denen sowohl aktuelle als auch klassische Themen behandelt werden.	Sportmedizin und -wissenschaft
The American Journal of Sports Medicine ajs.sagepub.com/	Das American Journal of Sports Medicine gehört zu den besten Fachzeitschriften aus der Reihe der Sportwissenschaften. Die Zeitschrift wird von der American Orthopaedic Society for Sports Medicine (**AOSSM**) herausgegeben und erscheint alle zwei Monate. Hauptinhalte des Journals sind geprüfte Originalartikel zu Themen aus der Sportmedizin, in deren Rahmen auch die Sportlerernährung thematisiert wird. Weiterhin steht jeweils ein aktuelles Thema zur Diskussion.	Sportmedizin und -wissenschaft
Deutsche Zeitschrift für Sportmedizin www.zeitschrift-sportmedizin.de/	Die Zeitschrift ist offizielles Organ der Deutschen Gesellschaft für Sportmedizin und Prävention (Deutscher Sportärztebund) e. V. (**DGSP**) und Fortbildungsorgan des Verbandes Österreichischer Sportärzte. Die Zielgruppe sind neben Medizinern und Sportwissenschaftlern andere sportmedizinisch interessierte Wissenschaftler, Trainer, Sportler etc. Das Journal bietet einen kostenfreien Zugriff auf alle Volltexte im Internet an.	Sportmedizin und -wissenschaft

Tab. 37.1 Fortsetzung

Fachzeitschrift	Beschreibung	Schwerpunkt
Schweizerische Zeitschrift für Sportmedizin und Sporttraumatologie www.sgsm.ch/publikationen/zeitschrift-sgsm/	In der Schweiz bietet die Schweizerische Gesellschaft für Sportmedizin (**SGSM**) die Zeitschrift SportMedizin und Sporttraumalogie an.	Sportmedizin und -wissenschaft
European Journal of Nutrition www.springerlink.com/	Das European Journal of Nutrition enthält Originalbeiträge, Reviews und kurze Informationen aus dem Gebiet der Ernährungswissenschaft/Ernährungsmedizin. Der Schwerpunkt der Inhalte liegt u. a. auf zellularen und molekularen Aspekten der Ernährung, Ernährung und Krankheit und Epidemiologie.	Ernährungswissenschaft und Medizin

38 Sporternährung im Internet

Empfehlenswerte Seiten im Internet zum Thema Sporternährung sind in ▶ Tab. 38.1 zusammengestellt.

Tab. 38.1 Online-Portale zur Sporternährung.

Internet-Link	Beschreibung
Swiss forum for sport nutrition Eidgenössische Technische Hochschule Zürich (ETH) www.sfsn.ch	Das Schweizer Forum für Sporternährung stellt wissenschaftlich fundiertes Wissen in übersichtlicher und leicht verständlicher Form dar. Thematisiert werden die wichtigsten Themen der Sportlerernährung in Form von Infoblättern, die kostenlos zum Download angeboten werden. Der Bereich „Supplemente“ wird über die Seite www.dopinginfo.ch von Antidoping Schweiz und dem Bundesamt für Sport abgebildet. Hilfreich und interessant ist auch die deutsche Seite: www.dopinginfo.de des Instituts für Biochemie der Deutschen Sporthochschule (DSHS) Köln.
Deutsches Ernährungsberatungs- und –informationsnetz Institut für Ernährungsinformation www.ernaehrung.de	Das **DEBInet** ist ein Portal zur menschlichen Ernährung für Verbraucher. Die Sporternährung (Bereich „Ernährungstipps“) bildet ein umfangreiches Kapitel. Behandelt werden die Grundlagen der Sporternährung, Nährstoffe, Nahrungsergänzungsmittel, die sportartspezifische und Wettkampfernährung. Tageskostpläne für verschiedene Sportarten runden das leicht verständlich geschriebene Angebot ab. Das Institut für Ernährungsinformation trägt das DEBInet und ist eine unabhängige Forschungseinrichtung.
Australian Institute of Sport Australian Sports Commission (ASC) Australian Institute of Sport (AIS) www.ais.org.au	Das Australian Government und das Australian Institute of Sport bieten eines der umfangreichsten, neutralen Angebote rund um das Thema Sporternährung an. Es richtet sich vorzugsweise an Hochleistungssportler, bietet aber auch Interessantes für den Breitensportler. Das Thema „Nutrition“ vom Department of Sports Nutrition ist im Bereich „AIS“ zu finden. Namhafte Autoren aus der Sporternährung bieten hier praxisnahe und wissenschaftlich fundierte Informationen an.
Gatorade Sports Science Institute www.gssiweb.com Deutsche Seite: www.gssiweb-de.com/	Das Angebot wird vom Sportnahrungshersteller Gatorade gesponsert. Das Gatorade Sports Science Institute (GSSI) bietet Informationen zur Sporternährung und Sportwissenschaft und richtet sich an Fachkräfte. Der Bereich bietet u. a. zu „Sports Nutrition“ Fachartikel und Handouts als Volltextversion frei an. Zu eigenen Forschungsarbeiten gibt das Institut unter dem Punkt „Gatorade Research“ Auskunft. Die Gatorade Sportprodukte werden auf der Seite www.gatorade.com beworben. Die Informationen aus diesem Bereich, der sich an Sportler und Trainer richtet, sind naturgemäß auf den Produktverkauf ausgerichtet.
Sportdatenbanken	
BISp Bundesinstitut für Sportwissenschaft www.bisp-datenbanken.de/	Das Recherchesystem des Bundesinstituts für Sportwissenschaft bietet eine übergreifende Suchfunktion in den Datenbanken Sponet, Spofor, Spomedia.
Sponet Institut für Angewandte Trainingswissenschaft www.sponet.de/	Sponet ist eine Suchmaschine für Sportwissenschaftler, Trainer und Sportler. Die Suche basiert auf einer Datenbank, die durch die Abteilung „Information und Dokumentation“ des Instituts für Angewandte Trainingswissenschaft in Leipzig erstellt wird. Zielgruppe sind vorwiegend Fachleute mit Schwerpunkt Trainingswissenschaft.

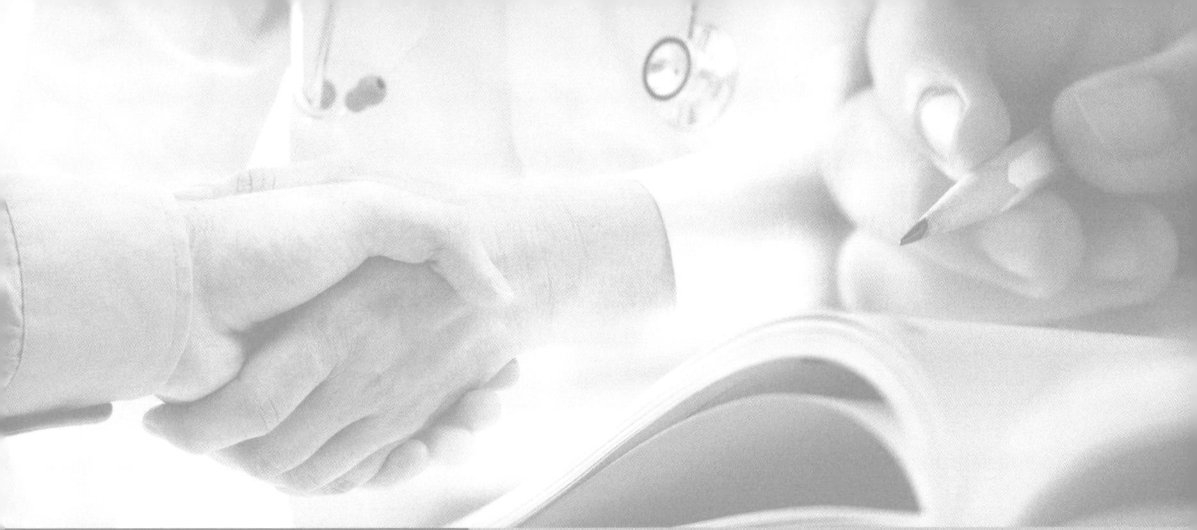

Teil XIII

Beratungspraxis

39 Tages-Ernährungsprotokoll

39.1 Protokoll-Vorlage

Das Tages-Ernährungsprotokoll (▶ Tab. 39.1) ist die Basis für die individuelle Ernährungsanalyse in der Ernährungsberatung und soll hier als Vorlage dienen. Um einen tatsächlichen Eindruck der Ernährungsweise des Sportlers zu erhalten, sollte das Protokoll mindestens eine Woche lang geführt werden.

Tag Nr. ________ Praxis-Logo/Anschrift ______________________________

Tages-Ernährungsprotokoll

Name: ______________________________ geb. ________

Sportart(en): ______________________________ Datum: ________

Körpergewicht: ______________________________ kg Körpergröße: ________ m

Supplement(e): ______________________________

Tab. 39.1 Tages-Ernährungsprotokoll.

Mahlzeiten	Zeit	Nahrungsmittel (Speisen u. Getränke)	Portion, Menge	Situation (zu Hause, Sportstätte, Kantine etc.)
Frühstück				
Zwischenmahlzeit				
Mittagessen				
Zwischenmahlzeit				
Abendessen				
Spätmahlzeit				
zwischendurch				
Sport:				
Zeit: ______ Uhr	Dauer: ______	Belastungsart: ______________________		
Zeit: ______ Uhr	Dauer: ______	Belastungsart: ______________________		

Hinweise zur Ernährungsprotokollierung

- Bitte führen Sie das Ernährungsprotokoll über 7 Tage.
- Alle Lebensmittel, Speisen und Getränke sofort zum Zeitpunkt des Verzehrs eintragen und nicht später!
- Körpergewicht: Wiegen Sie sich zu Beginn und am letzten Tag des Protokolls.
- Angabe der Lebensmittelmengen in Haushaltsmaßen (z. B. TL, EL, Tasse, Teller) und – wo möglich – in Gramm (z. B. Joghurtbecher 150g; zu Hause abwiegen, ansonsten schätzen)
- Fettgehalt notieren (wo möglich, insbesondere bei Milchprodukten: z. B. Fruchtjoghurt 1,5 % Fett)

39.2 Übliche Haushaltsmaße/ Portionseinheiten (Beispiele)

In ▸ Tab. 39.2 sind Beispiele der üblichen Haushaltsmaße und Portionseinheiten gängiger Nahrungsmittel und Getränke zur besseren Orientierung zusammengestellt.

Tab. 39.2 Haushaltsmaße und Portionseinheiten ausgewählter Nahrungsmittel und Getränke.

Nahrungsmittel/Getränk	Portion
Brot und Flocken	
Bauernbrot, Vollkornbrot	Scheibe 40–50g
Weißbrot	Scheibe 25g
Vollkornbrötchen	Stück 60g
Brötchen hell	Stück 45g
Laugenbrezel	Stück 125g
Müsli (trocken)	Esslöffel 10g
Cornflakes (trocken)	Esslöffel 4g
Brotbelag	
Butter, Margarine	Teelöffel 5g
Wurst-Aufschnitt	Scheibe 25g
Emmentaler (45 % Fett i.Tr.)	Scheibe 20g
Frischkäse (Doppelrahmstufe)	Teelöffel 10g
Marmelade, Honig, Nussnougatcreme	TL 10 g, EL 20g
Milchprodukte	
Trinkmilch, 1,5 % Fett	Glas 200 ml
Magerquark	Esslöffel 30g
Joghurt natur, 1,5 % Fett	Becher 150g
Obst	
Apfel, Birne, Orange	Stück 130g
Banane	Stück 140g
Kiwi, Aprikose	Stück 45g
Weintrauben	10 Stück = 25g
Mittagessen	
Putenschnitzel	Portion 100g
Frikadelle	Stück 125g
Fisch gebraten	Portion 150g
Kartoffeln gegart	Stück 80g
Kartoffelpüree	Portion 200g
Bratkartoffeln	Tasse 120g
Pommes frites	Portion 100g
Teigwaren gegart (eifrei)	Portion 180g
Nudeln + Hackfleischsoße	Portion 580g
Nudeln + Zucchini-Tomatensoße	Portion 620g
Reis gekocht	Tasse 100g
Tomatensoße	Portion 125g
Gemüse gedünstet	Portion 150g

Tab. 39.2 Fortsetzung

Nahrungsmittel/Getränk	Portion
Tomate roh	Stück 60g
grüner Salat (ohne Soße)	Portion 50g
Olivenöl	Esslöffel 10 ml
Joghurt-/Essig-Öl-Dressing	Esslöffel 10 ml
Getränke	
Mineralwasser, Fruchtsaft	Glas 200 ml
Bier/Bier alkoholfrei	Flasche 500 ml
Kaffee	Tasse 150g
Zucker	Teelöffel 5g
Nascherei, zwischendurch	
Trockenkuchen	Stück 70g
Obstkuchen	Stück 100g
Schlagsahne	Esslöffel 20g
Butterkeks, Schokokeks	Stück 5g
Schokoriegel	Stück 60g
Müsliriegel	Stück 25–50g
Nüsse	Esslöffel 35g
Eis-Kugel	Kugel 30g
Schnellgerichte	
Cheeseburger	Stück 120g
Pizza	Portion 400g
Bratwurst	Stück 150g

Portionseinheiten nach „Opti-Diet“

40 Ernährungspläne

40.1 Beispiel-Pläne

Die Tages-Ernährungspläne (▶ Tab. 40.1, ▶ Tab. 40.2, ▶ Tab. 40.3, ▶ Tab. 40.4, ▶ Tab. 40.5, ▶ Tab. 40.6, ▶ Tab. 40.7, ▶ Tab. 40.8) sollen exemplarisch einen Eindruck geben, wie eine kohlenhydratbetonte und fettkontrollierte Ernährung aussehen kann. Damit der Athlet ein Gefühl für Energiemengen bekommt und sich mit seiner eigenen Energie-Aufnahme einschätzen kann, sind die Pläne für **unterschiedliche Kilokalorienwerte** berechnet worden.

Keineswegs ersetzen solche Tagespläne eine professionelle, individuelle Ernährungsberatung bzw. Ernährungsanalyse mit einem 7-Tages-Protokoll. Nur diese lässt eine Bewertung der individuellen Ernährungsweise zu.

Der Planberechnung zugrunde liegende Rezepte entstammen der Ernährungssoftware „OptiDiet“.

Achtung: Im Tagesplan nicht aufgeführt sind nicht energieliefernde Getränke wie Mineralwasser/Wasser.

Tab. 40.1 Tages-Ernährungsplan (2500 kcal).

Bezeichnung	Anzahl	Einheit	Port. (g)	Menge (g)	Energie (kcal)	Fett% (%)	Fett (g)	KH% (%)	KH (g)	Prot.% (%)	Prot. (g)	Ballastst. (g)	Sacch. (g)	Chol. (mg)
	1	Tag		2549	**2540**	**33**	96	**52**	327	13	83	50	55	157
Frühstück				**385**	**250**	**19**	**5**	**73**	**45**	**9**	**5**	**4**	**4**	**12**
Pfefferminztee (Getränk)	1	Tasse	150	150	1			100						
Kaffee mit Milch u. Zucker (Getränk)	1	Tasse	150	150	18	8		81	4	10			3	
Vollkornbrötchen	1	Stück	60	60	133	6	1	79	26	15	5	4		
Honig	2	TL	10	20	61			100	15	1			1	
Butter	1	TL	5	5	37	99	4							12
Zwischenmahlzeit				**293**	**310**	**9**	**3**	**76**	**59**	**13**	**10**	**4**	**5**	**11**
Trinkmilch 1,5 %	1,4	Tasse	125	175	85	29	3	41	9	29	6			11
Cornflakes, trocken	2	Tasse	20	40	142	2		90	32	8	3	2	1	
Rosinen	1	EL	20	20	60	2		90	13	3	1	1		
Pfirsich	0,5	Stück	115	58	23	2		80	5	8	1	1	3	
Mittagessen				**1028**	**721**	**45**	**37**	**44**	**79**	**8**	**14**	**20**	**21**	**52**
Gratin aus Kartoffeln u. Ziegenkäse **R**	1	Portion	382	382	463	63	33	28	32	8	10	7	1	52
Apfelsaftschorle	1	Glas	200	200	50	6		86	11	3			2	
Möhrensalat **R**	1	Portion	247	247	101	31	4	56	14	9	2	8	7	
sommerlicher Obstsalat **R**	1	Portion	200	200	107	3		83	22	7	2	5	11	
Zwischenmahlzeit				**381**	**725**	**53**	**44**	**33**	**59**	**14**	**24**	**11**	**4**	**78**
Roggenbrötchen	1	Stück	131	131	293	25	8	62	44	13	10	9	1	1
Schinkenwurst	1	Stück	125	125	368	84	35			16	14			78
Apfel	1	Stück	125	125	65	7	1	86	14	3		3	3	
Abendessen				**462**	**534**	**11**	**7**	**65**	**86**	**23**	**30**	**11**	**22**	**5**
Mehrkornbrot	1	Stück	40	40	87	4		85	18	11	2	2		
Vollkornbrot – Roggenvollkornbrot	1	Scheibe	50	50	94	5	1	81	19	14	3	4		
Knäckebrot – Roggenbrot mit Sesam	1	Scheibe	10	10	35	12	1	76	7	12	1	1		

Tab. 40.1 Fortsetzung

Bezeichnung	Anzahl	Einheit	Port. (g)	Menge (g)	Energie (kcal)	Fett% (%)	Fett (g)	KH% (%)	KH (g)	Prot.% (%)	Prot. (g)	Ballastst. (g)	Sacch. (g)	Chol. (mg)
Frischkäsezubereitung Magerstufe	2	EL	30	60	49	11	1	20	2	67	8			3
Hartkäse Magerstufe	1	Scheibe	30	30	50	5				92	11			1
Tomaten	2	Stück	60	120	21	11		60	3	22	1	1		
Banane	1	Stück	140	140	133	2		91	30	5	2	3	15	
Schokolade	2	Stückchen	6	12	64	52	4	41	7	7	1		5	1

Ballastst.: Ballaststoffe; Chol.: Cholesterin; EL: Esslöffel; KH: Kohlenhydrate; Port.: Portion; Prot.: Protein; R: Rezept; Sacch.: Saccharose; TL: Teelöffel

Tab. 40.2 Tages-Ernährungsplan (3000 kcal).

Bezeichnung	Anzahl	Einheit	Port. (g)	Menge (g)	Energie (kcal)	Fett% (%)	Fett (g)	KH% (%)	KH (g)	Prot.% (%)	Prot. (g)	Ballastst. (g)	Sacch. (g)	Chol. (mg)
	1	Tag		4799	**3027**	**28**	95	57	427	14	103	67	76	182
Frühstück				**525**	**514**	**19**	**11**	**62**	**78**	**18**	**23**	**5**	**32**	**24**
Kaffee mit Milch u. Zucker (Getränk)	2	Tasse	150	300	35	8		81	7	10	1		6	
Mehrkornbrötchen	1	Stück	60	60	138	4	1	85	29	11	4	3		
Graubrot – Roggentoastbrot	1	Scheibe	30	30	74	13	1	76	14	12	2	2	1	
Butter	1	TL	5	5	37	99	4							12
Schnittkäse Dreiviertelfettstufe	1	Scheibe	30	30	77	55	5			44	8			11
Erdbeerkonfitüre	2	Portion	20	40	107	1		99	26	1			25	
Magerquark	2	EL	30	60	45	2		22	2	73	8			1
Zwischenmahlzeit				**445**	**204**	**4**	**1**	**82**	**41**	**10**	**5**	**2**	**9**	
Brötchen mit Rosinen	1	Stück	45	45	114	5	1	84	24	11	3	2		
Orangenfruchtsaft	1	Glas	200	200	90	3		80	18	8	2	1	9	
Mittagessen				**2294**	**1234**	**33**	**46**	**51**	**157**	**14**	**42**	**44**	**19**	**31**
Apfelsaft	1	Glas	200	200	103	6	1	86	23	2	1		6	
Kartoffeln	3	Stück	80	240	165	1		84	34	12	5	6	1	
Vollkornnudeln mit Karotten u. Pesto **R**	1,5	Portion	625	938	565	29	19	53	74	17	23	34	9	6
Tomatensalat mit Schafskäse **R**	1,5	Portion	161	242	268	78	24	8	5	13	8	2		17
Joghurt 1,5 % Fett	1	kleiner Becher	150	150	69	29	2	36	6	30	5			8
Obst	1	Stück	125	125	65	7	1	86	14	3		3	3	
Zwischenmahlzeit				**700**	**433**	**21**	**10**	**69**	**75**	**8**	**9**	**6**	**14**	**57**
Obstkuchen aus Hefeteig	2	Stück	150	300	433	21	10	69	75	8	9	6	14	57
Abendessen				**835**	**643**	**36**	**26**	**47**	**75**	**15**	**24**	**10**	**2**	**70**
Vollkornbrot	1	Scheibe	40	40	75	5		81	15	14	3	4		

Tab. 40.2 Fortsetzung

Bezeichnung	Anzahl	Einheit	Port. (g)	Menge (g)	Energie (kcal)	Fett% (%)	Fett (g)	KH% (%)	KH (g)	Prot.% (%)	Prot. (g)	Ballastst. (g)	Sacch. (g)	Chol. (mg)
Graubrot	2	Scheibe	40	80	168	3	1	86	36	11	5	4	1	
Butter	2	TL	5	10	74	99	8							24
Bierschinken	2	Scheibe	25	50	90	58	6			41	9			30
Weichkäse	1	Portion	30	30	83	70	7			30	6			16
Kopfsalat in Essig-Öl-Marinade	1	Portion	75	75	46	79	4	11	1	7	1	1		
Weintrauben	1,5	Portion	100	150	106	4	1	88	23	4	1	1	1	

Ballastst.: Ballaststoffe; Chol.: Cholesterin; EL: Esslöffel; KH: Kohlenhydrate; Port.: Portion; Prot.: Protein; R: Rezept; Sacch.: Saccharose; TL: Teelöffel

Tab. 40.3 Tages-Ernährungsplan (3000 kcal – Variante).

Bezeichnung	Anzahl	Einheit	Port. (g)	Menge (g)	Energie (kcal)	Fett% (%)	Fett (g)	KH% (%)	KH (g)	Prot.% (%)	Prot. (g)	Ballastst. (g)	Sacch. (g)	Chol. (mg)
	1	Tag		3 265	**2974**	**20**	66	**60**	44	18	13	53	94	19
Frühstück				**503**	**385**	**24**	**10**	**65**	**62**	**10**	**10**	**6**	**19**	**16**
Tee schwarz mit Milch (Getränk)	2	Tasse	125	250	6	40		25		33	1			
Graubrot – Roggentoastbrot	1	Scheibe	30	30	74	13	1	76	14	12	2	2	1	
Butter	1	TL	5	5	37	99	4							12
Erdbeerkonfitüre	1	Portion	20	20	54	1		99	13	1			13	
Bircher-Benner-Müsli **R**	1	Portion	198	198	214	20	5	65	34	13	7	4	5	4
Zwischenmahlzeit				**268**	**410**	**3**	**2**	**85**	**86**	**11**	**11**	**8**	**16**	
Laugenbrezel	1	Stück	128	128	277	4	1	83	56	13	9	6	1	
Banane	1	Stück	140	140	133	2		91	30	5	2	3	15	
Mittagessen				**1896**	**1153**	**9**	**12**	**63**	**182**	**24**	**68**	**29**	**24**	**77**
Apfelsaft	1,5	Glas	200	300	155	6	1	86	35	2	1		9	
Folienkartoffeln mit Kräuter-Quark-Creme **R**	1,5	Portion	533	799	498	2	1	69	85	26	32	14	2	2
Pfannengemüse mit Schweinefleisch **R**	1	Portion	596	596	394	22	10	42	40	35	34	10	1	75
sommerlicher Obstsalat **R**	1	Portion	200	200	107	3		83	22	7	2	5	11	
Zwischenmahlzeit				234	381	44	19	48	45	9	8	1	20	85
Rührkuchen	1	Stück	84	84	364	45	19	46	41	9	8	1	18	85
Kaffee mit Milch u. Zucker (Getränk)	1	Tasse	150	150	18	8		81	4	10			3	
Abendessen				**365**	**645**	**31**	**23**	**44**	**70**	**23**	**37**	**9**	**15**	**17**
Vollkornbrot	1	Scheibe	40	40	75	5		81	15	14	3	4		
Graubrot	2	Scheibe	40	80	168	3	1	86	36	11	5	4	1	
Butter	1	TL	5	5	37	99	4							12
Hartkäse Magerstufe	2	Scheibe	30	60	100	5	1			92	23			1

Tab. 40.3 Fortsetzung

Bezeichnung	Anzahl	Einheit	Port. (g)	Menge (g)	Energie (kcal)	Fett% (%)	Fett (g)	KH% (%)	KH (g)	Prot.% (%)	Prot. (g)	Ballastst. (g)	Sacch. (g)	Chol. (mg)
Frischkäsezubereitung Magerstufe	1	EL	30	30	25	11		20	1	67	4			2
Eisbergsalat in Essig-Öl-Marinade	1,5	Portion	84	126	112	73	9	20	5	3	1	2	3	
Schokolade	4	Stückchen	6	24	129	52	8	41	13	7	2		11	2

Ballastst.: Ballaststoffe; Chol.: Cholesterin; EL: Esslöffel; KH: Kohlenhydrate; Port.: Portion; Prot.: Protein; R: Rezept; Sacch.: Saccharose; TL: Teelöffel

Tab. 40.4 Tages-Ernährungsplan (3500 kcal).

Bezeichnung	Anzahl	Einheit	Port. (g)	Menge (g)	Energie (kcal)	Fett% (%)	Fett (g)	KH% (%)	KH (g)	Prot.% (%)	Prot. (g)	Ballastst. (g)	Sacch. (g)	Chol. (mg)
	1	Tag		3 578	**3 816**	**32**	139	**54**	507	13	120	63	156	394
Frühstück				**578**	**618**	**11**	**7**	**69**	**105**	**20**	**30**	**7**	**47**	**13**
Kaffee mit Milch u. Zucker (Getränk)	2	Tasse	150	300	35	8		81	7	10	1		6	
Vollkornbrötchen	1,5	Stück	60	90	200	6	1	79	39	15	7	6		
Marmelade	2,5	Portion	25	63	175	1		99	43			1		41
Hartkäse Magerstufe	1	Scheibe	30	30	50	5				92	11			1
Weißbrot – Weizentoastbrot	1	Scheibe	30	30	76	12	1	77	14	12	2	1		
Magerquark	2	EL	30	60	45	2		22	2	73	8			1
Butter	1	TL	5	5	37	99	4							12
Zwischenmahlzeit				**131**	**313**	**12**	**4**	**72**	**56**	**13**	**10**	**5**	**26**	**9**
Pfirsich	0,5	Stück	115	58	23	2		80	5	8	1	1	3	
Joghurt fettarm mit Früchten 1,5 %	1,5	Becher	150	225	186	14	3	69	32	15	7	2	23	9
Rosinen	0,5	EL	20	10	30	2		90	7	3		1		
Haferflocken, trocken	2	EL	10	20	74	17	1	70	13	14	3	1		
Mittagessen				**1533**	**1234**	**51**	**72**	**38**	**118**	**8**	**25**	**31**	**26**	**103**
Gratin aus Kartoffeln u. Ziegenkäse **R**	2	Portion	382	763	926	63	66	28	64	8	19	14	2	103
Apfelsaftschorle	1	Glas	200	200	50	6		86	11	3			2	
Möhrensalat **R**	1,5	Portion	247	370	151	31	5	56	21	9	4	12	10	
sommerlicher Obstsalat **R**	1	Portion	200	200	107	3		83	22	7	2	5	11	
Zwischenmahlzeit				**588**	**999**	**29**	**32**	**61**	**151**	**10**	**24**	**11**	**51**	**199**
Trockenkuchen	2	Stück	70	140	548	49	30	45	60	7	9	2	31	197
Kaffee mit Milch u. Zucker (Getränk)	1	Tasse	150	150	18	8		81	4	10			3	
Banane	1	Stück	140	140	133	2		91	30	5	2	3	15	
Laugenbreze	1	Stück	128	128	277	4	1	83	56	13	9	6	1	

Tab. 40.4 Fortsetzung

Bezeichnung	Anzahl	Einheit	Port. (g)	Menge (g)	Energie (kcal)	Fett% (%)	Fett (g)	KH% (%)	KH (g)	Prot.% (%)	Prot. (g)	Ballastst. (g)	Sacch. (g)	Chol. (mg)
Frischkäsezubereitung Magerstufe	1	Stück	30	30	25	11		20	1	67	4			2
Abendessen				**567**	**652**	**32**	**23**	**48**	**77**	**20**	**32**	**10**	**6**	**69**
Mehrkornbrot	2	Scheibe	40	80	175	4	1	85	37	11	5	4	1	
Vollkornbrot – Roggenvollkornbrot	1	Scheibe	50	50	94	5	1	81	19	14	3	4		
Frischkäsezubereitung Magerstufe	1,5	EL	30	45	37	11	1	20	2	67	6			2
Butter	2	TL	5	10	74	99	8							24
Bierschinken	2	Scheibe	25	50	90	58	6			41	9			30
Tomaten	2	Stück	60	120	21	11		60	3	22	1	1		
Trinkmilch 1,5 %	1,6	Tasse	125	200	97	29	3	41	10	29	7			12
Schokolade	2	Stückchen	6	12	64	52	4	41	7	7	1		5	1

Ballastst.: Ballaststoffe; Chol.: Cholesterin; EL: Esslöffel; KH: Kohlenhydrate; Port.: Portion; Prot.: Protein; R: Rezept; Sacch.: Saccharose; TL: Teelöffel

Tab. 40.5 Tages-Ernährungsplan (3600 kcal; sehr kohlenhydratreiche Kost: 65 % Energieprozent KH, 580 g KH – geeignet zur Superkompensation).

Bezeichnung	Anzahl	Einheit	Port. (g)	Menge (g)	Energie (kcal)	Fett% (%)	Fett (g)	KH% (%)	KH (g)	Prot.% (%)	Prot. (g)	Ballastst. (g)	Sacch. (g)	Chol. (mg)
Superkompensationskost	1	Tag		3 788	**3 608**	**19**	77	**65**	577	**15**	132	68	149	141
Frühstück				**490**	**568**	**17**	**11**	**76**	**106**	**7**	**9**	**6**	**55**	**24**
Kaffee mit Milch u. Zucker (Getränk)	2	Tasse	150	300	35	8		81	7	10	1		6	
Vollkornbrötchen	1	Stück	60	60	133	6	1	79	26	15	5	4		
Brötchen – Weizenbrötchen mit Mohn	1	Stück	45	45	116	11	2	76	22	13	4	2		
Marmelade	3	Portion	25	75	210	1		99	51			1	49	
Butter	2	TL	5	10	74	99	8							24
Zwischenmahlzeit				**388**	**414**	**8**	**4**	**80**	**82**	**9**	**10**	**8**	**34**	**6**
Pfirsich	0,5	Stück	115	58	23	2		80	5	8	1	1	3	
Joghurt fettarm mit Früchten 1,5 % Fett	1	Becher	150	150	124	14	2	69	21	15	4	1	15	6
Rosinen	1	EL	20	20	60	2		90	13	3	1	1		
Haferflocken, trocken	2	EL	10	20	74	17	1	70	13	14	3	1		
Banane	1	Stück	140	140	133	2		91	30	5	2	3	15	
Mittagessen				**1744**	**1093**	**32**	**39**	**47**	**126**	**20**	**54**	**32**	**24**	**63**
Apfelsaftschorle	1	Glas	200	200	50	6		86	11	3			2	
Nudeln mit Zucchini-Tomatensoße **R**	2	Portion	549	1097	835	37	35	39	80	24	49	20	3	63
Möhrensalat **R**	1	Portion	247	247	101	31	4	56	14	9	2	8	7	
sommerlicher Obstsalat **R**	1	Portion	200	200	107	3		83	22	7	2	5	11	
Zwischenmahlzeit				**532**	**638**	**4**	**3**	**84**	**132**	**11**	**17**	**12**	**25**	
Banane	1	Stück	140	140	133	2		91	30	5	2	3	15	
Laugenbrezel	1,5	Stück	128	192	415	4	2	83	84	13	14	8	1	
Orangenfruchtsaft	1	Glas	200	200	90	3		80	18	8	2	1	9	
Abendessen				**635**	**896**	**21**	**21**	**59**	**131**	**19**	**43**	**10**	**10**	**48**
Mehrkornbrot	2	Scheibe	40	80	175	4	1	85	37	11	5	4	1	
Graubrot – Roggenbrot	1,5	Scheibe	45	68	142	4	1	84	30	12	4	4		

Tab. 40.5 Fortsetzung

Bezeichnung	Anzahl	Einheit	Port. (g)	Menge (g)	Energie (kcal)	Fett% (%)	Fett (g)	KH% (%)	KH (g)	Prot.% (%)	Prot. (g)	Ballastst. (g)	Sacch. (g)	Chol. (mg)
Frischkäsezubereitung Magerstufe	2,5	EL	30	75	61	11	1	20	3	67	10			4
Hartkäse Dreiviertelfettstufe	1	Scheibe	30	30	107	56	7			44	12			16
Tomaten	2	Stück	60	120	21	11		60	3	22	1	1		
Milchreis mit Zucker u. Zimt	1	Portion	25	250	325	22	8	65	52	13	10	1	4	28
Schokolade	2	Stückchen	6	12	64	52	4	41	7	7	1		5	1

Ballastst.: Ballaststoffe; Chol.: Cholesterin; EL: Esslöffel; KH: Kohlenhydrate; Port.: Portion; Prot.: Protein; R: Rezept; Sacch.: Saccharose; TL: Teelöffel

Tab. 40.6 Tages-Ernährungsplan (4000 kcal).

Bezeichnung	Anzahl	Einheit	Port. (g)	Menge (g)	Energie (kcal)	Fett% (%)	Fett (g)	KH% (%)	KH (g)	Prot.% (%)	Prot. (g)	Ballastst. (g)	Sacch. (g)	Chol. (mg)
	1	Tag		3 418	**4 063**	**33**	150	50	504	**16**	163	68	82	599
Frühstück				**485**	**505**	**28**	**16**	**61**	**76**	**10**	**13**	**7**	**17**	**43**
Pfefferminztee (Getränk)	1	Tasse	150	150	1			100						
Kaffee mit Milch u. Zucker (Getränk)	1	Tasse	150	150	18	8		81	4	10			3	
Vollkornbrötchen	1	Stück	60	60	133	6	1	79	26	15	5	4		
Honig	2	TL	10	20	61			100	15	1			1	
Butter	1	TL	5	5	37	99	4							12
Frischkäse mit Kräutern Viertelfettstufe	1	EL	30	30	32	25	1	12	1	61	5			3
Mischbrot mit Butter u. Marmelade	1	Scheibe	70	70	223	40	10	55	30	5	3	2	13	28
Zwischenmahlzeit				**356**	**460**	**19**	**10**	**64**	**73**	**15**	**17**	**8**	**6**	**9**
Apfel-Bananen-Müsli mit Walnüssen **R**	1,5	Portion	238	356	460	19	10	64	73	15	17	8	6	9
Mittagessen				**1453**	**1596**	**45**	**81**	**37**	**145**	**18**	**71**	**32**	**40**	**415**
Nudeln mit Hackfleischsoße **R**	1,7	Portion	581	987	714	26	21	44	79	29	51	24	3	59
Feldsalat mit Avocadocreme **R**	1,5	Portion	178	266	283	85	27	7	5	7	5	5	1	17
Schokoladenpudding	1	Portion	200	200	599	47	32	42	62	11	16	2	37	340
Zwischenmahlzeit				**345**	**457**	**22**	**11**	**67**	**77**	**8**	**9**	**8**	**13**	**84**
fettarmer Hefezopf	2	Scheibe	50	100	302	27	9	63	47	10	8	3	6	84
frischer Obstsalat **R**	2	Portion	123	245	155	13	2	76	31	5	2	6	8	
Abendessen				**778**	**1045**	**27**	**32**	**52**	**133**	**20**	**53**	**13**	**5**	**47**
Mehrkornbrot	3	Stück	40	120	262	4	1	85	55	11	7	6	1	
Vollkornbrot – Roggenvollkornbrot	1	Scheibe	50	50	94	5	1	81	19	14	3	4		

Tab. 40.6 Fortsetzung

Bezeichnung	Anzahl	Einheit	Port. (g)	Menge (g)	Energie (kcal)	Fett% (%)	Fett (g)	KH% (%)	KH (g)	Prot.% (%)	Prot. (g)	Ballastst. (g)	Sacch. (g)	Chol. (mg)
Frischkäse mit Kräutern Dreiviertelfettstufe	1	EL	20	20	28	57	2	9	1	32	2			7
Hartkäse Magerstufe	2	Scheibe	30	60	100	5	1			92	23			1
Tomatensalat mit Käse u. Oliven	2	Portion	139	278	237	74	20	11	6	13	7	3		12
Milchreis mit Zucker u. Zimt	1	Portion	250	250	325	22	8	65	52	13	10	1	4	28

Ballastst.: Ballaststoffe; Chol.: Cholesterin; EL: Esslöffel; KH: Kohlenhydrate; Port.: Portion; Prot.: Protein; R: Rezept; Sacch.: Saccharose; TL: Teelöffel

Tab. 40.7 Tages-Ernährungsplan (5000 kcal).

Bezeichnung	Anzahl	Einheit	Port. (g)	Menge (g)	Energie (kcal)	Fett% (%)	Fett (g)	KH% (%)	KH (g)	Prot.% (%)	Prot. (g)	Ballastst. (g)	Sacch. (g)	Chol. (mg)
	1	Tag		4665	**5 006**	**30**	169	**53**	663	16	194	95	101	492
Frühstück				**720**	**834**	**30**	**28**	**63**	**129**	**6**	**13**	**9**	**49**	**40**
Pfefferminztee (Getränk)	1	Tasse	150	150	1			100						
Kaffee mit Milch u. Zucker (Getränk)	1	Tasse	150	150	18	8		81	4	10			3	
Orangenfruchtsaft	1	Glas	200	200	90	3		80	18	8	2	1	9	
Vollkornbrötchen	1	Stück	60	60	133	6	1	79	26	15	5	4		
Honig	2	TL	10	20	61			100	15	1			1	
Butter	1	TL	5	5	37	99	4							12
Nussnougatcreme	2	Portion	20	40	209	50	12	46	24	3	2	2	23	
Mischbrot mit Butter u. Marmelade	1	Scheibe	70	70	223	40	10	55	30	5	3	2	13	28
Weißbrot, Toast	1	Scheibe	25	25	63	12	1	77	12	12	2	1		
Zwischenmahlzeit				**376**	**540**	**24**	**15**	**60**	**80**	**14**	**19**	**9**	**7**	**32**
Apfel-Bananen-Müsli mit Walnüssen **R**	1,5	Portion	238	356	460	19	10	64	73	15	17	8	6	9
Butterkekse	4	Stück	5	20	80	54	5	38	8	8	2	1		22
Mittagessen				**2348**	**1903**	**38**	**81**	**40**	**187**	**22**	**102**	**49**	**27**	**290**
Nudeln mit Hackfleischsoße **R**	3	Portion	581	1742	1261	26	38	44	139	29	89	43	5	103
Feldsalat mit Avocadocreme **R**	1,5	Portion	178	266	283	85	27	7	5	7	5	5	1	17
Apfelsaftschorle	1,2	Glas	200	240	60	6		86	13	3			3	
Schokoladenpudding	0,5	Portion	200	100	299	47	16	42	31	11	8	1	18	170
Zwischenmahlzeit				**473**	**733**	**15**	**13**	**73**	**134**	**10**	**18**	**14**	**14**	**84**
fettarmer Hefezopf	2	Scheibe	50	100	302	27	9	63	47	10	8	3	6	84
frischer Obstsalat **R**	2	Portion	123	245	155	13	2	76	31	5	2	6	8	
Laugenbrezel	1	Stück	128	128	277	4	1	83	56	13	9	6	1	

Tab. 40.7 Fortsetzung

Bezeichnung	Anzahl	Einheit	Port. (g)	Menge (g)	Energie (kcal)	Fett% (%)	Fett (g)	KH% (%)	KH (g)	Prot.% (%)	Prot. (g)	Ballastst. (g)	Sacch. (g)	Chol. (mg)
Abendessen				**748**	**995**	**28**	**32**	**54**	**133**	**17**	**41**	**13**	**5**	**47**
Mehrkornbrot	3	Scheibe	40	120	262	4	1	85	55	11	7	6	1	
Vollkornbrot – Roggenvollkornbrot	1	Scheibe	50	50	94	5	1	81	19	14	3	4		
Frischkäse mit Kräutern Dreiviertelfettstufe	1	EL	20	20	28	57	2	9	1	32	2			7
Hartkäse Magerstufe	1	Scheibe	30	30	50	5				92	11			1
Tomatensalat mit Käse und Oliven	2	Portion	139	278	237	74	20	11	6	13	7	3		12
Milchreis mit Zucker u. Zimt	1	Portion	250	250	325	22	8	65	52	13	10	1	4	28

Ballastst.: Ballaststoffe; Chol.: Cholesterin; EL: Esslöffel; KH: Kohlenhydrate; Port.: Portion; Prot.: Protein; R: Rezept; Sacch.: Saccharose; TL: Teelöffel

Tab. 40.8 Tages-Ernährungsplan (6000 kcal).

Bezeichnung	Anzahl	Einheit	Port. (g)	Menge (g)	Energie (kcal)	Fett% (%)	Fett (g)	KH% (%)	KH (g)	Prot.% (%)	Prot. (g)	Ballastst. (g)	Sacch. (g)	Chol. (mg)
	1	Tag		5 218	**6 001**	**29**	195	**55**	810	**16**	234	107	135	666
Frühstück				**755**	**928**	**28**	**29**	**65**	**148**	**7**	**15**	**10**	**49**	**40**
Pfefferminztee (Getränk)	1	Tasse	150	150	1			100						
Kaffee mit Milch u. Zucker (Getränk)	1	Tasse	150	150	18	8		81	4	10			3	
Orangenfruchtsaft	1	Glas	200	200	90	3		80	18	8	2	1	9	
Vollkornbrötchen	1	Stück	60	60	133	6	1	79	26	15	5	4		
Honig	3	TL	10	30	92			100	23	1			1	
Butter	1	TL	5	5	37	99	4							12
Nussnougatcreme	2	Portion	20	40	209	50	12	46	24	3	2	2	23	
Mischbrot mit Butter u. Marmelade	1	Scheibe	70	70	223	40	10	55	30	5	3	2	13	28
Weißbrot, Toast	2	Scheibe	25	50	127	12	2	77	24	12	4	2	1	
Zwischenmahlzeit				**456**	**734**	**27**	**22**	**56**	**102**	**16**	**29**	**11**	**7**	**65**
Apfel-Bananen-Müsli mit Walnüssen **R**	1.5	Portion	238	356	460	19	10	64	73	15	17	8	6	9
Butterkekse	4	Stück	5	20	80	54	5	38	8	8	2	1		22
Brötchen mit Mohn	1	Stück	45	45	116	11	2	76	22	13	4	2		
Schinken roh	2	Scheibe	15	30	41	37	2			64	6			21
Butter	1	TL	5	5	37	99	4							12
Mittagessen				**2508**	**2218**	**39**	**97**	**40**	**222**	**20**	**110**	**50**	**46**	**460**
Nudeln mit Hackfleischsoße **R**	3	Portion	581	1742	1261	26	38	44	139	29	89	43	5	103
Feldsalat mit Avocadocreme **R**	1,5	Portion	178	266	283	85	27	7	5	7	5	5	1	17
Apfelsaftschorle	1,5	Glas	200	300	75	6	1	86	16	3	1		4	
Schokoladenpudding	1	Portion	200	200	599	47	32	42	62	11	16	2	37	340
Zwischenmahlzeit				**556**	**896**	**13**	**14**	**75**	**167**	**11**	**24**	**18**	**12**	**54**

Tab. 40.8 Fortsetzung

Bezeichnung	**Anzahl**	**Einheit**	**Port. (g)**	**Menge (g)**	**Energie (kcal)**	**Fett% (%)**	**Fett (g)**	**KH% (%)**	**KH (g)**	**Prot.% (%)**	**Prot. (g)**	**Ballastst. (g)**	**Sacch. (g)**	**Chol. (mg)**
fettarmer Hefezopf	1	Scheibe	50	50	151	27	5	63	23	10	4	1	3	42
Butter	1	TL	5	5	37	99	4							12
frischer Obstsalat **R**	2	Portion	123	245	155	13	2	76	31	5	2	6	8	
Laugenbrezel	2	Stück	128	256	553	4	3	83	112	13	18	11	2	
Abendessen				**943**	**1226**	**23**	**32**	**57**	**172**	**19**	**56**	**18**	**21**	**47**
Mehrkornbrot	3	Scheibe	40	120	262	4	1	85	55	11	7	6	1	
Vollkornbrot – Roggenvollkornbrot	1,5	Scheibe	50	75	141	5	1	81	28	14	5	7		
Frischkäse mit Kräutern Dreiviertelfettstufe	1	EL	20	20	28	57	2	9	1	32	2			7
Hartkäse Magerstufe	2	Scheibe	30	60	100	5	1			92	23			1
Tomatensalat mit Käse und Oliven	2	Portion	139	278	237	74	20	11	6	13	7	3		12
Banane	1	Stück	140	140	133	2		91	30	5	2	3	15	
Milchreis mit Zucker u. Zimt	1	Portion	250	250	325	22	8	65	52	13	10	1	4	28

Ballastst.: Ballaststoffe; Chol.: Cholesterin; EL: Esslöffel; KH: Kohlenhydrate; Port.: Portion; Prot.: Protein; R: Rezept; Sacch.: Saccharose; TL: Teelöffel

41 Rezepte zur Sportlerkost

41.1 Beispiel-Rezepte

Die nachfolgenden Rezepte wurden mit freundlicher Genehmigung der GOE mbH nach der Ernährungssoftware „OptiDiet" zusammengestellt.

41.1.1 Müsli

Bircher-Benner-Müsli

– Vitamine, Eiweiß, Ballaststoffe, ungesättige Fettsäuren (Nüsse)

Zutaten für 4 Personen (ca. 200 g pro Portion):

- 1 Apfel
- 1 Orange
- 1 Banane
- 10 EL Haferflocken
- 1 EL Rosinen
- 2 kleine Becher Joghurt (1,5 % Fett)
- 2 EL gehackte Haselnüsse

Zubereitung:
Obst vorbereiten und zerkleinern. Mit Haferflocken, Rosinen und Joghurt vermischen. Mit den gehackten Nüssen garnieren.

Apfel-Bananen-Müsli mit Walnüssen

– Vitamine, Eiweiß, Ballaststoffe

Zutaten für 4 Personen (ca. 240 g pro Portion):

- 1 Apfel
- 1 Banane
- 1 EL Rosinen
- 1 EL gehackte Walnüsse
- 500 g Joghurt (1,5 %Fett)
- 100 g Hafervollkornflocken
- 100 g Weizenvollkornflocken

Zubereitung:
Obst klein schneiden und mit den übrigen Zutaten mischen.

41.1.2 Kartoffelgerichte

Folienkartoffeln mit Kräuter-Quark-Creme

– Kohlenhydrate, Kombination Kartoffeln und Quark = gute Eiweißqualität, Kalzium

Zutaten für 2 Personen (ca. 530 g pro Portion):

- 4 große Kartoffeln (à ca. 200g)
- 200 g Quark, Magerstufe
- Mineralwasser mit Kohlensäure
- 1 Bund Petersilie
- 1 Bund Schnittlauch
- 1 Knoblauchzehe
- 1 EL Meerrettich (aus dem Glas)
- ½ TL Senf
- weißer Pfeffer, frisch gemahlen
- ½ TL Jodsalz

Zubereitung:
Den Backofen auf 200 °C vorheizen. Die Kartoffeln unter fließendem Wasser gründlich abbürsten, trockentupfen und mit einer Gabel rundherum einstechen. Jede Kartoffel in ein Stück Alufolie wickeln und auf dem Rost im Backofen etwa 45 Minuten backen.

In der Zwischenzeit für den Kräuter-Quark den Magerquark mit so viel Mineralwasser verrühren, bis er cremig ist. Die Petersilie und den Schnittlauch waschen, kleinhacken und unter den Quark heben. Den Knoblauch schälen und durch eine Presse zu dem Quark drücken. Den Meerrettich und Senf dazugeben und alles mit dem Handrührer/ Schneebesen gut verrühren. Mit Pfeffer und Salz würzen.

Die Kartoffeln nach einer Garprobe mit einem Holzspieß aus dem Backofen holen, die Alufolie öffnen und die Kartoffeln mit Hilfe von 2 Gabeln in der Mitte aufreißen. Die Creme in die Kartoffeln füllen und das Ganze servieren.

Kartoffelauflauf

– Kohlenhydrate, Kartoffeln und Käse = gute Eiweißqualität, Kalzium

Zutaten für 4 Personen (ca. 300 g pro Portion):

- 11 neue Kartoffeln
- 1 EL Rosmarin
- 100 g Schnittkäse halbfest 40 % Fett i.Tr.
- 1 EL Sonnenblumenkerne
- 7 EL Milch
- Muskat
- ½ TL Salz
- Pfeffer

Zubereitung:
Neue Kartoffeln gut bürsten, in sehr feine Scheiben schneiden und in kochendem Wasser 1–2 Minuten blanchieren. Mit Rosmarin-Nadeln, geriebenem Käse und den Sonnenblumenkernen vermischen und in eine flache, ausgefettete Auflaufform geben. Die Milch mit Muskat, Salz und Pfeffer abschmecken und darüber träufeln. Im vorgeheizten Backofen bei 200 Grad ca. 30 Minuten backen, die letzten 10 Minuten abdecken.

Gratin aus Kartoffeln und Ziegenkäse

– Kohlenhydrate, Kartoffeln und Milch/-produkte = gute Eiweißqualität, wertvolle Fettsäuren (Öl), Folsäure (Spinat)

Zutaten für 4 Personen (ca. 380 g pro Portion):

- 750 g Kartoffeln, festkochend
- 5 EL Walnussöl
- 300 g Blattspinat
- Salz
- Pfeffer
- Muskat
- 2 Knoblauchzehen
- Zitronensaft
- 200 g Sahne
- 200 g Ziegenkäse
- 2 EL Walnüsse, gehackt

Zubereitung:
Kartoffeln waschen, schälen und in dünne Scheiben schneiden. Die Scheiben in einer Pfanne in kleinen Portionen in etwas Öl von jeder Seite anbraten. Ofen auf 200 °C (Umluft 170 °C; Gas Stufe 3) vorheizen. Hinweis: Die fettärmere Variante ohne anbraten ist, die Kartoffeln in sehr feine Scheiben zu schneiden und in kochendem Wasser 1–2 Minuten zu blanchieren. Zwei feuerfeste Formen einfetten. Spinat verlesen, putzen, waschen und in kochendem Salzwasser 1 Minute blanchieren. Dann den Spinat kalt abschrecken und gut abtropfen lassen.

Kartoffeln abwechselnd mit dem Spinat in die Formen schichten. Mit Salz, Pfeffer und Muskat würzen. Den Knoblauch schälen, durchpressen und mit etwas Öl und Zitronensaft verrühren. Die Mischung über das Gemüse geben. Dann Sahne darüber gießen und alles im Ofen auf mittlerer Schiene etwa 40 Minuten backen.

Ziegenkäse in kleine Würfel schneiden. Nach 20 Minuten den Käse auf den beiden Gratins verteilen. Je 2 EL Walnussöl darüber träufeln und je 1 EL Nüsse darüber streuen. Die Gratins im Ofen goldbraun fertig backen.

41.1.3 Nudelgerichte

Vollkornnudeln mit Karotten und Pesto

– Kohlenhydrate, B-Vitamine (Vollkorn) und Carotin (= Provitamin A in Möhren)

Zutaten für 2 Personen (ca. 630 g pro Portion):

- 100 g Vollkornnudeln (Rohgewicht)
- 1 Tasse Gemüsebrühe
- 8 Karotten
- 1 Bund Basilikum
- 2 Knoblauchzehen
- etwas abgeriebene Zitronenschale
- 2 EL Parmesankäse
- frisch gemahlener Pfeffer
- 2 EL Kürbiskerne
- 1 TL Oliven- oder Kürbiskernöl

Zubereitung:
Die Nudeln in Salzwasser kochen. Die Gemüsebrühe zum Kochen bringen. Karotten in Stücke schneiden, zugeben und ca. 8 Minuten kochen. Gekochte Nudeln zum Erhitzen zu den Karotten geben. Inzwischen geschnittene Basilikumblätter, Knoblauchstücke, Zitronenschale, Parmesankäse, Pfeffer, Kürbiskerne und Öl in ein hohes Rührgefäß geben.

Etwas Brühe von den Möhren in das Rührgefäß abgießen und alles pürieren. Möhren und Nudeln mit der Soße vermischen und auf Tellern anrichten.

Nudeln mit Zucchini-Tomatensoße und Hackfleisch

– Kohlenhydrate, Vitamin K, C (Zucchini) und Eisen

Zutaten für 2 Personen (ca. 550 g pro Portion):
- 100 g Vollkornnudeln oder helle Nudeln
- Jodsalz
- 2 Zucchini
- 2 Zwiebeln
- 2 Knoblauchzehen
- 240 g Dosentomaten
- 200 ml Gemüsebrühe
- 2 TL Tomatenmark
- frisch gemahlener Pfeffer
- getrockneter Oregano
- 100 g Hackfleisch
- 1 EL Rapsöl

Zubereitung:
Nudeln in Salzwasser kochen und abgießen. Zucchini und Zwiebel kleinschneiden. Die Zucchini 5 Minuten mit der Hälfte der Zwiebeln andünsten.

Eine große Pfanne erhitzen, das Hack mit wenig Öl krümelig braun braten. Dann die restlichen Zwiebeln und den zerkleinerten Knoblauch dazugeben. Nach 5 Minuten die Dosentomaten, die Brühe, das Tomatenmark, Pfeffer und Oregano bei großer Hitze hinzugeben und offen einkochen lassen.

Die Nudeln in einen tiefen Teller füllen. Die Zucchini und die Soße dazu anrichten.

Vollkornnudeln mit Hackfleischsoße

– Kohlenhydrate, Eiweiß und Eisen

Zutaten für 2 Personen (ca. 580 g pro Person):
- 120 g Vollkornnudeln oder gemischt mit hellen Nudeln
- wenig jodiertes Salz
- 300 g Champignons
- 2 Stangen Porree
- 100 g gemischtes Hackfleisch
- getrockneter Thymian
- 1 große Tasse Gemüsebrühe
- 2 Knoblauchzehen
- 1 TL Crème fraîche (40 % Fett)
- frisch gemahlener Pfeffer

Zubereitung:
Nudeln in Salzwasser kochen.

Inzwischen die Champignons putzen und in Scheiben schneiden. Porree der Länge nach halbieren, waschen und in Streifen schneiden.

Hackfleisch in einer heißen Pfanne ohne Fett anbraten, mit Salz und Thymian würzen. Das Hackfleisch auf einen Teller geben und beiseite stellen.

Knoblauch hacken. Champignons in der gleichen Pfanne mit dem Knoblauch anrösten, salzen und zum Hackfleisch geben. Lauch in der Pfanne unter Rühren kurz anrösten, Brühe zugießen und 5 Minuten bei mittlerer Hitze zugedeckt garen.

Das Hackfleisch zusammen mit den Champignons und Crème fraîche zum Porree geben und ca. 2 Minuten garen. Mit Pfeffer würzen. Nudeln abgießen und mit der Hacksoße auf Tellern anrichten.

Gemüselasagne mit Käse

– Gemüse: Vitamine und Mineralstoffe, Käse: Eiweiß und Kalzium

Zutaten für 4 Personen (ca. 430 g pro Person):
- 1 Zwiebel
- 1 Knoblauchzehe
- 1 EL Sonnenblumenöl
- 2 Zucchini
- 20 Champignons
- 8 Tomaten
- 200 g Hüttenkäse, Magerstufe
- Paprika
- Thymian
- Pfeffer
- Salz
- Zucker
- 200 g Frischkäse mit Kräutern, Halbfettstufe
- 4 EL Kuhmilch, fettarm
- 2 Scheiben Gouda
- 8 Lasagneblätter

Zubereitung:
Zwiebel und Knoblauch schälen, fein würfeln und in Öl glasig dünsten. Zucchini waschen, Champignons putzen, beides in dünne Scheiben schneiden. Zur Zwiebel geben und mit etwas Wasser 5 Minuten dünsten. Tomaten pürieren, mit Hüttenkäse zusammen zum Gemüse geben. Mit Paprika, Thymian, Pfeffer, Salz und Zucker abschmecken. Frischkäse mit Milch glatt rühren. Käse in Streifen

schneiden. In einer Auflaufform abwechselnd Tomaten-Gemüsesoße, Lasagneblätter und Käsesoße schichten. Den in Scheiben geschnittenen Käse darüber verteilen. Bei 200 °C 40 Minuten überbacken.

41.1.4 Fleisch- und Fischgerichte

Pfannengemüse mit Schweinefleisch

– Eisen, Vitamine, Eiweiß und Kohlenhydrate

Zutaten für 4 Personen (ca. 600 g pro Portion):

- 12 Kartoffeln
- Geschnetzeltes:
  - 350 g mageres Schweinefleisch
  - 2 Zwiebeln
  - 1 EL Öl
  - 150 ml Gemüsebrühe
  - Jodsalz
  - Pfeffer
- Gemüsepfanne:
  - 2 Paprikaschoten (rot und grün)
  - 3 Tomaten
  - 1 Zucchini
  - 2 Zwiebeln
  - 100 ml Gemüsebrühe
  - evtl. frische Kräuter
  - Paprika
  - Pfeffer
  - Jodsalz

Zubereitung:

Die Kartoffeln schälen, in Stücke schneiden und garen.

Schweinefleisch in dünne Streifen schneiden, mit den gewürfelten Zwiebeln in heißem Öl anbraten, mit der Gemüsebrühe ablöschen und ca. 10 Minuten bei schwacher Hitze garen. Mit den Gewürzen abschmecken.

Inzwischen Paprikaschoten würfeln, Tomaten enthäuten und achteln. Zucchini in Scheiben schneiden. Zwiebeln würfeln und in einer Pfanne in Gemüsebrühe glasig dünsten. Gemüse hinzufügen und ca. 15 Minuten bei geringer Hitze dünsten. Mit Kräutern und Gewürzen abschmecken. Das fertige Gemüsegericht mit dem Fleisch mischen und zu den Kartoffeln servieren.

Minirouladen „Salvia" in Zitronensoße

– Eisen und Kohlenhydrate

Zutaten für 4 Personen (ca. 270 g pro Portion):

- 600 g Schweineschnitzel
- 7 TL Tomatenmark
- Pfeffer
- 100 g Schweineschinkenspeck
- 5 Blätter Salbei
- 2 EL Sonnenblumenöl
- 250 ml Trinkwasser
- ½ Brühwürfel Fleischsuppe klar
- 1 EL Zitronensaft
- 3 EL Sahne

Zubereitung:

Schweineschnitzel mit Tomatenmark bestreichen und mit Pfeffer würzen. Schinkenspeck (sparsam) darauf legen. Salbeiblätter fein hacken und die Schnitzel damit bestreuen. Schnitzel zusammenrollen und mit Holzspießchen feststecken. Die Röllchen in Sonnenblumenöl rundherum braun braten. Wasser zufügen, aufkochen und klare Fleischsuppe darin auflösen. Alles im geschlossenen Topf ca. 30 Minuten garen. Rouladen aus dem Topf nehmen und warm stellen. In den Bratfond Zitronensaft, Tomatenmark und süße Sahne einrühren, mit Pfeffer würzen und mit Salbeiblättern garnieren.

Dazu passen Nudeln und ein grüner Salat.

Geflügel-Curry mit Reis

– leicht verdauliches Eiweiß, Kohlenhydrate und Kalium (Erbsen)

Zutaten für 4 Personen (ca. 600 g pro Portion):

- 250 g Reis Langkorn
- Salz
- 2 TL Curry
- 1 Möhre
- 500 g Hähnchenfilet
- 1 Paprika rot
- Öl
- 2 EL Mehl
- 300 ml Wasser
- 1 EL Hühnerbrühe (klar)
- 300 g Erbsen (Tiefkühlkost)
- 300 g Joghurt

Zubereitung:
Reis in Salzwasser mit etwas Curry rund 20 Minuten garen.

Möhre schälen, grob raspeln, kurz mitgaren, abtropfen lassen.

Hähnchenfilet würfeln, und in dem erhitzten Öl anbraten. Paprika putzen, würfeln und kurz mit anbraten.

Curry und Mehl darüber stäuben und anschwitzen. Mit Wasser ablöschen und aufkochen. Brühe einrühren und rund 5 Minuten köcheln lassen. Erbsen dazugeben und rund 1 Minute mitkochen. Fleisch vom Feuer nehmen und nicht mehr kochen.

Joghurt mit etwas Bratenfond verrühren, unter die restliche Soße geben. Zum Schluss mit Salz und Curry abschmecken. Reis zusammen mit dem Curry auf den Teller geben, darüber den restlichen Joghurt verteilen.

Sommerfisch

– Jodlieferant, leicht verdauliches Eiweiß und günstige Fettzusammensetzung

Zutaten für 2 Personen (ca. 320 g pro Portion):
- 2 Stücke Seehecht o. a. (Tiefkühlkost oder frisch)
- Rapsöl
- Zitrone
- Knoblauchzehe
- Pfeffer
- Kräuterjodsalz
- Kräuter der Provence
- Petersilie

Zubereitung:
Fisch mit Zitronensaft beträufeln und etwas ziehen lassen. Knoblauchzehe in kleine Stückchen schneiden. Fisch in Rapsöl mit Knoblauch, Kräuter der Provence und Pfeffer dünsten. Zum Schluss leicht salzen und mit Petersilie bestreuen.

Dazu passen kleine Pellkartoffeln mit Kräuter-Quark und Salat.

Gegrillter Lachs

– reich an wertvollen Omega-3-Fettsäuren und Jod

Zutaten für 4 Personen (ca. 250 g pro Portion):
- 4 Lachsfilets/-koteletts (200g)
- 100 ml Sonnenblumenöl/Rapsöl
- Salz
- Pfeffer
- Petersilie
- Dill
- Fenchel
- 1 Zitrone

Zubereitung:
Zuerst die Lachsfilets mit Öl bestreichen, mit Salz, Pfeffer, Petersilie, Dill und Fenchel würzen und eine Scheibe Zitrone auf jedes Stück legen. Dann die Stücke mit Alufolie ca. 15 Minuten auf den Grill legen. Zwischendurch wenden. Die Grillzeit ist von der Dicke der Lachsstücke abhängig.

Dazu passen Nudeln oder Kartoffeln mit Quark-Dip und Salat.

41.1.5 Suppen

Kürbissuppe

– reich an Provitamin A, Vitamin C und Kalium

Zutaten für 4 Personen (ca. 300 g pro Person):
- 1000 g Kürbis
- Trinkwasser
- Knoblauch
- frischer Ingwer
- Sojasoße
- Kürbiskerne

Zubereitung:
Kürbis schälen (Hokkaido-Kürbis auch mit Schale kochen). Fleisch in Würfel schneiden, mit wenig Wasser zusammen mit Knoblauch und Ingwer weich kochen. Mit einem Pürierstab pürieren. Anschließend mit Sojasoße oder Salz würzen und mit gerösteten Kürbiskernen bestreuen.

Gemüsecremesuppe

– vitamin- und mineralstoffreich

Zutaten für 2 Personen (ca. 400 g pro Person):

- 500 g Gemüse (vorzugsweise Möhren, Sellerie, Brokkoli)
- 300 ml Gemüsebrühe
- frische Kräuter

Zubereitung:
Vorbereitetes und in Stücke geschnittenes Gemüse in Gemüsebrühe garen. Im Mixer oder mit dem Pürierstab zerkleinern, mit frischen Kräutern bestreuen.

41.1.6 Salate

Tomatensalat mit Schafskäse

– Vitamine, wertvolle Fettsäuren und kleine Eiweißportion

Zutaten für 4 Personen (ca. 160 g pro Portion):

- 7 Tomaten
- 1 große Zwiebel
- 8 Oliven
- 3 EL Sonnenblumen- oder Olivenöl
- 2 EL Weinessig
- Meersalz
- Pfeffer
- Basilikum oder Kräuter der Provence
- Basilikumblätter
- 100 g Schafskäse

Zubereitung:
Tomaten waschen und in Scheiben schneiden. Zwiebel schälen und ebenfalls schneiden. Tomaten und Zwiebeln auf Tellern verteilen, mit Oliven garnieren. Aus Sonnenblumen- oder Olivenöl, Rotweinessig, Meersalz, Pfeffer, Basilikum oder Kräutern der Provence eine Salatsoße herstellen und über den Salat träufeln. Mit Basilikumblättern und Schafskäse (zuvor in Stücke zerteilen) garnieren.

Möhrensalat

– carotinreich (Provitamin A)

Zutaten für 2 Personen (ca. 250 g pro Portion):
(als Beilage oder Zwischenmahlzeit)

- 2 Mandarinen
- etwas Zitronensaft
- 2 TL Olivenöl
- Jodsalz
- frisch gemahlener Pfeffer
- evtl. gemahlener Ingwer
- 4 Möhren
- 2 TL (geh.) Kräuter (Schnittlauch, Petersilie, Kresse oder Koriander)

Zubereitung:
Mandarinen auspressen. Saft, Zitronensaft, Öl, Salz, Pfeffer und eventuell gemahlenen Ingwer verrühren. Möhren in die Salatsoße raspeln und mit Kräutern bestreuen.

Feldsalat mit Avocadocreme

– Vitaminspender

Zutaten für 4 Personen (ca. 180 g pro Portion):

- 250 g Feldsalat
- 2 Tomaten
- 1 Avocado
- 3 EL Sahne
- Saft einer Zitrone
- schwarzer Pfeffer
- Meersalz
- Paprikapulver
- 1 EL Walnüsse

Zubereitung:
Feldsalat vorbereiten, gut waschen und abtropfen lassen. Tomaten kurz in kochendes Wasser tauchen, enthäuten und achteln. Jeweils auf einem flachen Teller anrichten. Avocado schälen, halbieren und den Kern entfernen. Eine Hälfte mit der Gabel zerdrücken, mit der Sahne verrühren und mit Zitronensaft, Pfeffer, Meersalz und Paprikapulver abschmecken. Über der Rohkost verteilen. Mit der restlichen, in Scheiben geschnittenen Avocado garnieren, mit Zitronensaft beträufeln und mit Walnüssen bestreuen.

41.1.7 Obstsalate

Sommerlicher Obstsalat

– Vitaminspender

Zutaten für ca. 4 Portionen (ca. 200 g pro Portion):

- 700 g frisches Obst (z. B. Johannisbeeren, Erdbeeren, Banane, Aprikosen, Pfirsiche, Nektarinen, Honigmelone)
- Saft einer Zitrone
- 2 EL Mineralwasser
- evtl. 1 TL Honig oder Zucker

Zubereitung:

Das Obst je nach Art waschen, putzen, zerkleinern: Johannisbeeren entstielen, Erdbeeren vierteln, Banane in Scheiben, Aprikosen, Pfirsiche, Nektarinen in kleine Stücke schneiden, aus der Honigmelone mit einem Ausstecher kugelige Stücke ausstechen. Das Obst mischen, mit Zitronensaft beträufeln, Mineralwasser unterrühren und bei Bedarf mit Honig abschmecken.

Frischer Obstsalat

– Vitaminspender

Zutaten für 4 Personen (ca. 130 g pro Portion):

- 1 ½ Äpfel
- 1 Birne
- 1 Orange
- 1 TL Honig
- 1 TL Zitronensaft
- 1 EL gehackte Haselnüsse

Zubereitung:

Das Obst schälen, entkernen und zerkleinern. Den Honig in etwas warmem Wasser auflösen. Anschließend das zerkleinerte Obst mit dem flüssigen Honig vermischen. Bei sehr süßem Obst zusätzlich Zitronensaft verwenden. Mit gehackten Nüssen garnieren.

XIII

Anhang

Abbildungsnachweis der Buchteil-Einstiegsseiten

Die Abbildungen auf den Buchteil-Einstiegsseiten entstammen den folgenden Quellen:

- **Teil I** (Grundlagen): © Pitopia
- **Teil II** (Energie): © Chris Meier – Thieme Verlagsgruppe
- **Teil III** (Wettkampfernährung): © Matt Brown – istockphoto
- **Teil IV** (Flüssigkeitshaushalt und Trinken): © shutterstock
- **Teil V** (Proteine und Muskelaufbau): © PhotoDisc
- **Teil VI** (Vitamine und Mineralstoffe): © PhotoDisc
- **Teil VII** (Leistungssteigernde Substanzen): © Sven Bühren – Fotolia
- **Teil VIII** (Immunsystem, Sport und Ernährung): © Sebastian Kaulitzki – Fotolia
- **Teil IX** (Optimale Ernährung in großen Höhen): © Mit freundlicher Genehmigung von Thomas Senf, Gsteigswiler (Schweiz).
- **Teil X** (Körperzusammensetzung und Körperbautypen): Aus dem Fundus der Autoren
- **Teil XI** (Essstörungen): © Bernhard Widmann – Thieme Verlagsgruppe
- **Teil XII** (Sporternährung in Fachzeitschriften und im Internet): © Michael Zimmermann – Thieme Verlagsgruppe
- **Teil XIII** (Beratungspraxis): © iStockphoto und Alexander Raths - Fotolia

Sachverzeichnis